はじめての調剤薬局研修カリキュラム

調剤業務から社会人マナーまで

マリーングループ 編

薬事日報社

はじめに

　数ある書籍の中からこの本を手に取っていただき，ありがとうございます。

　「何から勉強すれば良いかわからない！」
　私が新卒採用で調剤薬局に勤務し始めた時に感じたことです。

　調剤薬局に勤務するにあたって，想像していた以上に幅広い知識を求められることを知りました。医薬品についてはもちろん深く勉強しなければなりませんし，実技についても練習やコツを覚える必要があります。また，保険調剤を行うわけですから，調剤報酬についてもきちんと理解する必要があります。他にも「医薬品，医療機器等の品質，有効性及び安全性の確保等に関する法律」(いわゆる「医薬品医療機器法」)で定められていることや，地域や会社，店舗ごとの独自のルールも知っておかなければなりません。そして，薬剤師であるとともに社会人でもあることから，電話対応や接客などのマナーも欠かせません。

　薬剤師向けの薬の専門書や調剤報酬についてのテキスト，社会人向けのマナー本はたくさんありますが，「新人薬剤師なら，とりあえずこの1冊を読んでおけば大丈夫！」といった，オール・イン・ワンの本はあまり見当たらないような気がします。そこで，新人の薬剤師さんや，ブランクのある薬剤師さんの助けになればと思い，本書を作成するに至りました。わかりやすい本であるようにと，写真やイラストを多く用いておりますので，気楽に読んでもらえたら嬉しいです。
　現場に出て忙しい毎日の中で，少しでも日々の勉強の手助けにするとともに，本書で得た知識を患者さんのために役立てていただけると幸いです。
　どんどん書き込み，付箋を貼り，あなただけの一冊にしてください。

　本書は自己学習用，社内研修用など，さまざまな用途にご活用できると思います。また，前述したように，調剤薬局では地域や会社によって独自のルールが存在するため，マリーングループでのルール，兵庫県でのルールなどが記載されている部分もあります。詳細については各薬局（読者），都道府県，市町村の実情に即して臨機応変に対応する必要がありますので十分ご注意ください。

　最後に，本書の作成にあたり，ご指導・ご協力をいただきました方々に深く感謝いたします。

2016年12月
マリーングループ
森下　絵里奈

目 次

第1章　薬剤師とは

1) 医療人としての倫理規範 ………………………………………………… 2

2) 守秘義務 ……………………………………………………………………… 3
- 1　刑法　3
- 2　薬剤師倫理規定　3
- 3　個人情報とは　4
- 4　個人情報保護法の義務の対象者　4
- 5　医療機関等における個人情報　5
- 6　医療機関等における個人情報の利用　5
- 7　家族等への病状説明　5
- 8　ついうっかり？これくらいなら大丈夫？本当はダメな個人情報漏えい事例　6

3) 薬剤師の職域 ……………………………………………………………… 7
- 1　主な職種　7
- 2　薬局における業務　9

4) かかりつけ薬剤師・薬局の役割 ………………………………………… 10
- 1　メリット　10
- 2　デメリット　10

5) 薬剤師の将来像 …………………………………………………………… 11
- 1　薬剤師の将来像と必要な体制　11
- 2　顔の見える薬剤師像の確立　12

6) 社会人としての薬剤師マナー …………………………………………… 13
- 1　身だしなみ　13
- 2　態度　15
- 3　出社から退社までの過ごし方　15
- 4　欠勤・遅刻・早退のマナー　16
- 5　プライベート　17
- 6　お辞儀の種類　17
- 7　言葉遣い　18
- 8　ビジネス敬語のルール　20
- 9　ビジネス枕詞　21

10　電話対応　22
　11　報連相（報告・連絡・相談）　27
　12　メールマナー・FAXマナー　28
　13　メモの取り方，伝え方のコツ　30
　14　名刺交換　31
　15　上座と下座　33
　16　礼状の書き方　34
　17　詫び状の書き方　35

第2章　薬局内の取扱い品目の役割と管理方法

1 取扱い品目の分類方法，注意点 ……………………………………………… 38

2 医療用医薬品の管理・保管の注意点 ………………………………………… 38

3 投与制限のある医薬品の取扱い ……………………………………………… 40
　　1　投与制限がある薬（14日間制限）で長期投与が認められる場合　40
　　2　長期投与時の注意点　40

4 医療用医薬品以外の品目の管理・保管の注意点 …………………………… 40
　　1　毒物・劇物　40
　　2　生物由来製品　42

5 薬剤師以外の医療関係者 ……………………………………………………… 43

第3章　保険調剤業務

1 業務全体の流れ ………………………………………………………………… 46

2 保険薬局・保険薬剤師の要件 ………………………………………………… 47
　　1　薬局開設に必要な条件　47
　　2　保険薬局の指定を受けるために必要な書類　48
　　3　保険薬局で掲示が必要なもの　48
　　4　保険薬剤師と薬剤師の違い　49
　　5　保険調剤とは　49

3 処方箋の様式と記載事項 ……………………………………………………… 50

  1 処方箋の主な記載内容 50
  2 自費処方箋 52
  3 偽造処方箋 52

4 問診票の記載事項 …………………………………………………… 56

5 お薬手帳の記載事項 ………………………………………………… 57
  1 お薬手帳のメリット 57
  2 お薬手帳の誤った使用方法 58

6 薬歴簿の記載事項 …………………………………………………… 58
  1 薬歴の記載方法 59
  2 SOAPの記載方法のコツ 59
  3 薬歴でよく使われる略称 60

7 薬袋，薬情（薬剤情報提供文書）の記載事項 …………………… 61
  1 薬袋とは 61
  2 薬情とは 62

8 調剤録の記載事項 …………………………………………………… 63

9 医薬品の剤形，識別方法 …………………………………………… 64
  1 経口投与する製剤 64
  2 口腔内に適用する製剤 66
  3 注射により投与する製剤 67
  4 透析に用いる製剤 67
  5 気管支・肺に適用する製剤 68
  6 目に投与する製剤 68
  7 耳に投与する製剤 68
  8 鼻に投与する製剤 69
  9 直腸に投与する製剤 69
  10 膣に投与する製剤 69
  11 皮膚などに適用する製剤 70
  12 漢方製剤（生薬由来製剤） 71

10 一般名（一般的名称）と商品名 …………………………………… 71

11 規格違い・識別コード ……………………………………………… 72
  1 規格違い 72

  2 識別コード　73

12 併売品，同種同効薬 …… 73
  1 併売品　73
  2 同種同効薬　75

13 後発医薬品（ジェネリック医薬品）…… 76
  1 後発医薬品とは　76
  2 医薬品の承認までの流れ　76
  3 先発医薬品との違い　77
  4 変更によるメリット・デメリット　77
  5 先発医薬品のない後発医薬品とは　78
  6 変更の可否　78
  7 他規格，類似した別剤形とは　79
  8 後発医薬品に関するQ&A　79

14 調剤必要量の計算，体重換算，力価計算 …… 81
  1 調剤必要量の計算　81
  2 体重換算　81
  3 力価計算　82

15 粉砕・分割・開封の可否 …… 82
  1 粉砕・分割・開封が必要な場合　82
  2 粉砕・分割・開封を避けるべき医薬品　83

16 一包化調剤 …… 83

17 配合変化 …… 84
  1 配合変化の種類　84
  2 軟膏の配合変化　85

18 薬物相互作用 …… 86
  1 薬物動態学的相互作用　86
  2 薬力学的相互作用　91

19 疑義照会の要・不要 …… 92
  1 疑義照会が必要な場合，不要な場合　92

  2　疑義照会の流れ　94
  3　疑義照会の記録　95
  4　疑義照会のポイント　95
  5　こんな時どうする？　95

20 書類の保管 …………………………………………………………………… 96

第4章　リスク管理

1 代表的な医療事故訴訟，調剤過誤事例 ………………………………… 100
  1　医療事故訴訟　100
  2　調剤過誤事例　101

2 名称・外観類似医薬品 …………………………………………………… 102
  1　名称類似医薬品　102
  2　外観類似医薬品　102

3 ハイリスク薬 ……………………………………………………………… 103
  1　ハイリスク薬の種類　103
  2　特定薬剤管理指導加算の条件　104

4 過誤防止策 ………………………………………………………………… 105
  1　ヒヤリ・ハット（インシデント），事故，過誤の違い　105
  2　ヒヤリ・ハットからの分析（薬局ヒヤリ・ハット事例の結果分析）　106
  3　起こりやすい過誤と防止策　106
  4　ミスの種類　108
  5　具体的なミスと防止策　109

5 調剤過誤と報告 …………………………………………………………… 110
  1　薬局における事故発生時の初期対応　110
  2　調剤過誤時の対応とポイント　112
  3　平時に求められる体制整備　114
  4　薬剤師賠償責任保険制度　114

第5章　情報の収集と提供

1) 医薬品の基本的情報源と特徴 …… 118

2) 医薬品の基本的な情報の収集 …… 119

3) 添付文書 …… 120

4) 緊急安全性情報，製造中止・不良品の回収などの情報 …… 122
　　1　緊急安全性情報　122
　　2　製造・販売中止情報　123
　　3　不良品の回収情報　123
　　4　医療機器の回収の種類　123
　　5　患者対応　124

5) 医薬品・医療機器等安全性情報報告 …… 125

6) 医薬品副作用被害救済制度 …… 126

7) 相手に合わせた適切な情報の提供 …… 127
　　1　小児　127
　　2　妊婦　129
　　3　授乳婦　130
　　4　高齢者　131
　　5　慢性疾患　132

8) 根拠に基づいた理論的な報告書の作成 …… 134

第6章　調剤報酬の算定

1) 調剤報酬 …… 136
　　1　薬価基準（薬価基準表）　136
　　2　保険給付と患者負担　136
　　3　保険請求（レセプト請求）と支払い　136
　　4　調剤報酬の分類　137

2) 調剤基本料 …… 138
　　1　調剤基本料とは　138

2　処方箋受付回数の考え方　138
　　　3　所定点数　139
　　　4　加算点数　141
　　　5　24時間開局と24時間調剤等体制の違い　144

3　調剤料　145

　　　1　1剤の基本的な考え方　145
　　　2　1調剤の基本的な考え方　146
　　　3　調剤料に対する加算　148

4　薬学管理料　154

　　　1　服薬情報等提供料　154
　　　2　外来服薬支援料　154
　　　3　薬剤料　155
　　　4　特定保険医療材料料　155
　　　5　在宅患者訪問薬剤管理指導料　156
　　　6　居宅療養管理指導費　157
　　　7　在宅患者緊急訪問薬剤管理指導料　157
　　　8　在宅患者緊急時等共同指導料　157
　　　9　退院時共同指導料　158
　　　10　在宅患者重複投薬・相互作用等防止管理料　158
　　　11　在宅患者訪問薬剤管理指導料の算定に関する注意点　158
　　　12　サポート薬局　159
　　　13　かかりつけ薬剤師指導料・かかりつけ薬剤師包括管理料　160
　　　14　かかりつけ薬局と健康サポート薬局　162
　　　15　薬剤服用歴管理指導料　163
　　　16　薬剤服用歴管理指導料に対する加算　164

5　医療保険制度　165

　　　1　健康保険　165
　　　2　社会保険　166
　　　3　国民健康保険　168
　　　4　高齢者医療制度（前期高齢者（高齢受給者））　169
　　　5　後期高齢者医療制度（長寿医療制度）　170
　　　6　高額療養費　170
　　　7　公費負担医療制度　172
　　　8　国の公費　173

6　レセプト作成　184

1　オンライン請求に必要なもの　184
2　オンライン請求の流れ　184
3　オンライン請求の期日　185
4　紙媒体での請求とオンライン請求の違い（オンライン請求のメリット）　185
5　返戻　186
6　突合点検と縦覧点検　187
7　月遅れ　188
8　取り下げ　188

7　交通事故 …………………………………………………… 188

1　交通事故と保険　188
2　請求方法　188
3　窓口対応・請求業務（マリーングループの場合）　189

8　労災（労働者災害補償保険）………………………………… 192

1　労災保険とは　192
2　労災の取扱い（薬局での具体的な対応）　194

9　アフターケア ………………………………………………… 195

1　アフターケア　195
2　対象者　195
3　健康管理手帳　195
4　アフターケアにおける注意点　196

第7章　実　務

1　処方箋受付 …………………………………………………… 198

1　受付で行うこと　198
2　注意点　198
3　ポイント　198

2　処方箋監査 …………………………………………………… 199

1　監査で行うこと　199
2　特に注意が必要な患者　199

3　疑義照会 ……………………………………………………… 202

1　疑義照会で行うこと　202

         2 注意点　202
         3 ポイント　203

- **4** ピッキング調剤 ……………………………………………………… 203
         1 ピッキング調剤で行うこと　203
         2 ポイント　203

- **5** 散剤の計量調剤 …………………………………………………… 205
         1 散剤の計量調剤で行うこと　205
         2 賦形とは　205
         3 散剤の計量調剤に必要な機器，器具　207
         4 注意点　210
         5 ポイント　210
         6 掃除　211

- **6** 水剤の計量調剤 …………………………………………………… 213
         1 水剤の計量調剤で行うこと　213
         2 水剤の計量調剤に必要な機器，器具　213
         3 注意点　215
         4 ポイント　215
         5 掃除　216

- **7** 軟膏等の計量調剤 ………………………………………………… 216
         1 軟膏等の計量調剤で行うこと　216
         2 軟膏等の計量調剤に必要な機器，器具　217
         3 注意点　218
         4 ポイント　218
         5 掃除　219

- **8** その他，特別な調剤 ……………………………………………… 219
         1 半錠調剤　219
         2 粉砕調剤　220
         3 簡易懸濁法　221

- **9** 一包化調剤 ………………………………………………………… 222
         1 一包化調剤とは　222
         2 注意点　223
         3 ポイント　223

　　　　4　予製　223

10　調剤後監査　……………………………………………………………………… 224
　　　　1　監査方法　224
　　　　2　自己監査・二重監査　224

11　服薬指導　………………………………………………………………………… 224

12　在庫管理　………………………………………………………………………… 225
　　　　1　発注カードを用いる方法　225
　　　　2　空箱を用いる方法　225
　　　　3　使用量を参考にする方法　225

13　発注　……………………………………………………………………………… 226
　　　　1　インターネットでの発注　226
　　　　2　電話での発注　226
　　　　3　FAX での発注　227

14　レセプトの基本入力方法　………………………………………………………… 228
　　　　1　Pharnes（パナソニックヘルスケア株式会社）の場合　228
　　　　2　調剤 Melphin（三菱電機インフォメーションシステムズ株式会社）の場合　229
　　　　3　Recepty（株式会社 EM システムズ）の場合　229

15　薬局トラブル集～こんな時どうする？～　……………………………………… 230
　　　　1　薬の不足　230
　　　　2　薬の損失・紛失　231
　　　　3　期限の切迫，デッドストック，期限切れ　232
　　　　4　機材の故障　233
　　　　5　高額製品，高額サービスの購入　233
　　　　6　忘れ物，返し忘れ　234
　　　　7　処方箋の受付拒否　234
　　　　8　未収金の発生　235

16　ファーマシューティカルコミュニケーション　………………………………… 236
　　　　1　ファーマシューティカルコミュニケーションとは　236
　　　　2　コミュニケーションの基本　236
　　　　3　コーチングサポート　237
　　　　4　病人心理　238

目次

  5 服薬コンプライアンスの改善 240
  6 非言語コミュニケーション 241

17) 薬局と英語 …………………………………………………………… 243

18) 医療用医薬品以外の医薬品など ……………………………………… 248
  1 セルフメディケーション 248
  2 一般用医薬品・要指導医薬品 249
  3 薬局製剤 250
  4 健康食品 251

第8章　地域医療

1) 薬局の在宅医療への参加 ……………………………………………… 254
  1 在宅医療とは 254
  2 在宅業務を行うための準備 254
  3 必要書類の提出 254
  4 掲示が必要なもの 255
  5 患者へ渡すもの 255
  6 記録・保管が必要なもの 255

2) 在宅医療開始時に行うこと …………………………………………… 256
  1 医師からの依頼の場合 256
  2 本人・家族・他関係者からの依頼または薬剤師からの訪問の提案の場合 257

3) 薬局で行うこと・患者宅で行うこと ………………………………… 257
  1 【薬局】訪問の準備 257
  2 【患者宅】訪問 258
  3 【薬局】訪問記録および報告書 258

4) 介護保険 ………………………………………………………………… 258
  1 介護保険料を支払う人 258
  2 介護保険のサービスを受けることができる人 258
  3 介護サービスを受けるために必要なこと 258
  4 介護認定の分類 259
  5 サービスの利用料 259
  6 ケアプランの作成 259

　　　　7　介護保険のサービス内容　260
　　　　8　介護保険のサービスの請求先　260
　　　　9　介護保険外のサービス　260

5) 在宅医療に関するQ&A ··· 262

6) 薬の適正使用に向けた活動 ··· 264
　　　　1　薬物乱用と薬剤師〜麻薬・危険ドラッグの抑制〜　264
　　　　2　薬の適正使用　265
　　　　3　スポーツファーマシスト　266

第9章　社会人マナー

1) 慶弔のマナー ·· 270
　　　　1　結婚式のマナー　270
　　　　2　出産祝いのマナー　274
　　　　3　お見舞いのマナー　275
　　　　4　葬儀のマナー　276

2) 結婚・妊娠の報告 ··· 280

3) 退職する時は？ ·· 281

4) パワハラ・セクハラ ··· 282
　　　　1　パワハラ　282
　　　　2　セクハラ　283

参考文献・資料等 ·· 287

本書について

　本書の内容は，平成28年度の診療報酬改定に沿った内容で作成しております。ただし，貴局の所属する地域の薬剤師会や薬務課，支払基金によってルールが多少異なっている場合があります。特に公費などの内容については変更が起こりやすいので，十分にその点に注意してご活用ください。

第1章
薬剤師とは

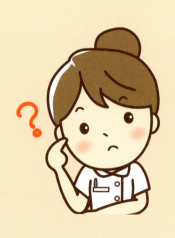

1 医療人としての倫理規範

■ 薬剤師倫理規定（社団法人日本薬剤師会*（1997（平成9）年10月24日））

前文

　薬剤師は，国民の信託により，憲法及び法令に基づき，医療の担い手の一員として，人権の中で最も基本的な生命・健康の保持増進に寄与する責務を担っている。この責務の根底には生命への畏敬に発する倫理が存在するが，さらに，調剤をはじめ，医薬品の創製から供給，適正な使用に至るまで，確固たる薬の倫理が求められる。

　薬剤師が人々の信頼に応え，医療の向上及び公共の福祉の増進に貢献し，薬剤師職能を全うするため，ここに薬剤師倫理規定を制定する。

《任務》
第1条　薬剤師は，個人の尊厳の保持と生命の尊重を旨とし，調剤をはじめ，医薬品の供給，その他薬事衛生をつかさどることによって公衆衛生の向上及び増進に寄与し，もって人々の健康な生活の確保に努める。

《良心と自律》
第2条　薬剤師は，常に自らを律し，良心と愛情をもって職能の発揮に努める。

《法令等の遵守》
第3条　薬剤師は，薬剤師法，薬事法，医療法，健康保険法，その他関連法規に精通し，これら法令等を遵守する。

《生涯研鑽》
第4条　薬剤師は，生涯にわたり高い知識と技能の水準を維持するよう積極的に研鑽するとともに，先人の業績を顕彰し，後進の育成に努める。

《最善尽力義務》
第5条　薬剤師は，医療の担い手として，常に同僚及び他の医療関係者と協力し，医療及び保健，福祉の向上に努め，患者の利益のため職能の最善を尽くす。

《医薬品の安全性等の確保》
第6条　薬剤師は，常に医薬品の品質，有効性及び安全性の確保に努める。また，医薬品が適正に使用されるよう，調剤及び医薬品の供給に当たり患者等に十分な説明を行う。

《地域医療への貢献》
第7条　薬剤師は，地域医療向上のための施策について，常に率先してその推進に努める。

＊ 現在は公益社団法人。

第 1 章　薬剤師とは

《職能間の協調》
第 8 条　薬剤師は，広範にわたる薬剤師職能間の相互協調に努めるとともに，他の関係職能をもつ人々と協力して社会に貢献する。

《秘密の保持》
第 9 条　薬剤師は，職務上知り得た患者等の秘密を，正当な理由なく漏らさない。

《品位・信用等の維持》
第 10 条　薬剤師は，その職務遂行にあたって，品位と信用を損なう行為，信義にもとる行為及び医薬品の誤用を招き濫用を助長する行為をしない。

以上

平成 4 年の医療法改正で薬剤師が医療の担い手（医療人）として明記されるようになり，さらに平成 8 年には薬剤師法の改正により，薬剤師による情報提供が義務づけられました。

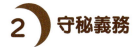

2　守秘義務

1　刑法

第 134 条（秘密漏示）
　医師，薬剤師，医薬品販売業者，助産師，弁護士，弁護人，公証人又はこれらの職にあった者が，正当な理由がないのに，その業務上取り扱ったことについて知り得た人の秘密を漏らしたときは，6 ヵ月以下の懲役又は 10 万円以下の罰金に処する。

2　薬剤師倫理規定

第 9 条（秘密の保持）
　薬剤師は，職務上知り得た患者等の秘密を，正当な理由なく漏らさない。

　薬剤師は，情報の取扱いについて非常に注意を払わなければなりません。その理由は，患者の個人的利益を守るため，そして，患者からの信頼を確保することにより，医療の社会的機能を維持するためです。
　また，「正当な理由」とは，届け出るべき感染症を発見した時や，法廷で証言を求められた場合，または公的影響をおよぼす人の精神的，身体的欠陥が発見され，重大なことが予想される場合を指します。

医療現場で情報共有が許される場合とはどのようなものがあるのかを次に示します。

① 患者の承諾が得られている場合
② 診療上必要な情報である場合
③ 秘密保持によって第三者の利益を侵害する危険がある場合
④ 患者の同意は得ていないが，伝えることでその患者の利益になり得る場合（例：がん告知）
⑤ 自己決定権を行使できない者（例：未成年者）における保護者などへの情報提供の場合
⑥ 研究開始前に，利用目的，情報の保管，消去などについて説明し，同意を得た場合
⑦ 症例研究など，患者に関する識別情報を削除したうえで利用する場合（同意は不要）
⑧ 立法による公表の場合（感染症，工業汚染の報告等）
⑨ カルテなどは患者の個人データのため，本人の請求により開示可能
　※拒否できる場合：患者とその家族および関係者との人間関係が悪化するおそれがある場合や，患者にとって重大な心理的影響を与え，予後に悪影響を及ぼす場合，または本人の意思によらない場合
⑩ 死亡した者の個人情報である場合

3　個人情報とは

　個人情報とは，特定の生存している個人を識別することができる情報を指します。個人情報には次のものがあります。
・氏名
・性別
・生年月日
・住所，住民票コード，携帯電話の番号
・勤務場所，職業，年収
・家族構成
・写真
・指紋，静脈パターン，虹彩，DNAの塩基配列などの生体情報
・コンピュータのIPアドレス，リモートホストなどの情報で，個人特定が可能なもの

4　個人情報保護法の義務の対象者

　個人情報保護法の義務対象者は「個人情報取扱事業者」です。個人情報取扱事業者とは，個人情報データベース等を事業の用に供している者です。ただし，その個人情報数が過去6ヵ月以内のいずれの日においても5000を超えない場合は免除されます。しかし，5000以下の場合でも，義務はありませんが自主的に尊守することが望ましいといえます。

第 1 章　薬剤師とは

5　医療機関等における個人情報

　　診療録，処方箋，手術記録，助産録，看護記録，検査所見記録，エックス線写真，紹介状，退院した患者に係る入院期間中の診療経過の要約，調剤録等

6　医療機関等における個人情報の利用

　　患者に適切な医療サービスを提供する目的のために，通常必要と考えられる個人情報の利用範囲を施設内への掲示により明らかにしておき，患者側から特段明確な反対・留保の意思表示がない場合には，これらの範囲内での個人情報の利用について同意が得られているものと考えられます。

　　なお，患者本人の意思が明確に確認できない状態の場合，意識の回復にあわせてすみやかに患者本人への説明を行い，同意を得るものとします。

7　家族等への病状説明

　　個人情報保護法においては，個人データを第三者提供する場合には，あらかじめ本人の同意を得ることを原則としています。ただし，病態によっては，治療を進めるに当たり，本人だけでなく，家族等の同意を得る必要がありますので，家族等への病状説明については，「患者への医療の提供に必要な利用目的」と考えられます。なお，本人から申出がある場合には，治療の実施等に支障の生じない範囲において，親族及びこれに準ずる者を説明対象者に加えることや，家族の中の特定の者に限定するなどの取扱いが可能です。

　　一方，意識不明の患者の病状や重度の認知症の高齢者の状況を家族等に説明する場合は，本人の同意を得ずに第三者提供できるものと考えられます。この場合，医療関係者において治療等を行うにあたり，必要な範囲で情報提供を行うとともに，本人の過去の病歴，治療歴等について情報の取得を行います。また，本人の意識が回復した際には，すみやかに提供および取得した個人情報の内容とその相手について本人に説明するとともに，本人からの申出があった場合，取得した個人情報の内容の訂正や，病状の説明を行う家族等の対象者の変更等を行います。

　　なお，患者の判断能力に疑義がある場合，意識不明の患者と同様の対応を行うとともに，判断能力の回復にあわせて，すみやかに本人への説明を行い，同意を得る必要があります。

※くわしくは次のサイトで確認（厚生労働省）

　　http://www.mhlw.go.jp/topics/bukyoku/seisaku/kojin/dl/170805-11a.pdf

個人情報保護のコツ
- レセプトコンピューター（レセコン）のサーバー機をインターネット環境に必要時以外はつなげない！
- メモリースティック等，個人情報の漏えいにつながり得るものは専用の物を使い，他の物とは共有しない！
- 個人情報の入っているメモリースティック等は，できるものであればロックをかける！
- PC自体のセキュリティを万全の状態にする！
- 来局者の目線に立って，どのような時に他人の情報が目に入ってしまうか，耳に入ってくるかを考慮する！

8 ついうっかり？これくらいなら大丈夫？本当はダメな個人情報漏えい事例

丸見え！次の患者の投薬カゴの中身（処方箋や薬歴，薬など）

➡待合室で，患者の個人情報等が他の患者に伝わらないようにするのが基本です。後で来局される患者の投薬カゴや，次の患者の投薬カゴの中身は見えない場所に置くか（受付カウンターの下の棚），布や袋でカバーするなどの配慮が必要です。

受付も調剤室も狭くて…薬歴棚が待合室に

➡大事な個人情報が，誰でもすぐに手に取れる場所にあるのは危険です。ちらりと薬歴に知り合いの名前を見つけてしまっただけでも問題ですが，名前や住所・電話番号を控えて，薬局名を語って詐欺行為を行ったりと，悪用する人がいないとは限りません。

患者の奥様から薬について問い合わせの電話…その薬は抗がん剤

➡基本的に患者本人以外からの問い合わせには答えないことです。家族には内緒にしておきたいこともあるので，薬局が本人に同意を得ていない限り，治療上必要不可欠でなければ，たとえ家族であっても話してはいけません。
　患者本人から家族にくわしい説明をしてほしいとの要望があれば，もちろん説明してください。
　また，抗がん剤などは，本人であっても病名が告知されていない場合もありますので，判断がつかない場合は「いろいろな病状で使われることのあるお薬ですので，医師に確認してみますね」と返答を保留し，医師へ告知の有無を確認することが重要です。

耳の遠い患者さん…大きな声で「今日は痔のお薬が出ていますね！」

➡ もちろん，耳の遠い患者さんには少し大きめの声でお話しする必要があります。しかし，痔，水虫，がんなど，他人には聴かれたくないであろうお薬の時は一段と注意が必要です。メモ用紙を使って筆談で伝えることや，別の部屋へ促しての投薬，混雑時でスペースがない場合はその場で簡易な説明のみ行い，帰宅後に電話で詳細を説明するなどの方法でプライバシーを尊重しましょう。

去年勤めていた薬局にも胃がんの患者で○○って人がいてね…

➡ 退職後も，守秘義務は発生します。たとえ薬剤師として働いていない時も，常に心構えは薬剤師でありましょう。

来局が多すぎて薬歴が書ききれなかった…持って帰って書こう

➡ 個人情報を持ち歩くのは大変危険です！！いつ盗難にあったり，事故にあったりするかわかりません。自宅であっても捨てられてしまったり，汚してしまったりするとも限りません。薬局外には持ち出さないようにしましょう。

3 薬剤師の職域

1 主な職種

近年，薬剤師の職域は拡大しています。薬剤師の活躍している主な職種には次のようなものがあります。

病院薬剤師

調剤，服薬指導，TDM（薬物治療モニタリング），DI（医薬品情報取扱い），薬品管理

病院ではカルテを薬剤師も見ることが可能であるので，より細やかな指導や処方提案ができる。また，他職種との交流が盛んなため，コミュニケーションがより必要となる点が特徴的である。

調剤薬局薬剤師

保険調剤，服薬指導，薬品管理，在宅調剤

薬局では全国の病院の処方箋を受けるため，幅広い薬の知識が必要となる。近年では，在宅業務も活発になっている。保険による調剤を行うことから，保険点数についての知識も必要である。

MR（医薬情報担当者）
医薬品の情報提供，情報収集，クレーム処理

医療関係者へ，薬の情報を伝えるとともに，副作用情報を収集する。薬剤師資格が必要というわけではなく，クレーム対応なども行うので営業的な面が強い。

ドラッグストア
OTC薬販売，雑貨販売，調剤業務，受診勧奨

健康相談に応じて，適した医薬品を販売する。
また，サプリメントや健康食品，日用品についても相談されることが多く，幅広い知識が求められる。

創薬研究者
研究テーマ決定，ターゲットの特定，新規物質探究，研究発表

疾患の原因となる物質を見極め，有効に作用する新規物質を探究する。なかなか結果の出にくい仕事のため，粘り強い精神が求められる。

CRC（治験コーディネーター）
資料作成，被験者対応，治験担当医師対応

医師の指示のもと，医学的判断を伴わない業務や，治験に係る事務的業務，治験チーム内の調整等，治験業務全般をサポートする。特別な資格は必要ないが，専門的知識が必要。

公務員
国公立病院の病院薬剤師だけでなく，麻薬取締官などがある。また，保健所での環境，食品衛生監視関係業務や，薬局・医薬品等製造業者の立ち入り検査，指導業務などがある。
その他，学校薬剤師も特別公務員として扱われる。学校薬剤師とは，学校内の環境・衛生について検査・助言を行い，生徒の健康増進に寄与する者とされ，大学以外の学校（幼稚園，小学校，中学校，高等学校）に設置することが義務づけられている。近年では違法ドラッグ対策など，薬の正しい知識を教えることも求められる。

第1章 薬剤師とは

2 薬局における業務

患者インタビュー（問診）	初回来局時や，久しぶりの来局時などに患者の基本情報を収集します。既往歴や併用薬，体質や副作用歴を知ることで処方内容と照らし合わせて考えることが可能になります。また，住所や電話番号を聴くことで，薬に何か不備があった場合や，緊急情報が出た場合などに連絡がスムーズになります。
処方内容の確認	処方箋の不備，保険内容，投与量，相互作用，禁忌など，処方箋の記載内容を確認します。処方箋の有効期限を知らない患者も多いので，遠方の患者の処方箋は特にその点においても注意が必要です。
処方意図の解析	患者の訴えている自覚症状や，検査値などの情報を収集し，処方内容と照らし合わせて医師の処方意図，患者の病名を考察します。
疑義照会	処方意図を考察して，内容に疑問点があれば医師へ確認します。また，患者の希望などにより，薬の投与日数の変更や，残薬があれば処方中止にしてもらうことなどについても連絡します。
調剤	処方箋内容に沿った医薬品の調剤を行います。ピッキングや一包化，水薬や散薬の計量・混合など，配合変化や薬の性質を考慮した豊富な知識と正確な技術が必要です。
後発医薬品の調剤	後発品変更可能医薬品であれば，患者へ変更の希望を確認します。国として，医療費削減のために後発医薬品の普及が薬局にも求められていますので，患者の希望があればなるべく沿う形で調剤しましょう。処方箋に後発医薬品への変更不可との医師の指示がある場合は注意が必要です。
在宅調剤	在宅患者の住宅または施設などに赴いて投薬したり，医師等関係者に情報提供をします。訪問のみではなく，その前後にも書類作成など，さまざまな業務があります。外来調剤以上に，患者個々に合わせたスタイルが求められるので，臨機応変な対応が重要です。
服薬指導	患者への服薬説明や，使用法・手技の確認をします。特に吸入器や自己注射などは，手技の説明次第で治療効果も変わるので十分な指導が重要です。必要であれば，資材をメーカーに用意してもらいましょう。
薬剤情報提供	新たに判明した副作用情報や変更点などを患者に伝えます。ブルーレターやイエローレターといわれる緊急に患者へ伝えるべき情報であれば，なるべくすみやかに連絡します。他にも薬の包装変更や名称変更なども，重複服用や自己判断による服用中止を避けるために重要です。
薬歴管理・活用	薬剤服用歴を管理することで，服用歴を用いた残薬確認と，今後の服薬指導計画に活用できます。誰が見ても内容が理解できるよう簡潔に書きましょう。SOAP*などが一般的な書き方です。
モニタリング	副作用が起こっていないか，服薬状況，検査値などを確認します。
リスクマネジメント	調剤過誤などが起こらないよう，在庫方法，調剤方法などのリスク管理をします。
患者服薬情報提供	医師や関係者へのフィードバックなどを行います。
処方提案	副作用状況や併用薬，服薬コンプライアンスなどの観点から，医師に対し，より良い処方を提案します。服用時点を変更する，あるいは一包化するだけでもコンプライアンスが改善する患者も多いので重要な業務です。
異業種間の連携	医師や病院薬剤師，他の医療従事者や患者家族と情報交換をして連携を図ります。
健康相談・OTC販売	セルフメディケーションのためのOTC販売や受診勧奨を行います。

* 薬歴の記載方法の一つ
S：Subjective（主観的情報），O：Objective（客観的情報），A：Assessment（分析・評価），P：Plan（計画）

4 かかりつけ薬剤師・薬局の役割

　患者は全国どこの病院，医院で処方箋をもらった場合でも，薬局を自由に選ぶことができます。その際，かかりつけの医師，病院があるのと同じように，かかりつけの薬剤師，薬局がある方もいます。それでは，かかりつけの薬剤師，薬局をもつことで，どのようなメリット・デメリットがあるのでしょうか。

1　メリット

1 薬の重複・相互作用を未然に防げる。

　決まった薬局にすべての病院の処方箋を持って行けば，薬剤服用歴を管理してくれているので，うっかりお薬手帳を忘れてしまったとしても，他の病院の薬との飲み合わせや，重複を漏れなくチェックしてもらえます。

2 手間が減る。

　病院ごとで薬局を変えると，初回であれば問診票の記入が必要であったり，他で飲んでいる薬がある場合や，変更がある場合などは，逐一報告が必要であったりと，手間がかかります。しかし，一つの薬局に決めておけば，そうした手間が少なくなります。

3 既往歴や副作用歴，体質などを知ってもらえているので細かいサービスが受けられる。

　既往歴のある患者には注意が必要な薬や，薬の飲み合わせは大丈夫でも，現在他で治療中の病気を悪化させるおそれのある薬であっても，きちんとチェックしてもらえます。また，粉薬は飲みにくいから苦手であること，下痢しやすい体質であること，不規則な生活であることなど，長い付き合いのうちに自分のことをわかってもらえているので，それらをふまえた服薬指導や疑義照会をしてもらえます。

4 OTC，サプリメントの相談にもスムーズに答えてもらえる。

　自身の病気や薬，健康について把握してもらっていれば，ちょっとした相談にも的確かつスムーズに答えてもらえます。

2　デメリット

1 お薬の受け取りが遅くなる可能性がある。

　小さい薬局などでは特に，近隣の病院でよく処方される薬が主な在庫となるため，遠方の病院から出された処方箋の場合，取り寄せが必要となる可能性があります。待ち時間を短縮するため，大きな病院などではFAX等により，かかりつけの薬局に前もって処方内容を伝えておくなど，スムーズな受け渡しが可能となるような方法も行われています。

2 お薬手帳の意義が理解されない可能性がある。

　患者にとってお薬手帳の1番のメリットは薬の飲み合わせの確認です。しかし，一つの薬局ですべてを管理できるようになると，お薬手帳の必要性を感じなくなってしまう患者が出てくる可能性があります。しかし，お薬手帳は災害時や，交通事故，急病などで意識不明となった時に自分の病気や治療薬のことを伝える手段であり，非常に大切なものであるため，お薬手帳の重要性について説明する必要があります。

5　薬剤師の将来像

　薬剤師の職能は，「国民の健全な医療・保健・衛生に貢献し，国民から支持される医薬分業の実現」を目指すことにあります。医薬分業の本質は，薬剤師がすべての医薬品の供給管理に関する一元的な権利と責任を担い，その独立した職責に基づいて合理的かつ高い水準の薬剤師サービスを提供する体制を構築することにあります。

　調剤業務，在宅医療，セルフメディケーション，医療・健康相談，公衆衛生など，薬剤師職能に課せられた多様な役割に取り組むことで，信頼を得た「かかりつけ薬局」，「かかりつけ薬剤師」の定着につながります。また，地域の夜間休日の医薬品供給体制の整備，在宅医療応需体制および多職種連携ネットワークへの参加，生涯学習の充実，地域住民に対する啓発活動など，組織的な活動が必要となります。

1　薬剤師の将来像と必要な体制

① 生涯学習の徹底
　日々高度化する医療に対応するべく，学習を怠らないことはもちろん必要であり，また，現状では十分な体制が整ってはいませんが，薬局薬剤師も学位取得や協同研究に取り組んでいくことが望まれます。

② 専門薬剤師の育成
　チーム医療に参画し，より積極的に処方提案，バイタルサインのチェックを含む副作用モニタリング，薬学的な管理等を行うことが求められています。薬剤師が医療チームの一員として，専門性に特化した高度な薬物治療の知識や技能を活用し，CDTM*業務への発展を遂げるには，さまざまな薬学や疾病の専門分野で「認定薬剤師」，「専門薬剤師」を輩出する必要があります。CDTM業務とは，一人以上の医師と薬剤師の間で共同実務契約を結び，その契約を基に資格を付与された薬剤師が診療ガイドライン等に基づくプロトコールに規定された内容に沿って，患者ケア（患者の評価，薬物治療に関連する臨床検査の指示，投与計画の選択，医薬品の投与，モニタリング，継続または修正等）を行うことです。

③ 長期実務実習における指導者としての活動
　より良い医療を実現するためには，より良い薬剤師が増えることが必要です。長期実務実習により，薬剤師の卵である薬学生に医療人としての知識，倫理，技術を伝えていくことは

社会貢献にもつながります。
④ **ICT化への取り組み**
　情報通信技術（ICT）の発展に伴い，遠隔医療や疾病管理などの実現に向けての取り組みが行われています。過疎地域に対する医療の提供や，在宅患者などにとって利益となることはもちろんです。また，医師と薬剤師，薬剤師とケアマネージャーなど，医療従事者間のコミュニケーションツールとしても重要な役割を果たすでしょう。
⑤ **在宅業務への積極的な活動**
　現在，高齢化社会の急速な進行を背景として，医療の現場が在宅や介護施設へと移行しています。薬物治療が中心になるものの，介護スタッフの多くは薬物に関する知識が乏しいため，適切な薬物治療が行えていない場合も多いといえます。さらに，患者自身も身体的障害や認知症などの理由で薬の飲み忘れをしてしまうなど，服薬コンプライアンスが不良になることにより，病状改善が進まない，副作用が出現するといったことも起こっています。今後は在宅療養支援のプロフェッショナルとして活躍できる薬剤師の教育・育成が急務となっており，在宅療養薬剤師の必要性および活躍の場は，今後ますます増えていくと考えられます。

2　顔の見える薬剤師像の確立

① 医療・薬物治療の進歩に応じた新たな役割を創る
② 地域に密着した健康ステーションの役割を創る
③ 医療チームにおいて多職種から評価される薬剤師像を創る
④ 地域包括ケアシステムに参画し，地域の医療・介護提供体制を創る
⑤ 成熟した医薬分業体制を創り，完全分業制度を実現する

---

*CDTM：Collaborative Drug Therapy Management（共同薬物治療管理）

第 1 章　薬剤師とは

6　社会人としての薬剤師マナー

　薬剤師は社会人としてのマナーはもちろん，生命に関わる医療の担い手としてのマナーを身に着けていなければいけません。TPO に応じた身だしなみ，態度，言葉遣いとはどのようなものでしょうか。

1　身だしなみ

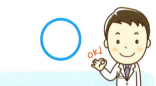

髪型・化粧

- 髪の毛は耳や襟足，顔周りにかからない
- 前髪も長ければピンで留める
- 長髪は束ねてアップスタイル
- 落ち着いた色のシンプルなヘアゴムやヘアクリップ
- 地毛，自然な色の髪（ヘアカラートーン 8 以下）
- 顔色をカバーする薄めのファンデーション
- 隈を隠すコンシーラー
- 割れやすい爪をハンドクリームで保護
- 淡色または淡いピンクのマニキュア
- 淡色のリップや口紅
- 適度なマスカラ
- ひげを綺麗に剃る
- 自然な眉毛

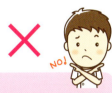

髪型・化粧

- 髪の毛が耳や襟足についている
- 前髪で目が隠れている
- 長髪を束ねない
- 華美な装飾や派手な色のヘアゴム，ヘアクリップ
- 明らかに染髪している髪色，プリン頭
- 寝起きそのままのボサボサ髪
- ワックスなどで髪をツンツン立てる＆固める
- 濃いチーク，濃いマスカラ，厚いファンデーション
- 濃い色のリップ，口紅
- ノーメイク
- 濃い色のマニキュア，ネイルアート
- 見えるようであればペディキュア
- 長い爪，とがった爪
- 無精ひげ，オシャレひげ
- 不自然に細すぎる眉毛
- 香水，香りの強い化粧品，色のキツイ化粧品

装身具 ⭕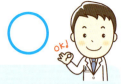

- シンプルなデザインの時計
- シンプルなレンズに曇りのない眼鏡

装身具 ❌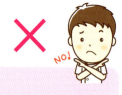

- 華美な時計
- 華美な眼鏡や指紋などで曇った眼鏡
- 華美なイヤリング，ピアス，ネックレス
- 華美なブレスレット，指輪などの装飾品

名札 ⭕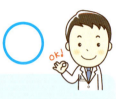

- 名札は常に着用する
- 名札の表裏に氏名と職種を記載する
- 大きくてわかりやすい文字にする

名札 ❌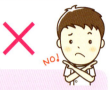

- 名札は接客のみ着用する
- 氏名・職種を名札の片面のみに書き，裏返ると名前がわからない
- 小さい文字で少し離れると見えない文字

服装・着こなし ⭕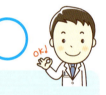

- 白衣は清潔でシワがない
- 襟首や袖口の汚れは自宅で漂白するかクリーニングでしみ抜きする
- ボタンできちんと前を閉じる
- ポケットには最小限のものを入れる
- 落ち着いた色，デザインの服装
- 膝より下の丈のスカート
- 足首までの丈のズボン
- ベージュのストッキング，シンプルな靴下
- ナースシューズ，白いスニーカー
- 足の甲が覆われているデザインの靴

服装・着こなし ❌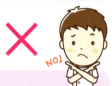

- しわくちゃの白衣
- シミや汚れが放置されている
- ボタンを開けて羽織るだけ
- ポケットにペンやメモをパンパンに詰め込んでいる
- 着膨れする，または白衣に透けて色や柄が見えてしまう派手な服装
- ミニスカートや短パンなど素足が見える服装
- 派手な靴下
- 汚れた靴
- かかとが踏みつぶされた靴

身だしなみとオシャレは違います。
身だしなみとは相手を優先し，気遣う服装のことです。
間違えないように気をつけましょう!!

2 態度

相手の目を見て，明るくハッキリした口調であいさつしましょう！
・声を出せない状況であれば会釈を。こちらから挨拶するのが肝心です。

話しかけやすい表情，雰囲気を作りましょう！
・緊張すると真顔になったり，早口になったりしやすいので注意です。

丁寧な言葉遣いをしましょう！
・どれだけ仲良くなっても崩しすぎないように注意。親しき仲にも礼儀ありです。

時間やルールを守りましょう！
・多少のトラブルがあっても問題がないように，早めの行動を心がけましょう。
・薬局内のルールだけではなく，社会のルールを守るのも大事です。
・ポイ捨て，歩きタバコ，信号無視をする薬剤師は信用できますか？

報連相（報告・連絡・相談）を怠らないようにしましょう！
・円滑な業務のためにも，誤解によるミスを防ぐためにも重要です。

健康管理をしましょう！
・インフルエンザやノロウイルスなどでは長期の休暇が必要になり，迷惑をかけてしまいます。また，迷惑をかけまいと高熱があるのに無理をして出勤することは NG です。

仕事にメリハリをつけましょう！
・プライベートで何かあっても，仕事中は気持ちを切り替えましょう。
・コミュニケーションとしてスタッフ間の多少の私語は必要かもしれませんが，業務がおろそかにならないよう，十分に気をつけましょう。

積極的に行動しましょう！
・「言われたからする」ではなく，自分から積極的に仕事に取り組みましょう。
・責任をもって仕事に真摯に取り組むことで周りから認められ，自分にも自信がつきます。

> 医療人として，薬剤師として，社会人として，人として…
> ルールとマナーを守って責任ある行動をしましょう!!

3 出社から退社までの過ごし方

① 出社
始業 10 分前には仕事の準備を終えること
　掃除，パソコンや分包機などの機械類の立ち上げを行い，1 日のスケジュールを確認しましょう。

② 外出・離席
外出する時は許可を得ること
　仕事や緊急の私用で外出する場合は，管理薬剤師に外出許可を得るようにしましょう。その際

は行き先や，おおよその帰社時間を告げます。
例：○○へ配達に行ってきますので３０分ほどで戻ります。

離席するときは一声かけること
　就業時間中に持ち場から離れる場合は，周りに一言声をかけるようにしましょう（急にいなくなると周りは心配します）。
　例：お手洗いに行ってきます。
　　　在庫を取ってきます。
　　　Ａ先生に報告書を渡してきます。

3 退社
退社時は，片付けをして退社すること
　薬局業務終了時には，机周りや調剤棚などを整頓し，棚の施錠，閉店作業を行います。やり残した仕事がある場合，明日に回すことが可能なもの，今日中に仕上げる必要があるものを区別します。自分の仕事が終わり，管理薬剤師がまだ仕事をしているようであれば，手伝えることがあるか確認し，先に帰る許可を得られたら挨拶して帰りましょう。

基本的に就業時間は業務に専念し，自分勝手な行動は慎みましょう！
私たちは業務の報酬として給料をいただいています。患者が来なくて暇だからといって，ネットサーフィンをしたり，SNSに書き込んだりするのは控えましょう。何をしてよいかわからない時は管理薬剤師に尋ねましょう。また，周りの美化に気を配ったり，薬剤師向けの情報誌で知識を深めるなど，仕事の役に立つことを行うよう心がけましょう。

4　欠勤・遅刻・早退のマナー

1 欠勤
急病などで会社に行けそうにない場合は早めに連絡をすること
　体調が悪くてとても働けない場合には，できる限り早めに上司へ連絡します。代わりの人を手配してもらうためにも前夜〜早朝に連絡するのが良いでしょう。その際は本人が電話で連絡するようにしましょう。家族に頼んだり，メールやラインで連絡する方法は，その場で引き継ぎなどの確認ができないためNGです。

有給の申請は取得希望日の１ヵ月前に行うこと
　有給は取得希望日がわかった時点で早めに申請するようにしましょう。また，有給を取得する日は繁忙期（店舗により異なるので上司に確認する）や，他の人と重なる時期はなるべく避けましょう。申請用紙は個人ごとにあるのが一般的です。
　上司が別の店舗で勤務している場合，送付先を確認して送付するようにしましょう。

2 遅刻・早退
遅刻になりそうだとわかった段階で連絡すること

電車の遅延や，車の渋滞，寝坊などで間に合いそうにない場合は，わかった時点ですぐに上司へ連絡しましょう。連絡方法は本人による電話連絡が原則です。
早退したい時は事前に許可を得てから退社すること
　体調不良や家庭の事情などで早退しなければならない場合は，すぐに上司へ相談し，どうすれば良いか判断を仰ぎます。必要な引き継ぎを行ってから退社しましょう。

※休み，遅刻，早退は周りの人に負荷をかける行為です。後日きちんと周りの人へお詫びとお礼を言いましょう。

5　プライベート

SNS で会社や会社の人間，病院，患者などのうわさ話・愚痴はしないこと
　個人情報保護法の観点から，患者について情報を漏らすことは厳禁です。また，社内のことや病院のことなどは，いくらイニシャルやぼやかした表現であっても特定される可能性があるので，不要な発言はしないように気をつけましょう（トラブルの元になります）。また，悪ふざけは行わないことはもちろん，その画像をネットに UP することは言語道断の行為です。

　　例：芸能人の来局情報や処方箋を UP（個人情報保護法違反）
　　　　会社への不満や上司に対する愚痴（名誉毀損罪，侮辱罪）
　　　　調剤台に乗って遊ぶ様子の写真を UP（解雇または逮捕になることも）

6　お辞儀の種類

　美しいお辞儀は立ち振る舞いの基本です。お辞儀は相手に対して，敬意，感謝，謝罪の気持ちを表すためのものですから，お辞儀をする時は相手に礼を尽くすことを忘れないよう心がけましょう。

1 会釈
・軽い挨拶：「1」で礼，「2」で止め，「3，4」で戻す。
・すれ違った時の軽い挨拶。
・相手を見てから，軽く頭を下げます。
　※相手の目を見て笑顔も忘れずに。
　例：すれ違った時，用件を承る時，人に話しかける時

2 敬礼（普通礼）
・日常的なお辞儀：「1，2」で礼，「3」で止め，「4，5，6」で戻す。
・最初のあいさつなど，相手ときちんと対面する時のお辞儀です。
　※手の指はまっすぐ揃え，前で軽く重ねます。
　※背筋を伸ばし，頭を下げるときれいに見えます。
　例：出迎えの時，あいさつをする時，感謝の気持ちを伝える時，見送る時

3 最敬礼
- 丁寧なお辞儀：「1,2,3」で礼，「3」で止め，「4,5,6」で戻す。
- 見送る時や，深くお詫びをする時のお辞儀です。
- 腰から深くゆっくりと頭を下げます。
  ※背筋を伸ばして，深く頭を下げます。
  ※頭を下げる時よりも，体を戻す時をゆっくりにするときれいに見えます。
  例：深い感謝を伝える時，（車などの距離のある場所から）見送る時，お詫びの時

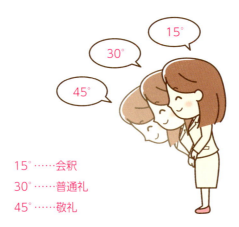

15°……会釈
30°……普通礼
45°……敬礼

7　言葉遣い
相手に対して敬意を払う言葉遣いには3種類あります。

1 尊敬語
話し手が，聞き手や話題の主の動作・状態などを高めるもの
- 尊敬の意味を表す「お・ご・御・貴」などの接頭語をつける
  例：お考え，お仕事，ご家族，ご訪問，御中，御社，貴社，貴院
- それ自体が敬語の意味を表す語
  例：おっしゃる，召し上がる，〜なさる
- 「れる・られる」，「ご（お）〜になる」などを付け加える
  例：ご覧になる，お帰りになる

2 謙譲語
自分の動作や状態などをへりくだり，間接的に相手を高めるもの
- 謙譲の意味を表す「弊，拝，愚，ども」などの接頭語・接尾語をつける
  例：弊社，拝見，愚息，私ども
- それ自体が謙譲の意味を表す語
  例：お目にかかる，いただく，拝聴する
- 「お〜する」，「ご〜いただく」などを付け加える
  例：お慶び申し上げる，ご招待いただく，お持ちする

第 1 章　薬剤師とは

3 丁寧語
言葉を丁寧に使うことで，聞き手への敬意を言い表すもの
- 「です」，「ます」，「ございます」を語尾につける
  例：こちらです，○○でございます
- 「お」，「ご」の接頭語をつける
  例：お寒い中，ご褒美

> **正しい言葉遣いを覚えて失礼のないように**
> 丁寧な言葉遣いを心がけるのは大変素晴らしいことです。しかし，それが誤った敬語や，おかしな日本語であればせっかくの心遣いが伝わりません。
> 逆に失礼な表現になってしまう可能性すらあります。
> 正しい言葉遣いについてもう少し掘り下げてみましょう。

4 よく使われる動詞
　日常よく使われるビジネス敬語は，スラスラと出てくるようになるまで繰り返し声に出しましょう。その中でも特に頻繁に使用される動詞の尊敬語・謙譲語・丁寧語をまとめましたので参考にしてください（こうして挙げてみるとそれほど数は多くないことがわかります）。また，口語と文語では表現が異なる場合もありますので注意が必要です。

	尊敬語	謙譲語	丁寧語
見る	ご覧になる	拝見する	見ます
言う	おっしゃる	申し上げる	言います
行く	いらっしゃる	伺う　参る	行きます
来る	お越しになる	伺う　参る	来ます
食べる	召し上がる	いただく	食べます
知る	ご存知	存じ上げる	知っています
聞く	お聞きになる	伺う　承る	聞きます

	尊敬語	謙譲語	丁寧語
する	なさる	いたす	します
思う	思われる	存じる	思います
持つ	お持ちになる	お持ちする	持ちます
伝える	お伝えになる	申し伝える	伝えます
休む	お休みになる	休ませていただく	休みます
会う	お会いになる	お目にかかる	会います

8 ビジネス敬語のルール

　ビジネス敬語のルールは，基本的に社外の人間か社内の人間かを区別することが重要です。誰に対して敬意を払っているのかということを念頭に置きながら話せば，正しい選択がしやすいでしょう。

> ・社外の人にはすべて敬語を使う。
> ・社内では，上司や先輩には敬語を使う。同僚には丁寧語を使う。
> ・社外の人について話をする時は，どんな場合でも敬語を使う。
> ・社外の人と話す時は，社内の者に関しては，たとえ上司であろうとも本人を敬う言葉は使わない。
> ・上司や同僚，得意先などの他人に対して，自分の肉親のことを言う時は敬語を使わない。

■ 間違った敬語
相手の動作に謙譲語を使う
　例：✗ 勉強会の資料は３階で拝見してください　➡　○ 勉強会の資料は３階でご覧ください
謙譲語を尊敬語のように使う
　例：✗ 不明な点は私にお伺いください　➡　○ 不明な点は私にお尋ねください
　　　✗ （上司に向かって）了解しました　➡　○ かしこまりました
　　　✗ （上司に向かって）ご苦労様です　➡　○ お疲れ様です

第1章 薬剤師とは

社外の人に対して身内に敬語を使う
　例：✕ 課長は只今席を外していらっしゃいます　➡　○ 課長は只今席を外しております
　　　✕ ご伝言を○○さんに申し伝えておきます　➡　○ ご伝言を○○に申し伝えておきます
慣用的な2重敬語以外の2重敬語を使う
　例：✕ お越しになられました　➡　○ お越しになりました（いらっしゃいました，お見えになりました）
　　　✕ 社長様　➡　○ 社長
　　　✕ 拝見させていただきます　➡　○ 拝見いたします
依頼するときに命令形
　例：✕ ご記入ください　➡　○ ご記入いただけますか
その他
　例：✕ よろしかったでしょうか　➡　○ よろしいでしょうか
　例：✕ お母さん　➡　○ 母

> **口癖にも気をつけましょう！**
> ※つい，うっかり出てしまう口癖
> 「えーとですね」，「やっぱ」，「○○的には」，「マジっすか」，「～みたいな」，「っていうか」，「～とか」，「～だったりして」，「～じゃないですか」

9　ビジネス枕詞

　ビジネスシーンにおいて，口調を柔らかくする言葉を「ビジネス枕詞」といいます。

■ よく使われるビジネス枕詞

おかげさまで～（順調に物事が進んでいる様子）
　上司や周りの力添えのおかげで現在の成功があると，感謝の気持ちを含めた表現です。
　　例：おかげさまで，非常にスムーズに契約を行うことができました。
残念ながら～（物事がうまくいっていない様子）
　失敗の報告を相手にすぐ気づかせることができます。
　　例：残念ながら，その件は先方の都合で白紙になってしまいました。
～ですが
　「失礼ですが」，「早速ですが」，「申し上げにくいのですが」など，本題の前に付けることで，次に続く言葉が批判的な内容であったとしても，その言葉の刺々しさを打ち消します。
　　例：大変申し訳ないのですが，了承いたしかねます。
　　　　お言葉を返すようですが，その件はいささか早すぎるかと存じます。
恐縮です
　いろいろな意味を含んでいるので，さまざまなシーンで便利に使えます。「おそれ入ります」，「ありがたく思います」，「すまなく思います」の意を表すことが可能です。
　　例：私事で恐縮ですが，有給を申請させていただけますでしょうか。

お忙しいところ，わざわざご足労いただきまして大変恐縮です。
細やかなお心遣い，恐縮に存じます。

イエス・バット法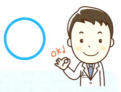

相手の言い分をひとまず認めたうえで，別の提案を行う。

例：そのご意見はごもっともでございますが，このような場合は〜の方がよろしいかと思います。

ノー・バット法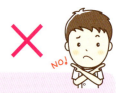

相手の言い分をはじめに否定し，別の提案を行う。

例：あいにく〜につきましてはいたしかねますが，〜は喜んでやらせていただきます。

10　電話対応

1 基本的な注意事項

大きな声で明るく元気にハキハキと
　低い声は聴きとりにくいので，いつものトーンより少し高めを意識しましょう。

ペンとメモをスタンバイ
　伝言を受けることもあるので，相手を待たせることのないよう，常に用意しておきましょう。

デッドラインは3コール
　待たされていると感じさせないよう，3コールまでに電話を取るよう心がけましょう。それ以上であれば「お待たせいたしました」の声掛けを。

電話の内容を復唱しましょう
　聞き間違いや思い違いなどがないか，電話の内容はできる限り復唱しましょう。

最初に会社名と氏名を名乗る
　電話を受けてもかけても，最初に会社名と氏名を名乗りましょう。相手が会社の場合は「いつもお世話になっております」を忘れずに。

電話を切るときは静かに
　相手が先に電話を切ったことを確認してから静かに受話器を降ろしましょう。相手もこちらが切るのを待っているようであれば，こちらから静かに切りましょう。

電話は顔の見えないコミュニケーションです。
いつも以上に相手に対する敬意や態度，マナーに注意しましょう！

第 1 章　薬剤師とは

2 こんな時はどうしたらいいの⁉ －正しい電話トラブル対処法

・相手が名乗ってくれない

　うっかり名乗り損ねてしまっている場合や，患者であれば名乗る必要がないと思っている方もいます。
対応としては，次のようなものがあります。

> 「失礼ですが，お名前をお伺いしてもよろしいでしょうか？」
> ※社名のみで名乗らない場合
> 「○○のどちら様でいらっしゃいますか？」
> ※氏名のみで会社名がわからない場合
> 「おそれ入りますが，どちらの○○様でいらっしゃいますか？」

・名指し人が不在…どうしたら良い？

　受け答えの流れとしては次のとおりです。

> 「申し訳ございません。あいにく○○は外出して（席を外して）おります。○時頃に戻る予定でございます。戻りましたらこちらからご連絡いたしましょうか？」
> 相手：「折り返し連絡をお願いします」（または「伝言をお願いします」）
> 「かしこまりました（ご用件をお伺いいたします）。おそれ入りますが，念のためにお電話番号をお願いします」
> 相手：「（用件（伝言がある場合），電話番号）です」
> 「ありがとうございます。復唱いたします。（ご用件は～，お電話番号が○○○－○○○－○○○○，□□の××様でいらっしゃいますね）。○○が戻りましたら申し伝えます。私，△△が承りました。お電話ありがとうございます」

・声が聴き取れない…

　相手の状況（電話をかけている姿勢等）や，声の大きさによってはスムーズに聴き取れない場合がありますので，次のように対応します。

> 「申し訳ございません。お電話が少し遠いようでございます」

3 勧誘電話の断り方

　電話応対のマナーというと，お客様に対するマナーばかりが優先されますが，忘れてはいけないのが「勧誘・営業電話をお断りするマナー」です。

断り方のフレーズ
・断り方の基本

> 「現在，必要ありません。必要な時はこちらからご連絡差し上げます」

23

- **しつこく電話を長引かせる場合**

  「申し訳ございません。失礼いたします」と毅然と断り，電話を切りましょう。

- **電話を切るのが難しい場合**

  「失礼ですが，〜をお教えいただけますか？」

  会社名，本社所在地，電話番号，代表者名，電話の相手のフルネーム，相手の部署，役職，こちらの電話番号の入手方法などを尋ねることや，「では，ネットで調べてみますね」などと伝えることも勧誘業者にとっては嫌なことですので効果的です。

> **注意!!**
> 「結構です」や「はい」は，契約に合意したと解釈される場合があるので，そのような返事はしないようにしましょう。

- **何度も執拗に同じ業者から勧誘電話がくる場合**

  「特定商取引の法律で再勧誘が禁止されていることはご存知ですよね。必要ありませんので切ります」

> 特定商取引に関する法律（旧・訪問販売等に関する法律）
> 第4節　電話勧誘販売
> 第17条（契約を締結しない旨の意思を表示した者に対する勧誘の禁止）
> 　販売業者又は役務提供事業者は，電話勧誘販売に係る売買契約又は役務提供契約を締結しない旨の意思を表示した者に対し当該売買契約又は当該役務提供契約の締結について勧誘をしてはならない。

※要するに，契約を締結しない（断った）旨を伝えた者に対して再勧誘を行ってはならないという法律です。

※都道府県警・悪質商法被害電話相談窓口等一覧表の掲載サイト

http://www.npa.go.jp/safetylife/soudan/madoguchi.htm

上記のほか，全国共通の短縮ダイヤル「＃9110」番が便利です。

4 携帯電話のマナー

ビジネスツールとしても頻繁に使われる携帯電話ですが，使用する際にはマナーに気をつけなければいけません。

大声で話さない

外出先で使用することも多い携帯電話ですが，大声で話すことは周囲への迷惑になるだけでなく，社内の機密情報や，患者の個人情報を漏らす危険がありますので気をつけましょう。

業務中の私用電話は厳禁

会社が就業時間と定めている時間帯は，当然のことながら会社に労働を提供すると約束した時

第1章　薬剤師とは

間です。プライベートな電話，メールなどはこちらからしない，相手からも受けないのがモラルです。

時間帯を考慮する
　一般的に午後11時以降〜午前6時以前は，緊急事態以外の電話は控えましょう。急ぎの用事でなければ，会社の就業時間を目途に連絡するようにしましょう。

会議中はマナーモード
　会議中や接遇中などは，マナーモードまたはサイレントモードにしておきましょう。相手が「電話に出てもかまいませんよ」と言わない限りは，電話に出ないことがマナーです。

電波状況が悪いとき
　何度も聴き直すのは失礼ですので，丁重に断り，かけ直すようにしましょう。「申し訳ございません。只今，移動中ですので○分後におかけ直ししてもよろしいですか？」と，およその時間も伝えると良いでしょう。

携帯は緊急時
　会社や店舗の電話に基本的には連絡しましょう。どこの店舗かわからない場合や，相手から指定があった場合は携帯でもかまいませんが，「今，よろしいでしょうか？」と相手の都合を確認しましょう。

電話番号を聞かれたら
　外出中の人の携帯電話番号を尋ねられた場合，本人に無断で教えてはいけません。必ず本人に確認をとってから伝えるか，相手の連絡先を伝えて連絡してもらいましょう。

5 クレーム電話対応

　患者や取引先からのクレームは，対応を誤ると会社に甚大な被害を及ぼしかねません。相手にとっては，電話に出た相手が新人であろうと管理者であろうと関係ありませんので，次の心構えで対応しましょう。

会社の看板を背負っているという自覚
　何らかのサービス内容に問題があれば，それは会社の失敗です。自分の担当ではない場合，「私のミスではない，知らない」と言いたくなるかもしれませんが，相手からすれば会社としての対応を求めているので，「電話に出た相手の対応　＝　会社の対応」となります。

電話を待たせない，たらい回しにしない
　保留にしたまま相手を長時間待たせることはもちろん，たらい回しにすると相手の怒りは増していくばかりです。確認などで時間がかかりそうな場合は，「確認後すぐに折り返しご連絡いたしますのでお時間をいただいてもよろしいでしょうか？」，自分では判断がつかない場合は，「この件は，私○○が責任をもって担当者にお伝えします」と伝えましょう。なお，折り返しの連絡は，できる限り30分以内としましょう。

誠実な対応と思いやりの心を持つ
　怒り心頭の相手に対立するのではなく，まず相手の心情を察することが肝心です。たとえ相手の勘違いであったり，理不尽な訴えであっても，すぐに突っぱねるのではなく，誠実な対応をしましょう。感情的な言葉に対しても敬語を使うことが鉄則です。

正確なメモをする
　相手の名前，連絡先，クレーム内容などを正確にメモします。いい加減なメモだと，何度も同

じ話を相手にさせてしまうことになり，「言った」，「言わない」といった口論に発展することがあります。

クレームはチャンス

クレームに誠実かつ早急に対応することによって，信用を厚くすることができます。相手には指摘などしなくても二度と利用しないという手段もあるわけですが，その一方で指摘すれば次から改善してくれるという期待もあるからこそ，クレームをしてくれるわけで，これは成長するチャンスであると考えましょう。

勝手な判断はNG

まず，相手が何を求めているのかを察します。ただクレームを言いたいだけなのか，謝罪や交換，返品，治療費などを求めているのか。自分で処理できないとわかれば，他の担当者に代わってもらいましょう。勝手に「賠償します」，「社長が謝罪に参ります」などと無責任な発言はしないようにしましょう。

6 クレーム対応時の流れ

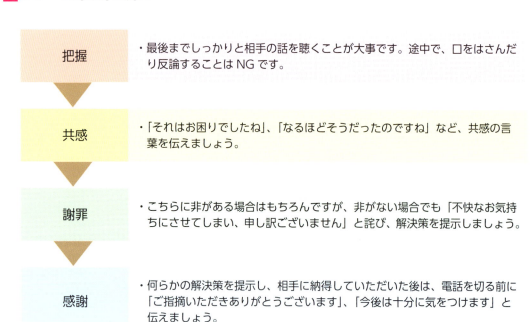

把握・最後までしっかりと相手の話を聴くことが大事です。途中で，口をはさんだり反論することはNGです。

共感・「それはお困りでしたね」，「なるほどそうだったのですね」など，共感の言葉を伝えましょう。

謝罪・こちらに非がある場合はもちろんですが，非がない場合でも「不快なお気持ちにさせてしまい，申し訳ございません」と詫び，解決策を提示しましょう。

感謝・何らかの解決策を提示し，相手に納得していただいた後は，電話を切る前に「ご指摘いただきありがとうございます」，「今後は十分に気をつけます」と伝えましょう。

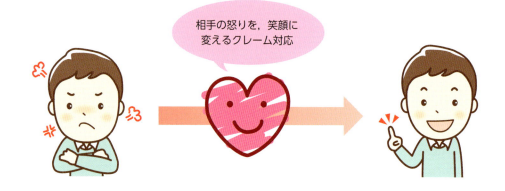

相手の怒りを，笑顔に変えるクレーム対応

11 報連相（報告・連絡・相談）

「報告」，「連絡」，「相談」の際の要点と注意点を次に示します。

1 報告

指示した上司に直接報告する

　他人を介しての報告は，報告といえません。直接報告しましょう。

重要な報告，ミスやトラブルの報告はすぐに行う

　経験に長けた上司と情報共有を迅速に行うことで，ミスやトラブルを最小限に抑えることができます。

こまめに報告する

　予定より早く終わりそうな時や，予定より時間がかかりそうな時は事前に報告しましょう。上司は進捗状況に応じて人員の手配などをしています。

2 連絡

連絡すべき順番を意識する

　連絡の内容によっては，最初に上司に伝えることが良い場合があります。基本的には上司に最初に伝えましょう。

伝え漏れのないように関係者全員に伝える

　チェックリストを作成するなどして，連絡漏れのないように気をつけましょう。

3 相談

疑問が生まれたら自己判断せずに相談

　疑問を抱えたまま仕事をすると効率が落ちます。せっかく進めても結局やり直しということも・・・

　大変な失敗につなげないためにも相談を。ただし何度も同じことを聴くのは失礼です。きちんとメモを取り，覚えましょう。

最初に相談するのは直属の上司

　直接指示を出した上司でなければ指示内容のニュアンスがわからない場合があります。

企画発案や企画変更などは下調べなどの準備を整えてから臨む

　提案の根拠となるデータや裏付けを用意しましょう。「なんとなくそう思う・・・」では取り合ってもらえません。

4 共通事項

相手の都合を確認する

　多忙な上司に時間を割いてもらうのですから，都合を確認するのがマナーです。「今，お時間よろしいでしょうか」と最初に声掛けしましょう。

口頭での報告か文書での報告かを選ぶ

　急いでいる場合や，ごく簡単な内容のものであれば口頭報告となり，説明に資料などを用いる必要があるものは文書による報告となります。

メモを持参する
　報告を基に新たな指示がなされる場合がありますのでメモを用意しましょう。
結論を先に伝える
　だらだら話しても時間の無駄になります。要点を押さえて結果を報告します（その後，詳細を求められたら説明を）。
事実と，意見・推測は分けて報告する
　事実と推測が入り交じった報告は，間違った認識を与えてしまいます。「これは推測ですが～」など，区切って話しましょう。

12　メールマナー・FAX マナー

1 メールマナー
　簡潔明瞭な文章であることが基本です。
・急ぎの要件には適さないので，心配な場合や重要な場合はメールの後に電話でフォローしましょう。
・添付ファイルを送る場合は相手の許可を得ましょう。
・機種依存の文字（♡など）やフォントスタイルは文字化けするので使用は避けましょう。
・返信のマナーとして，24 時間以内にメール返信します。
　返信がまだできない場合，メールが届いているのを確認したこと，返信はいつ頃にさせてもらいたいことをひとまず伝えます。

第 1 章　薬剤師とは

ビジネスメール例文

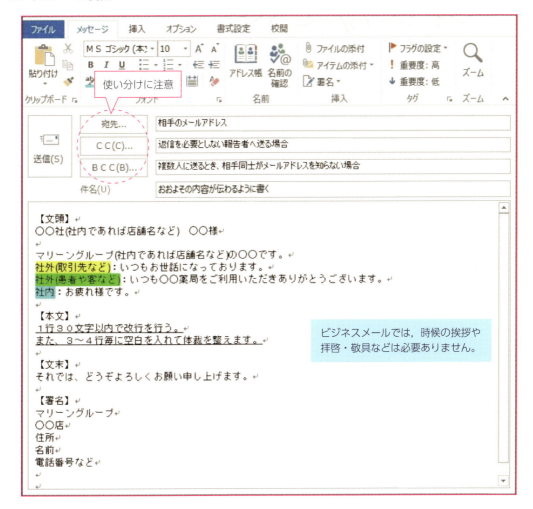

2 FAX マナー

　確実に相手の手元にすべての資料が届くような配慮が基本です。
- 1 枚目は送り状とし，誰あてに，誰が何枚の書類を送ったのかがわかるようにします。
- 複数枚送る時は，ページ下などに通し番号を記入します。
- 送信前や送信後に，メールや電話で相手に確認をすることもあります。特に急いでいる場合は「先ほど FAX をお送りしましたが，届きましたでしょうか？」と確認の電話を入れます。
- 重要書類や 10 枚以上の書類は FAX を避け，メールか郵送にします。

FAX 送り状の様式例

	FAX 発信通知書		
平成　年　月　日　曜日発信		送付枚数　　枚(本紙含む)	
宛先	○○株式会社 ○○部　　　　　　　　　　○○ ○○様		
発信人	マリーングループ ○○店　　○○ ○○ TEL：＊＊＊-＊＊＊-＊＊＊＊ FAX：＊＊＊-＊＊＊-＊＊＊＊		
件名			
連絡事項			

13　メモの取り方，伝え方のコツ

1 仕事の 5W3H

　テレビのニュースや新聞など，起こっていることを伝える時の基本要素が「5W1H」です。ビジネスの現場ではそこに「いくら：How much」，「どのくらい：How many」を加えた「5W3H」が基本となります。そうすることで，簡潔で明確に相手へ意図を伝えることができます。

【What】　何を，何（用件の内容・目的）
【Who】　誰が，誰に（担当者・関係者）
【When】　いつ，いつまでに（日程・期限）
【Why】　何のために，なぜ（理由）
【Where】　どこへ，どこで（場所）
【How to】　どのように（手段・方法）
【How mutch】　いくら（費用，予算）
【How many】　どのくらい，いくつ（数量）

5W3H の例文を次に示します。前頁の 5W3H に示した色がそれぞれリンクしていますので確認してみましょう。

A さんへ
「本日お預かりした B さんの処方箋ですが，ネキシウムカプセル 20mg が 14 カプセル，在庫が不足していて B さんへ渡せませんでした。A さんから来週月曜までに B さんのご自宅まで郵送（代金 120 円・薬局負担）をお願いします」

常にすべての 5W3H を使う必要はありませんが，なるべくこれらを用いて話したり，書き残したりする方が伝わりやすいので，日頃から報連相を行う時は心がけるようにしてください。

14　名刺交換

新人の時にはそれほど機会は多くないですが，MR* や MS** の方，医師，ケアマネージャーなどから初対面の時に名刺をいただく，または交換するような場面もあると思います。相手に自分のことをしっかりと覚えていただくためにも，きちんとした名刺交換を行いましょう。

※名刺は，その人の人格そのものです。大切に扱うよう心がけましょう。

1　名刺交換のポイント
・綺麗な名刺と，名刺入れを用意する（汚れがないか，角が折れていないかをチェック！）。
・財布やズボンのポケットから名刺を出さない（スーツの胸ポケットが良いでしょう）。
・必ず直接相手に渡すこと（相手が留守の場合，受付で名刺を預けたとしても，後日会った時に再度渡します）。
・受け取った名刺を手に持ってブラブラさせない。
・受け取った名刺を机の上に忘れて帰ることのないように。

2　名刺交換に関する Q&A

Q　相手に先に名刺を出された場合はどうするの？
A　出しかけた自分の名刺はいったん左手の名刺入れの下に持ち替え，相手の名刺を先に「頂戴します」と受取ります。その後，「申し遅れました」と述べて自分の名刺を渡しましょう。
Q　名刺がない場合はどうしたらいいの？
A　「名刺を忘れました」と言うよりは，「申し訳ございません。ただいま，名刺を切らしております」と言ってお詫びした方が相手の心象は良いでしょう。後ほど，お詫びの手紙を添えて名刺を郵送しましょう。また，薬剤師であれば名刺を会社から支給されない場合もあるかと思います。対外的な仕事も行うようになるのであれば，会社に申請して名刺を作成してもら

---

*：Medical Representatives：医薬情報担当者
**：Marketing Specialist：医薬品卸販売担当者

うか，少数必要なのであれば，許可を取ってPCなどで名刺を作成するようにしておくと良いでしょう。

Q 一度に複数の人と名刺交換する場合，順番はどうすればいいの？

A まず，上司同士が交換し，その後に部下同士，それぞれの上司と部下同士を交換します。連続で交換することになりますので，おおよその必要分を先に名刺入れから出して名刺入れの上に重ねて持っておきましょう。受け取った名刺は名刺入れの下面と指で挟んでいきます。

Q 相手が名刺を出さない場合は？

A 相手によっては名刺を出し忘れてしまったり，名刺交換するタイミングを逃してしまったりするケースがあります。そういう場合には，用件が終わって帰る間際に「おそれ入りますが，お名刺を1枚いただけないでしょうか？」と依頼してもマナー違反にはなりません。

STEP1：準備

あらかじめ名刺入れを手元に用意しておき，すぐに名刺を取り出せるようにしましょう。出した時に相手に名前が向くように準備しておきます。目下の者や，訪問した者から相手に近づいて先に名刺を差し出します。

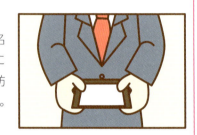

STEP2：渡す

名刺を片手で持ち，もう片方を添えながら，相手に正面を向けて差し出します。そして，社名・部署・氏名を名乗るようにします。この時，相手よりも少し低い位置で名刺を差し出すことで，謙虚さを表すことができます。

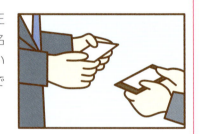

STEP3：受け取る

名刺は両手で受け取ることが基本です。ただし，同時に名刺を差し出している場合はお互いの右手で差し出し，左手で受け取ってすぐに右手を添えます。受け取る際には，「頂戴いたします，よろしくお願いします」とお辞儀をします。

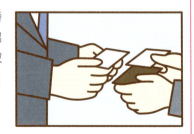

STEP4：置く

受け取った名刺はすぐに名刺入れにしまうのではなく，しばらく手元に置いておきます。1枚であれば名刺入れの上に置きます。交換相手が複数いる場合は，相手上司の名刺を名刺入れの上に置き，部下の名刺はテーブルの上に置きます。この際，座席順に並べておくと顔と名前が一致して話しやすいです。

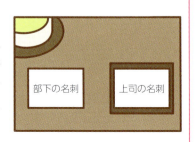

第 1 章　薬剤師とは

15　上座と下座

　室内や車内，エレベーターなどにおける立ち位置や座席は，目上の人や年長者に対する敬意，来客に対するおもてなしの心を反映しています。目上の人にはできるだけ良い席に座ってもらうのですが，その部屋において最も良い席を「上座」といいます。また，それにくらべて下位の座席を「下座」といい，目下の人やもてなす側の人が座る位置となります。

■ 上座，下座を判断するためのポイント

- エレベーターは左奥が上座です。ただし，一番の下座はボタン前のため，ボタンの位置によって上座も変わるので注意が必要です
- タクシーの場合は，行き先を指示するため助手席が下座となります，自家用車の場合は，指示の必要がないため，乗り心地重視となり，助手席が1番の上座，後部座席真ん中が1番の下座となります。
- 応接室や会議室，食事の席は，出入口から一番遠い席が基本的に1番の上座となり，出入口に近い席になるほど下座となります。ただし，3対3の場合は，商談がしやすいようにトップ同士が真ん中に座ることもあります。
- バスや電車，飛行機などの場合は，進行方向の窓側の席が上座となります。

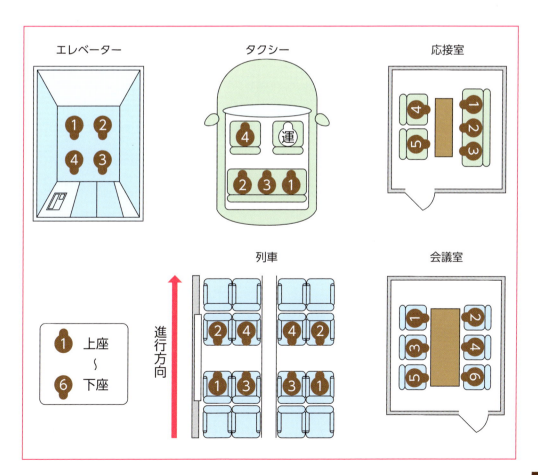

33

16　礼状の書き方

　礼状を送る際は，感謝の気持ちを伝えるのはもちろんのこと，相手から贈られた物が「無事に届きました」といった通知状としての役割もあります。そのため，礼状は品物を受け取ってから3日以内に出すように心がけましょう。本来は，すぐに電話でお礼を述べ，改めて礼状を出すのがエチケットです。また，誤字脱字のないように気をつけましょう。

礼状の基本様式

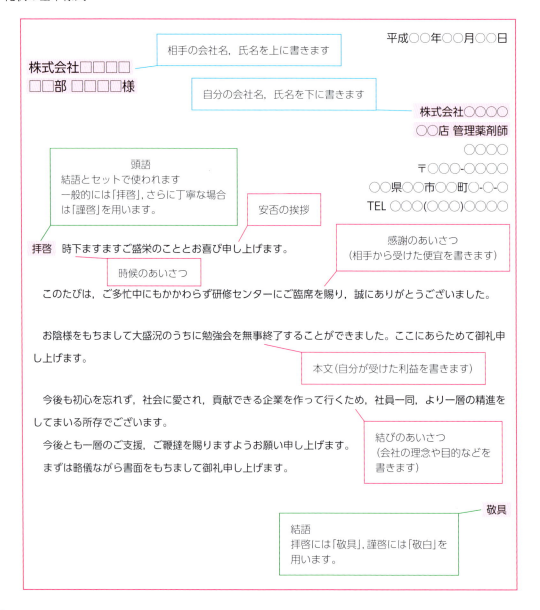

時候のあいさつの文例

　下記は「〜の候」，「〜のみぎり」，「〜の折」のいずれかをつなげて使います。「時下」は季節を問わず年中使えます。

第 1 章　薬剤師とは

1月：新春，迎春，厳寒	2月：余寒，春寒，向春	3月：早春，春分，弥生
4月：春日，桜花，麗春	5月：陽光，新緑，立夏	6月：入梅，青葉，初夏
7月：盛夏，酷暑，厳暑	8月：残暑，晩夏，処夏	9月：初秋，秋分，爽秋
10月：秋月，紅葉，秋晴	11月：霜秋，暮秋，晩秋	12月：師走，寒冷，新雪

17　詫び状の書き方

　過誤や会計ミスなど，何かこちら側に非があった場合は，すみやかに電話にて謝罪し，後日改めて書面でお詫びの気持ちを伝えます。その際は，ミスの原因と対策を述べ，変わらぬお付き合いのお願いをします。

詫び状の基本様式

```
                                          平成○○年○○月○○日
□□□□様  ← 相手の会社名，氏名を上に書きます

                  自分の会社名，氏名を下に書きます
                                          株式会社○○○○
                                          ○○店 管理薬剤師
                                          ○○○○
頭語                                       〒○○○-○○○○
詫び状などでは時候のあいさつを省き        ○○県○○市○○町○-○-○
ます。頭語は「冠省」，「急啓」などを用い   TEL ○○○（○○○）○○○○
ます。

冠省　先日は○○店にご来局いただき誠にありがとうございました。
                              お詫びの内容と解決方法を確認します。

　この度は，ムコダイン錠500mgを60日分お渡しするところ，薬局の在庫が不足していたため，30日分のみ先にお渡しする形になり，ご迷惑をおかけしてしまいました。誠に申し訳ございません。残りの30日分のムコダイン錠500mgを同封してお届けいたしますのでご査収いただきたく存じます。

　先月までに比べて風邪の患者様の多い季節であることを考慮した在庫量に変更していなかったことが原因ですので，今後はこのようなことのないよう毎月発注量を見直す対策を講じてまいります。
                              原因と再発予防策について述べます。

　略儀ではございますが，取り急ぎ書面にてお詫び申し上げます。
　まことに勝手なお願いで恐縮でございますが，ぜひまた今後とも○○店を今まで同様ご愛顧下さいますよう，どうぞ宜しくお願い申し上げます。
                              変わらぬお付き合いをお願いします。

                                                          不一
                                          結語
```

第2章

薬局内の取扱い品目の役割と管理方法

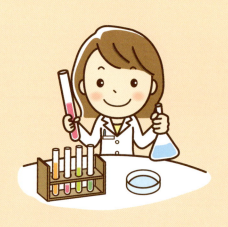

1 取扱い品目の分類方法，注意点

医療用医薬品	処方箋医薬品	薬の受け渡しに医師の発行する処方箋が必要である医薬品。調剤室内に陳列。	アマリール，ノルバスク，クレストール
	その他の医療用医薬品	医療現場で使われているが，受け渡しに医師の処方箋が必要ではない医薬品。調剤室内に陳列。	サンコバ点眼液，アズノールうがい液，シナール配合錠
薬局製剤		厚生労働省から許可を得た一定の構造設備を持つ薬局内で作られた医薬品。処方箋は不要。陳列は自由。	あせもの薬，風邪薬
一般用医薬品	第1類医薬品	販売は薬剤師のみに許される。書面による情報提供が義務。陳列は鍵をかけた場所または消費者の直接触れられない場所であること。	ロキソニンS，ガスター10，アレグラFX
	指定第2類医薬品 第2類医薬品	薬剤師または登録販売者により販売。指定第2類医薬品は情報提供場所から7m以内に陳列。第2類医薬品には陳列の規定なし。	イブ，ガストール細粒
	第3類医薬品	薬剤師または登録販売者により販売。陳列の規定なし。	ハイチオールB
要指導医薬品		薬剤師による対面販売。スイッチ直後品目は原則3年で一般用医薬品となる。	スイッチ直後品目，劇薬
医薬部外品		人体に対する作用が緩和なもの。	歯磨き粉
化粧品		体を清潔にしたり，見た目を美しくする目的で，皮膚等に塗布等するもので，作用の緩和なもの。	アイライン，マスカラ，口紅
健康食品	特定保健用食品	身体の生理学的機能などに影響を与える保健機能成分を含む食品。特定の保健の用途（例：おなかの調子を整える）を表示して販売OK。	賢者の食卓
	栄養機能食品	栄養成分（ビタミン・ミネラル）の補給のために利用される食品。栄養成分の機能表示OK。	ネイチャーメイド（サプリメント）
	特別用途食品	病者用，嚥下困難者用，乳児用，妊産婦用，授乳婦用などの特別な用途に適する食品。特定の用途の表示OK。	経口補水液
医療機器	一般医療機器	リスクが極めて低いもの。	脱脂綿，絆創膏
	管理医療機器	リスクが比較的低く，販売するのに届出が必要なもの。	電子血圧計，補聴器，電子体温計
	高度管理医療機器	リスクが高く，販売するのに許可が必要なもの。	ペースメーカー，自己検査用血糖測定器

2 医療用医薬品の管理・保管の注意点

　医療用医薬品の中には，保管方法に注意が必要なものや取扱いに免許，指定，届出が必要なものがあります。保管については基本的に直射日光や高温多湿を避けます。特に光に弱い医薬品では，保管のため遮光袋や遮光瓶，遮光シートに入っているものがあります。そのような医薬品の場合，一包化などの調剤は極力避ける方が良いでしょう。

　ほとんどの医薬品は室温保存となっています。ここでいう室温保存とは1〜30℃，冷所保存とは1〜15℃を指しますので，夏場の調剤室の温度や薬品冷蔵庫の温度設定には注意が必要です。

第2章 薬局内の取扱い品目の役割と管理方法

インスリン注射や一部の坐薬，点眼剤などが冷所保存になっており，薬箱の外面にも貯法として記載されています。また，点眼剤は箱の向きにも注意が必要です。

		覚せい剤原料	麻薬	向精神薬	毒薬
指定又は免許		不要	免許 (都道府県知事)	免許 (都道府県知事) (薬局はみなし指定)	薬局開設許可により許可
指定又は免許の有効期間		−	免許日〜その日の属する年の翌年の12/31まで※1	免許日から6年※1	−
管理者の設置		指定なし	◆麻薬小売業者(都道府県知事の免許を受けて，麻薬施用者の麻薬を記載した麻薬処方箋により調剤された麻薬を譲り渡すことを業とする者)は規定なし ◆麻薬診療施設は設置必要	管理薬剤師が向精神薬取扱責任者とみなされる	管理責任者権限を有する者を明らかにしておくことが望ましい
譲渡	卸→薬局	制限なし	同一都道府県内	制限なし	制限なし
	薬局→患者	処方箋	処方箋	処方箋	処方箋
	返品(→卸)	×	×	○	○
	薬局→薬局	×	△ (譲渡許可の薬局間のみ可)	○	△(同一法人間であれば制限なし，それ以外は身分を証明する公務所の証明書が必要)
	患者→薬局	×	△ (返納)	○	○(明示なし)
譲渡症・譲受証		譲渡，譲受それぞれ必要 (譲渡証は2年保管)	譲渡，譲受それぞれ必要 (それぞれ2年保管)	なし	なし
保管		施錠保管 (それ以外は管轄都道府県への確認が必要)	施錠し堅固な設備内保管 (現金や麻薬以外のものと区別するが覚せい剤はその限りでない)	施錠保管 (医療従事者が実地にて盗難防止に必要な注意をしている場合はその限りでない)	施錠保管 (毒薬以外の他剤と別所)
廃棄		届出必要 (都道府県知事) (覚せい剤監視員の立会いの下で廃棄)	届出必要(都道府県知事) ◆調剤済 →施設内の他の職員の立会いの下廃棄し，30日以内に届出 ◆未使用 →届出後に麻薬監視員の立会いの下で廃棄	届出不要 (ただし回収困難な方法により廃棄)	届出不要 (ただし回収困難な方法による廃棄が望ましい)
事故の届出		届出必要(都道府県知事)	届出必要(都道府県知事)	◆盗難・強奪・脅取・詐欺の場合 →都道府県知事へ届出 ◆それ以外の事故 →一定数量※2以上で届出	盗難・強奪・脅取・詐欺は警察へ届出
記帳義務		努力義務	義務	第1種・第2種は義務 (伝票で代用可)	義務※3
記録保管義務		なし	あり(2年)	あり(2年)	あり(2年)
納品書保管義務		3年	3年	3年	3年
施用に関する記録		記録義務なし	施用に関する記録の記載義務あり	記録義務なし	義務※3
定期届出，報告		なし	毎年届出(都道府県知事)	なし	なし

※1 免許失効時に更新申請が必要
※2 一定数量(散剤：100g 錠カプセル坐剤：120個 注射バイアル：10アンプル 内用液：10容器 貼付：10枚)
※平成24年2月厚生労働省医薬食品局監視指導・麻薬対策課「薬局における向精神薬取扱いの手引」より
※3 法的義務はないが，「毒薬等の適正な保管管理等の徹底について」(平成13年4月23日医薬発第418号厚生労働省医薬局長通知)において保管管理を徹底するよう指導あり

3 投与制限のある医薬品の取扱い

医薬品の中には1回の処方で14日あるいは30日までの投与しか認められていないものがあります。ただし，投与制限のある医薬品でも長期投与が認められる場合があります。

14日制限	30日制限	90日制限
●薬価基準収載の翌月の初日から1年を経過していない新薬 ●麻薬・向精神薬の一部	●麻薬・向精神薬の大部分	●向精神薬の一部

1 投与制限がある薬（14日制限）で長期投与が認められる場合

特殊事情に該当すれば必要最小限の範囲で30日分を限度として投与が認められます。特殊事情には，海外への渡航（国内は該当しません），年末・年始（12月29日〜1月3日まで），連休（ゴールデンウィークは該当しますが，お盆休みは該当しません）が該当し，長期投与が認められます。

2 長期投与時の注意点

特殊事情によって長期投与をした場合は，必ずレセプト摘要欄に理由を記載しましょう（例：「海外旅行のため21日処方」等）。突合点検もあるので，病院・医院にも連絡し，長期投与理由を確認することが望ましいです。

4 医療用医薬品以外の品目の管理・保管の注意点

1 毒物，劇物

毒物，劇物は毒薬，劇薬と混同されがちですが，異なるものですので注意が必要です。毒物，劇物は医薬品ではなく，薬剤師や毒物劇物取扱責任者(国家資格)，応用化学の課程を修了した者であれば取り扱えます。

第 2 章　薬局内の取扱い品目の役割と管理方法

許可	●製造・輸入・販売には登録が必要。 ●学術研究のため，特定毒物を製造・使用する場合は許可が必要。 ●特定毒物の使用のためには，品目と用途の指定が必要。 ●シアン化合物を使用するメッキ業，ヒ素化合物を使用するシロアリ駆除業，タンクローリー等で毒物劇物を運搬する運送業等を営む場合は届出が必要。
保管	●施錠できる堅固な設備で，保管庫を固定し，他のものと区別して保管。 ●保管場所には次の表示を行う。 **医薬用外毒物** **医薬用外劇物**
容器	飲食物の容器に移し替えてはならない。それ以外の容器に移し替えた場合，その容器にも「医薬用外毒物」，「医薬用外劇物」の表示が必要。
運搬	●1回につき5000kg以上の場合，基準に適合しなければならない。 ●1トン以上を他社に運搬してもらう場合，情報提供が必要。
廃棄	●中和・加水分解・酸化・還元・希釈等により，毒物劇物に該当しないものにするなど，廃棄の基準に従う。 ●自己処理できないものは，都道府県知事の許可を受けている産業廃棄物処理業者に委託し，適切に廃棄する。
事故・盗難	●事故：毒物，劇物が飛び散る，または流出して被害が拡大しそうな場合は，消防署・警察署または保健所へ連絡する。 ●盗難・紛失：すぐに警察署へ連絡する。毒物，劇物の残存量を常に把握しておく。
購入・販売	●18歳未満，麻薬・大麻・あへんまたは覚せい剤の中毒者，職業・言動・購入量などにより使用目的が不審な者には販売不可。 ●トルエン等については，住所・氏名を身分証で確認する。また，使用目的，日時を確認し，それを交付帳簿に記録して保管する。
書面の保管	【毒劇物の譲渡書記載事項】毒物劇物の名称および数量，販売・授与の年月日，譲受人の氏名，職業，住所。使用者であれば上記に押印も必要。また，販売者は情報提供を行う。

毒物及び劇物譲受書		
毒物又は劇物	名　称	塩酸
	数　量	500mL　×　1本
販売又は授与の年月日		平成○○年　○月　○日
譲受人 （法人にあっては，その名称及び主たる事務所の所在地）	氏　名	○○　○○　　㊞
	職　業	会社員
	住　所	東京都○○区○○×-×-×
備　考		トイレ掃除に使用する

※詳細は各都道府県の毒物，劇物に関するwebサイトを参照してください。

2 生物由来製品

　人およびその他の生物（植物を除く）の細胞，組織等に由来する原料または材料を用いた製品のうち，保健衛生上特別の注意を要するものです。
例：血液製剤，ワクチン，細胞培養/遺伝子組換え
　生物由来製品は，未知の感染性因子を含有している可能性が否定できない面があり，不特定多数の人や動物から採取されているものでは，感染因子混入のリスクが高くなる場合や，感染因子の不活化処理等に限界がある場合などが考えられるため，注意が必要です。

許可	医薬品または医療機器に該当することから，薬局は別途届出や許可は不要。
書面の保管	●特定生物由来製品では書面の記録，保管が必要。 ●記録内容は，製品名・製造番号（製造記号）・患者の氏名，住所・使用日。 ●その他，必要であれば処方内容の確認・監査・投与量・投与後の容態・患者の原疾病・使用に関する患者の主張も記載。 ●特定生物由来製品には，ほとんどの製品に上記の内容が記載されたシールが添付されているので，それを管理簿に貼ることで記録とみなされる。 ●管理簿の保存期間は 20 年間。
表示	●生物由来製品は直接の容器包装に白地，黒枠，枠囲い黒字をもって「生物」と表示。 ●製造番号・記号もあわせて表示。 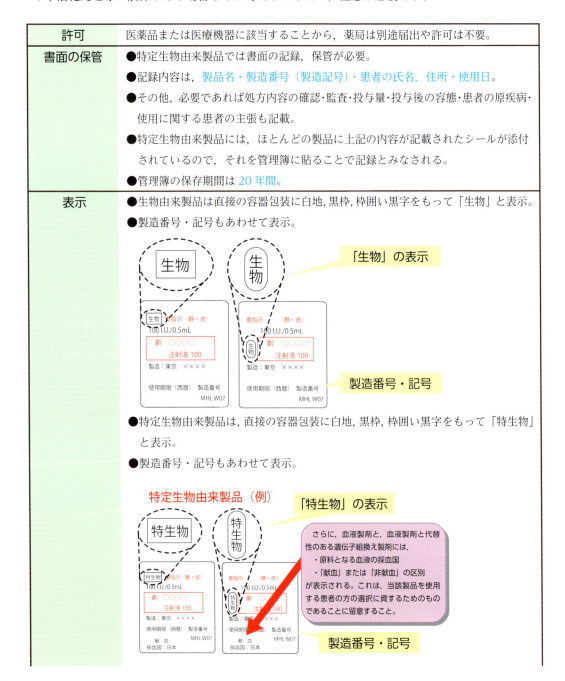 ●特定生物由来製品は，直接の容器包装に白地，黒枠，枠囲い黒字をもって「特生物」と表示。 ●製造番号・記号もあわせて表示。

情報提供	特定生物由来製品を使用する際には，製品のリスクとベネフィットについて患者（またはその家族）に説明を行い，理解を得るようにすること。必ずしも書面による同意は必要ないが，血液製剤に関するガイドライン*では，輸血用血液製剤を投与する場合は同意書を作成するよう規定されている。

*「血液製剤の使用指針（改訂版）」（平成17年9月（一部改正：平成24年3月）厚生労働省医薬食品局血液対策課）

※くわしくは厚生労働省のwebサイトにて確認できます。
　http://www.mhlw.go.jp/qa/iyaku/yakujihou/point1.html

5 薬剤師以外の医療関係者

医師
医療および保健指導を司る医療従事者です。医学に基づく傷病の予防，診療および公衆衛生の普及を責務としています。日本の医師免許は診療科ごとに交付されるものではなく，法律上すべての診療科における診療行為を行うことができるとされており，また，検査，看護，リハビリ，投薬など，すべての医療行為が許されています。

看護師
傷病者もしくは褥婦（出産後の女性）に対する療養上の世話，または診療の補助を行うことを業とする者とされています。医師等が患者を診療する際の補助（注射なども可），病気や障害をもつ人々の日常生活における援助，疾病の予防や健康の維持増進を目的とした教育を行います。

ケアマネージャー
介護保険法において要支援・要介護認定を受けた人からの相談を受け，居宅サービス計画を作成し，他の介護サービス事業者との連絡，調整等を取りまとめる者とされています。サービスの利用開始後も，提供介護サービスが適切かどうかを定期的に評価し，要介護者と介護者の状況に合わせて再び査定，計画を行います。

介護福祉士
身体上または精神上の障害があることにより，日常生活を営むのに支障がある者について，専門的知識および技術をもって心身の状況に応じた介護を行い，並びにその者およびその介護者に対して介護に関する指導を行うことを業とする者とされています。主な活動場所は，老人ホーム，デイケア，病院，社会福祉施設などです。

ホームヘルパー
介護保険法において，訪問介護を行う者とされています。訪問介護，夜間対応型訪問介護，定期巡回随時型訪問介護・訪問看護に従事する際の必須資格です。なお，その他の介護保険法上の介護サービスに従事する場合には，この資格を有している必要はありません。

その他にも，リハビリを行う作業療法士，食事指導を行う管理栄養士，出産を補助する助産師，検査を行う臨床検査技師，救急救命士，登録販売者，医療事務，製薬企業，医薬品卸業など，さまざまな職業の人が連携して患者の健康維持・増進に関わっています。

第3章

保険調剤業務

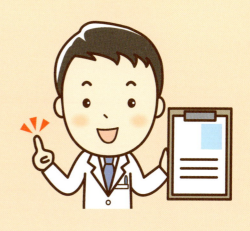

1 業務全体の流れ

　保険調剤薬局では，健康保険を利用しての調剤業務となるため，いろいろなルールがあります。店舗の特性や，状況に応じて多少前後することはあるかと思いますが，まずは全体の大きな流れを掴みましょう。

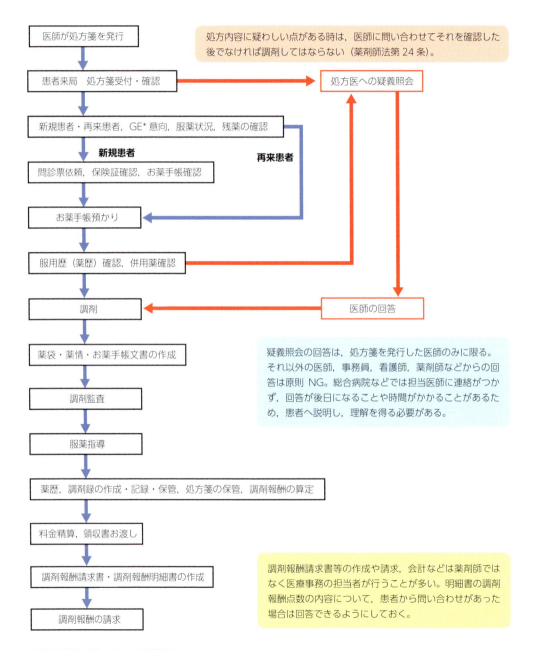

＊後発医薬品（ジェネリック医薬品）

第3章　保険調剤業務

2　保険薬局・保険薬剤師の要件

保険薬局に指定されるには，薬局の開設許可を受ける必要があります。

1　薬局開設に必要な要件

- 換気が十分かつ清潔であること。
- 他の薬局または店舗販売業の店舗や，常時居住する場所および不潔な場所から明確に区別されていること。
- 面積はおよそ 19.8 m^2 以上とし，薬局の業務を適切に行うことができるものであること。
- 医薬品を通常陳列し，または交付する場所にあって 60 ルクス以上，調剤台の上にあっては 120 ルクス以上の明るさであること。
- 一般用医薬品を販売し，または授与する薬局にあっては，それらを行わない営業時間がある場合には，その場所を封鎖できる構造であること。
- 冷暗貯蔵のための設備 (家庭用冷蔵庫で可能)
- 鍵のかかる貯蔵設備。
- 調剤室は 6.6 m^2 以上の面積を有し，天井および床は板張りかコンクリートまたはこれらに準ずるものであること。また，調剤室には患者が進入できないように必要な措置がとられていること。

次の設備，器具が備えられていること。
- 液量器 (20 cc および 200 cc のもの)
- 温度計 (100 ℃)
- 水浴
- 調剤台
- 軟膏版
- 乳鉢 (散剤用) および乳棒
- 量り (感量 10 mg のものおよび感量 100 mg のもの)
- ビーカー
- ふるい器
- へら (金属製のものおよび角製またはこれに類するもの)
- メスピペットおよびピペット台
- メスフラスコおよびメスシリンダー
- 薬さじ (金属製のものおよび角製またはこれに類するもの)
- ロートおよびロート台
- 調剤に必要な書籍

※近年中にメスピペット，ピペット台など，使用しない器具は削除し，現場の需要にあった方向に改正の可能性あり。

2　保険薬局の指定を受けるために必要な書類

- 許可証それぞれの写し
- 保険薬剤師（管理薬剤師を除く）の氏名および保険薬剤師の登録の記号および番号を記載した書類
- 上記の保険薬剤師以外の薬剤師の数を記載した書類
- その他，適格性などを確認するために必要な書類
  - 開局日および開局時間
  - 開設者，管理者，保険薬剤師の免許証の写し
  - 管理者が他所に勤務している場合の退職（予定）証明書または承諾書
  - 法人登記簿謄本の写し（法人の場合）
  - 使用または賃貸借契約書などの写し（土地または建物が自己所有でない場合）
  - 周辺図（医療機関・薬局のおかれる建物・位置がわかるようにしておく）
  - 平面図
  - 同一建物内のテナント名がわかる書類（雑居ビルなどに開設する場合）
  - 写真（薬局の両隣が写り，薬局が保険医療機関と公道またはこれに準ずる道路を介した往来となっていることが確認できるように撮影する）

3　保険薬局で掲示が必要なもの

薬局の外
- 保険薬局である旨の表示
- 開局曜日，時間

薬局の中
- 薬局開設許可証
- 従事する薬剤師の氏名
- 調剤報酬点数表の一覧表
- 開局曜日，時間
- 薬剤の容器代
- 個人情報に関する事項
- 調剤報酬点数表に基づき地方社会保険事務局に届け出た次の事項
  - 薬剤服用歴管理指導料に関する事項
  - 基準調剤加算に関する事項
  - 無菌製剤処理加算に関する事項
  - 在宅患者訪問薬剤管理指導料に関する事項

その他，保険薬局に限らず，薬局では薬局（店舗販売業）の管理および運営に関する事項と，一般用（OTC）医薬品の販売制度に関する事項の掲示が必要です。また，義務ではありませんが，お薬手帳や後発医薬品（ジェネリック医薬品）について説明したポスターや，一包化調剤を紹介したポスターを貼ることで，患者に薬局を最大限に活用してもらえる工夫もしましょう。

4 保険薬剤師と薬剤師の違い

調剤を行うことは薬剤師の免許があれば可能ですが，保険薬局で保険調剤に従事するには，保険薬剤師の登録が必要です。登録は勤務地を管轄する地方厚生局で行い，また，地方厚生局の管轄をまたいでの異動などがあった場合には，そのつど届け出が必要です。

また，病院薬剤師は保険薬剤師の登録をしていなくても，医師の指示のもとでの保険調剤が可能です。

5 保険調剤とは

保険調剤とは，医療保険制度による調剤のことです。医療保険制度を使用することで，医療保険加入者には保険者が医療費の一部を負担してくれます。そのため，日本国民（患者）は，加入している医療保険により，1割負担，2割負担，3割負担での会計となります。

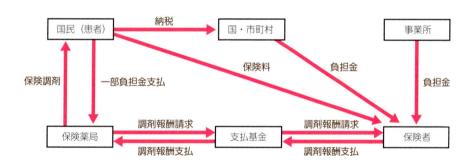

「保険医療機関と構造＆経営的に一体的」または「保険医療機関が患者を特定の保険薬局へ誘導」することは禁止されており，保険薬局は保険調剤のルールや各種関連法規に則り，調剤報酬点数の算定要件を満たした請求をしなければなりません。例えば，医師の指示なしで行った一包化は算定できないので，無料のサービス行為となります。また，根拠の伴わない適応外使用の薬剤においては，保険調剤とは認められず，請求できない場合（レセプト返戻）もあるので注意が必要です（調剤報酬点数については第6章で述べます）。

3 処方箋の様式と記載事項

1 処方箋の主な記載内容

　調剤をする前に処方箋の点検をすることを処方監査といいます。処方監査とは，処方箋に記載すべき事項に抜けがないか，誤りがないかを確認するとともに，処方されている薬の量や，患者の年齢での適否，併用薬との相互作用といった薬学的な疑問点がないかを確認するものです。

　処方箋の記載内容に少しでも疑わしい部分があれば，患者に確認できる部分は確認し，医師への疑義照会を行って疑問点を払拭します。

◆処方箋様式＊（①～⑧の解説については次頁参照）

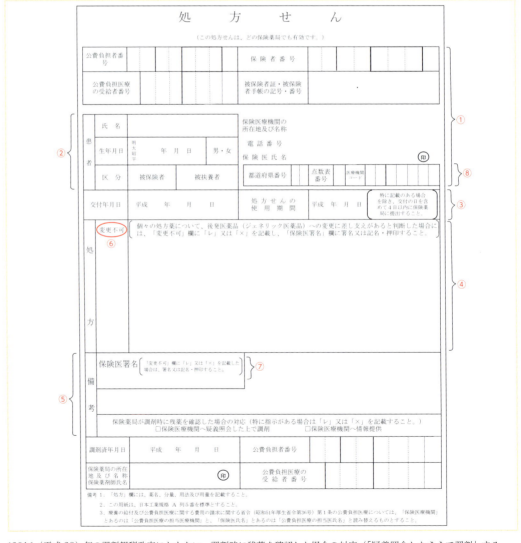

＊2016（平成28）年の調剤報酬改定にともない，調剤時に残薬を確認した場合の対応（「疑義照会したうえで調剤」する，あるいは「医療機関へ情報提供」する）について，医療機関からの指示欄が設けられました。

処方箋の用紙には決まった大きさや材質はありませんが，B5またはA4サイズの白い用紙が多いです（A5サイズが標準とされています）。処方欄は印字またはボールペンなど，容易に消すことのできないもので記載し，訂正は修正インクなどを使わず，二重線をひいて訂正印（処方医氏名）を押印します。それ以外の方法による修正・加筆がある場合は，患者による改ざんの可能性もあるため，医師への疑義照会を行いましょう。

① **患者の保険情報や受診した医療機関情報**
- 公費の受給者証を持っていれば，公費受給者番号と公費負担医療の受給者番号
- 国保や社保は，保険者番号，被保険者証・被保険者手帳の記号・番号
　※保険情報については後述します。
- 保険医療機関の所在地，名称，電話番号やFAX番号（省略可），都道府県番号，点数表番号（医科は1，歯科は3），医療機関コード，保険医の署名（フルネーム）または記名押印
　※保険医の記名押印とは，ゴム印または印字の氏名に押印することをいいます。

② **患者自身の情報**
- 氏名，年齢または生年月日，性別，保険者区分
　※年齢や性別によって使用の適否，用法・用量の異なる医薬品があります。

③ **処方箋の交付日・使用期間**
　長期の旅行などの特殊な事情があり，医師により使用期間が別に定められている場合以外は，交付日を含め4日以内（例：4月1日交付の処方箋の有効期間は4月4日まで）

④ **処方内容**
- 医薬品名：原則として薬価基準収載の名称（一般名または商品名，剤形，規格を記載）
- 分量：内服では1日分量，内服用滴剤・注射薬および外用剤は投与総量，頓服薬は1回分量を記載
- 用法・用量：1回あたりの服用量，1日あたりの服用回数と服用時点，投与日数，服用に際しての留意事項など
- 記載終了を意味する「以下余白」の記載
　※記載がない場合，2枚目など，続きがあるかもしれません（記載漏れも考えられます）。

⑤ **備考（その他の内容）**
- 保険薬局において留意すべき事項（一包化，粉砕，在宅などの指示），高齢者の給付割合や3歳未満を示す記号，麻薬の入っている処方箋（麻薬処方箋）の場合は患者の住所と麻薬施用者（医師）の免許証番号，疑義照会をしていればその内容（疑義照会のみ薬剤師が記載する）などの記載

⑥ **後発医薬品への変更**
- 個々の医薬品について，医師の後発医薬品に対する変更の意向（変更不可の場合のみチェックマークが必要）

⑦ **保険医署名**
- 後発医薬品への変更を不可とした場合は，医師の署名または記名押印が必要

⑧ **都道府県番号・点数表番号・医療機関コード**
- 医療機関コードを持たない医療機関は「9999999」とする（都道府県番号と点数表番号は記載）
　例：28（兵庫県）　1（医科）
　　　9999999

2　自費処方箋

　自費処方箋とは，その疾病や病状では保険適応外となる薬を処方する際や，保険に未加入の患者が診療を受ける際に発行される処方箋です．保険診療は，保険者との契約の下に行われるものですが，自費の場合は自由診療ですので，いくらで診療するのか，いくらで薬を売るのかは病院・薬局の自由となります．

◆主な自費処方箋の医薬品

- 禁煙補助薬：ニコチネル
- 勃起不全治療薬：バイアグラ，レビトラ，シアリス
- 経口避妊薬：マーベロン，トリキュラー
- 男性型脱毛症：プロペシア

　自費処方箋の場合も，通常の健康保険処方箋のように薬学管理料などが算定可能です．なお，薬剤料も自由に設定できますが，目安となる価格を提示している薬剤師会もあります．とはいえ，あくまで目安ですので，もっと安くても高くても問題はありません．

- ニコチネルパッチ
  TTS10（3300円/7枚）
  TTS20（3400円/7枚）
  TTS30（3500円/7枚）
- バイアグラ
  25 mg（1300円/1T）
  50 mg（1500円/1T）
- レビトラ
  5 mg（1200円/1T）
  10 mg（1300円/1T）
  20 mg（1500〜2000円/1T）
- シアリス
  10 mg（1700円/1T）
  20 mg（2000〜2200円/1T）
- プロペシア
  （250円/1T）

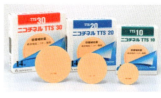
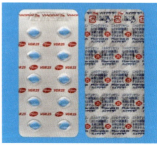
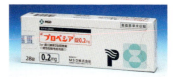

※いずれも消費税別

3　偽造処方箋

　偽造処方箋とは，その名のとおり，正規ではない，偽造された処方箋のことです．処方箋薬（医

療用医薬品）の不正使用や転売等を目的として用いられます（当然ですが違法入手です）。偽造処方箋の種類には大きく分けて次の3つがあります。
・正規の処方箋をカラーコピーしたもの
・正規の処方箋を改ざんしたもの（上から印字を追加する，手書きで書き加える）
・受診せずにPC等で作成したもの

　偽造処方箋で不正入手される医薬品には傾向があり，向精神薬が最も多いです。また，自費処方であるバイアグラも不正入手の発生件数が多いといえます。

順位	医薬品名	規制区分	適応
1	リタリン	向精神薬 流通規制有	ナルコレプシー
2	ハルシオン	向精神薬	不眠症，麻酔前投薬
3	レキソタン	向精神薬	神経症
4	ベンザリン	向精神薬	不眠症，麻酔前投薬，異型小発作群
5	ロヒプノール	向精神薬	不眠症，麻酔前投薬
6	レペタン	向精神薬	術後・各種癌の鎮痛
7	ソラナックス	向精神薬	心身症
8	ワイパックス	向精神薬	神経症，心身症
9	エリミン	向精神薬	不眠症
10	メイラックス	向精神薬	神経症，心身症

（平成16年度）

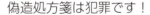
偽造処方箋は犯罪です！

事例
【不正入手者】
・生活保護受給者の男性
【不正内容】
・処方箋の「エリミン錠3mg」を手書きで「5mg」に改ざん

【発覚の流れ】
・かなり情緒不安定であったため，医師へ確認すると，「訂正した新しい処方箋を出している」とのこと。
・手書き訂正の処方箋を持っているはずがなく，おそらくコピーした処方箋を手書きで改ざんした可能性がある。

1 偽造処方箋の見分け方とポイント

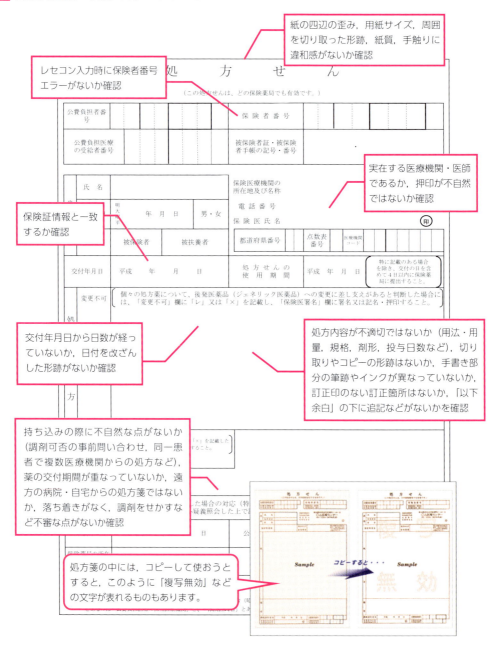

- 紙の四辺の歪み，用紙サイズ，周囲を切り取った形跡，紙質，手触りに違和感がないか確認
- レセコン入力時に保険者番号エラーがないか確認
- 実在する医療機関・医師であるか，押印が不自然ではないか確認
- 保険証情報と一致するか確認
- 交付年月日から日数が経っていないか，日付を改ざんした形跡がないか確認
- 処方内容が不適切ではないか（用法・用量，規格，剤形，投与日数など），切り取りやコピーの形跡はないか，手書き部分の筆跡やインクが異なっていないか，訂正印のない訂正箇所はないか，「以下余白」の下に追記などがないかを確認
- 持ち込みの際に不自然な点がないか（調剤可否の事前問い合わせ，同一患者で複数医療機関からの処方など），薬の交付期間が重なっていないか，遠方の病院・自宅からの処方箋ではないか，落ち着きがなく，調剤をせかすなど不審な点がないか確認
- 処方箋の中には，コピーして使おうとすると，このように「複写無効」などの文字が表れるものもあります。

第 3 章　保険調剤業務

2 偽造処方箋持参時の対応

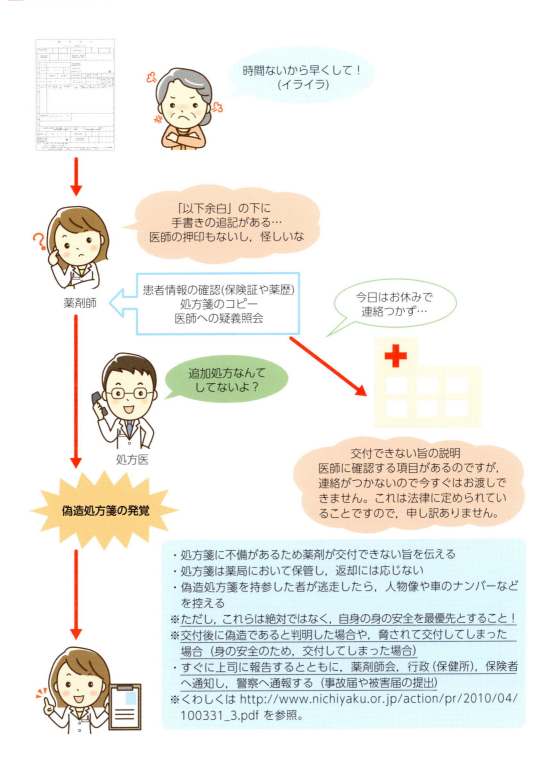

4　問診票の記載事項

　問診票は，処方箋と違い，形式や記載事項は細かく定められていません。そのため，薬局によって少しずつ内容は異なりますが，基本は患者が薬を安全に使用するために必要な情報という点なので，おおむね同一のものになるといえます。

記載事項	記載理由や注意点
患者氏名，生年月日，性別，住所，連絡先	氏名などは処方箋の記載事項でもあるが，処方箋の情報が誤っている可能性もあり，患者本人の記載で再確認します。 住所や連絡先は，医薬品に関し，緊急に連絡が必要になった時（異物混入による製品回収など）や，不足分を届ける時などに使用します。
副作用，アレルギー歴	重篤な副作用の出た薬を再度服用してしまうことがないように，また，卵アレルギーや牛乳アレルギーのある人では禁忌の薬もあるので，それらを確認します。 例：牛乳アレルギー患者にラコール処方
既往歴	既往歴により使えない薬が出ていないか，症状に影響をおよぼす可能性がないかを確認します。 例：脳梗塞既往歴患者にエビスタ処方
他科受診，併用薬	重複薬が出ていないか，相互作用をおよぼす薬が出ていないかを確認します。
体重	小児の場合，体重や年齢によって肝臓や腎臓の機能，分布範囲が異なるため，薬の量の調節が必要です。
妊娠，授乳	妊娠中や授乳中には避けた方が良い薬もあります。
後発医薬品の意向	後発医薬品への変更を希望しているかどうかを確認します。
嗜好品	お酒やタバコなどは，薬の代謝に影響を与える場合があるため，確認が必要です。
体質，生活習慣	「胃が弱い体質の患者には胃に負担のかかりにくい方法を」，「車を運転する患者には眠気の出にくい薬を」などといったきめ細やかな処方提案をするためにも，聴いておいた方が良いといえます。

患　者：病院でも書いたのに，なんで薬局でも書かなきゃいけないの？
薬剤師：病院は，診察や検査を安全に行うために，薬局ではお薬を安全に使えるように，必要な事項を確認させていただいております。お手数をおかけしますが，お待ちの間にご記入いただけますか？
患　者：既往歴とか服薬中の薬が誰かに知られたら困るんだけど…
薬剤師：薬剤師には守秘義務があります。ご記入いただいた情報は，安全にお薬を使用していただくためだけに用いますのでご安心ください。
患　者：書きたくない！
薬剤師：かしこまりました。
　　　　（投薬説明中に口頭で簡単に問診事項を確認する）

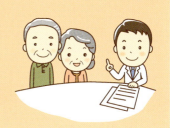

5　お薬手帳の記載事項

お薬手帳は薬局で作成します。お薬手帳の活用は患者にとっても，医療機関にとってもメリットが数多くあります。

◆記載事項

・調剤年月日，薬剤の名称，用法，用量，相互作用など，服用に際して注意すべき事項
・保険薬局の名称
・保険薬局または保険薬剤師の連絡先（初めて記載する場合）

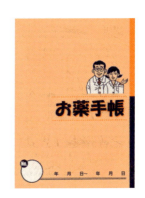

1　お薬手帳のメリット

患者のメリット	薬局のメリット
・他院受診の際，薬品名を覚えていなくてもきちんと相互作用や重複処方を確認してもらえる。 ・過去に副作用が出た薬，良く効いた薬を記録しておくことができる。 ・事故や発作，災害などで意識を失った状態でも，お薬手帳を携帯していれば，普段の服用薬が医療関係者に伝わる。	・処方箋発行医療機関へ，後発医薬品への変更や，一般名医薬品調剤の報告として利用できることがある。 ・患者の最新の服薬情報や，過去の服用歴が正確に把握できる。 ・乳幼児加算などの算定条件を満たすことができる。 ・薬剤服用歴管理指導料の41点を算定できる。 ※薬剤服用歴管理指導料については後述。

2　お薬手帳の誤った使用方法

病院ごとでお薬手帳を変えている
　すべての病院の薬の飲み合わせや，時系列を把握するためにも，お薬手帳は1人1冊！

家族の分もまとめて1冊に記載している
　どの薬を誰が服用しているのか，誤読を防ぐためにもお薬手帳は1人1冊！

薬局に持参せず，家で管理している
　薬剤師や医師がお薬手帳をチェックすることのメリットはたくさんあります！

6　薬歴簿の記載事項

　薬歴簿とは，患者の薬物治療に関わる情報を記録したものであり，患者単位でその特性や，薬物治療に関わる細かな情報を経時的に記録することで，薬学的管理を行いやすくします。

頭書き（表紙）
- 氏名，生年月日，性別，連絡先
- アレルギー，副作用歴，既往歴
- 体質，生活習慣，嗜好品
- 併用薬，OTC，健康食品など
- その他服薬に関する注意点
- 被保険者証の記号，番号

薬物治療に直接関係
- 処方箋発行医療機関
- 処方医，処方日
- 調剤日，調剤内容
- 処方に関する疑義照会の内容
- 他科受診の有無
- 投薬内容やOTCの服用有無
- 前回調剤薬の服薬状況
- プロフィールの変更点
- 患者への指導内容
- 指導した薬剤師名
- 患者からの質問の回答内容
- 患者に提供した情報
- 妊娠や授乳の有無
- その他必要事項（検査値）
- 患者との会話から聴取できた重要事項

その他情報
- 特殊な調剤方法
- 電話での相談内容
- 今後の計画
- 薬剤師の意見
- 医師へのフィードバック情報
- 医師からの情報

調剤報酬算定要件
- 氏名、生年月日、性別、連絡先
- 処方医療機関，保険医師名
- 処方日，処方内容
- 調剤日
- アレルギー歴，副作用歴，既往歴
- 相談事項
- 服薬状況
- 体調変化
- 併用薬
- 他科受診
- 副作用疑い
- 相互作用を疑う飲食物の摂取
- 後発医薬品の意向
- 指導薬剤師名

1　薬歴の記載方法

　添付文書やガイドラインばかりを重視した薬中心の治療（DOS）だけでなく，患者の生活スタイルや価値観を考慮した「POS（問題志向型システム）」，「患者視点で問題を解決する方法」の治療の方が，良い結果が出やすく，QOL（Quality of Life：生活の質）も高まります。

　患者視点で問題解決を図る時，その場ですぐに解決できない問題も出てきます。しかし，次回の来局が数ヵ月後など，前回の会話内容を思い出せなかったり，次回の投薬が他の薬剤師であったりと，状況はさまざまです。来局のたびに異なる解決方法を提案したり，最初から状況を説明しなければならなかったりとなると，患者は口も心も閉ざしてしまいます。そこで大切なのは解決までの情報を他のスタッフや未来の自分と共有し，継続的で一貫的なケアを実施することです。

　そのための鍵となるのがSOAP形式による薬歴記載法です。

2　SOAPの記載方法のコツ

・誰でも短時間で理解できるよう，文章を簡潔に書く
・伝わりにくい略語は使わない
・強調したい部分に目印をつける

S Subjective 主観的情報	・患者や家族などの話した内容（なるべくそのままの表現で） ・例：花粉症の疑いと医師に言われた。鼻水がぐじゅぐじゅ出てしんどい。目のかゆみなし。アレルギーの検査は医師に勧められたが金額が高いのでしていない。
O Objective 客観的情報	・薬剤師が見てとれる症状（顔が赤いなど），検査結果，処方内容，他科受診や併用薬，医師からの治療や症状に対する情報 ・例：鼻汁（＋）　Rp.do＋アレジオン7日分　アレルギー未検査
A Assessment 判断・評価	・SとOから薬剤師が判断した内容や感想。問題点や解決策の考察内容も記載。 ・例：スギ花粉飛散開始の時期のため，スギ花粉症の疑い。例年にくらべて花粉飛散量が多いことから発症か？ do薬との併用はn.p.
P Plan 指導・計画	・指導内容，疑義照会内容，申し送り事項，次回チェック事項。 ・例：do薬との併用OK。眠気などのSE注意。花粉症対策説明（マスク着用，規則的な生活）。次回SE，症状経過チェック。眠気が強い場合は変更を検討。

3　薬歴でよく使われる略称

高血圧	HT または HBP	脈拍	P
糖尿病	DM	体温	BT
高脂血症	HL	体重	BW
過活動膀胱	OAB	総コレステロール	TC
前立腺肥大	BPH	中性脂肪	TG
慢性関節リウマチ	RA	尿酸	UA
過敏性腸症候群	IBS	血糖	BS
気管支喘息	BA	血圧	BP
閉塞性動脈硬化症	ASO	異常なし	n.p.
慢性閉塞性肺疾患	COPD	第一選択薬	FC
アルツハイマー病	AD	ガイドライン	GL
インフルエンザ	Flu	コンプライアンス	CP
副作用	SE	処方	Rp.
周辺症状	BPSD	同上	do
生活の質	QOL	錠	T
日常生活動作	ADL	後発医薬品（ジェネリック医薬品）	GE
一般用医薬品	OTC		

第3章 保険調剤業務

7 薬袋，薬情（薬剤情報提供文書）の記載事項

1 薬袋とは

　薬袋とは，薬を入れる袋のことです。ある程度様式の決まった薬袋へ薬剤師が手書きをする店舗もあれば，白紙の薬袋にPCでデータを印刷する店舗，紙にデータを印刷してそれを透明のチェック袋に入れる店舗もあります。

　服薬指導を行い，薬情（くわしくは後述）にも用法を記載しますが，患者の多くは薬が入っている薬袋を確認して服用します。特に，本人ではなく代理の人が薬を受け取りに来た場合，本人が飲む時に頼りにするのは薬袋の記載事項となります。そのため，記載ミスなどによって誤服用が起こらないよう，薬袋にも監査が必要です。

薬袋の記載事項

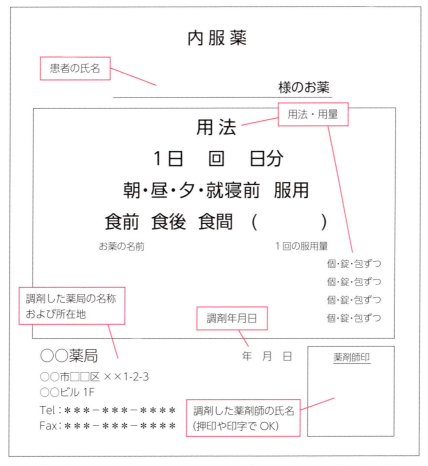

※その他，外用剤などでは使用部位や保存方法などについても記載が必要。
　例：両目に点眼，冷所保存　など

2 薬情とは

　薬袋と同様，患者が薬を自宅に持ち帰って服用する時に利用する情報の一つです。薬袋よりもくわしい情報が記載されており，来局時にゆっくり話ができなかった患者や，代理の人が薬を受け取りに来た患者に対し，どんな薬なのかをよく知ってもらうための重要な情報源となります（患者にとってわかりやすい表現となるよう心がけましょう）。通常の場合，薬情は手書きではなく，PCのデータをプリントアウトしたものを用います。

薬情の記載事項

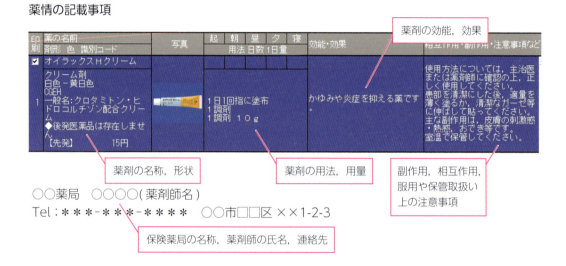

　特に注意すべき箇所にはマーカーをひいたりします。また，一包化薬や家族で似たような薬が出た場合には，一包化された薬の薬情に同じ色の線を記入するなど，さらに患者にわかりやすいようなレイアウトを考えましょう。

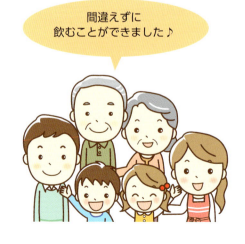

第3章 保険調剤業務

8 調剤録の記載事項

　調剤録とは，調剤の記録となる文書です。薬剤師法では，すべてが調剤済みとなった処方箋でなければ調剤録は不要とされていますが，保険調剤の場合，すべて調剤済みかそうでないかにかかわらず，必要事項を記録して保管する必要があります。ほとんどの場合，処方箋原本の裏に印刷しています（そのことから，調剤録を「裏打ち」とも呼びます）。

調剤録の記載事項

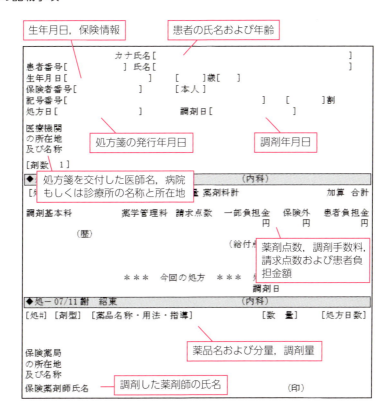

●疑義照会，変更点があれば，その内容も記載
●分割調剤を行った場合は，分割理由を記載し，処方箋を患者に返却する
●加算を算定した場合には，それぞれについて必要事項を記載
　・自家製剤加算：賦形剤の名称，分量などの製剤工程
　・一包化加算：一包化の理由
　・嚥下困難者用製剤加算：剤形加工を行った旨
　・夜間・休日などの加算：受付日時
※調剤録のみですべてが把握できる方が良いが，処方箋原本の裏に印刷する場合，表に記載があれば省略可能。

9 医薬品の剤形，識別方法

1 経口投与する製剤

1 錠剤

剤形	特徴	例：写真
口腔内崩壊錠	唾液や少量の水で溶けるように作られた錠剤。物をうまく飲み込めない嚥下障害がある人や幼小児，水分摂取を制限されている人も容易に服用できる。	ガスターD錠　ノルバスクOD錠
チュアブル錠	噛み砕いて服用するタイプの錠剤。水がなくても飲むことができる。	キプレスチュアブル錠
裸錠	薬の成分を錠剤の形に圧縮し，表面は何も加工していないもの。	マグミット錠
フィルムコーティング錠	薬の表面を水溶性の化合物の膜で覆った錠剤。苦味や刺激臭をなくして飲みやすくしたり，湿気や光に対する安定性を向上させたりする。	クラビット錠
糖衣錠	薬の表面を甘い糖分の膜で覆った錠剤。	フスタゾール糖衣錠
徐放錠	薬の成分がゆっくりと溶け出し，効果が長く続くように加工した錠剤。噛んだり砕いたりすると，短い時間で薬の効果が出て，血液中の薬の濃度が急激に上昇し，副作用の危険性が増す場合がある。	デパケンR錠　アダラートCR錠　アダラートL錠
腸溶錠	薬の成分が胃酸によって変化したり，または胃を刺激するために，胃では溶けにくく，腸で溶ける膜を施した錠剤。噛んだり砕いたりすると，薬が胃の中で溶けてしまい，胃酸によって効果を失うことになったり，胃の粘膜を荒らしたりする。	バイアスピリン錠

2 カプセル剤

剤形	特徴	例：写真
硬カプセル剤	円筒形のボディーとキャップからなり，中に粉末状や顆粒状の医薬品を充填してある。	セルベックスカプセル
軟カプセル剤	ゼラチンに可塑剤としてグリセリンなどを加えてシートにしたものに医薬品等を挟み込み，圧着成型したもの。球形，楕円形などの形状がある。油状やペースト状のものを入れることができる。	エパデールカプセル

3 液剤

剤形	特徴	例：写真
シロップ剤	医薬品を白糖その他の甘味料または単シロップに溶解または混和し，濃稠な溶液または懸濁液とした内用剤。	フスコデ配合シロップ
エリキシル剤	甘味・芳香のあるエタノールを含む澄明な内用液剤。医薬品またはその浸出液にエタノール，精製水，着香剤および白糖または甘味剤を加え，ろ過等により透明な液に製する。	デカドロンエリキシル
リモナーデ剤	甘味と酸味がある澄明な内用液剤。通例，塩酸，クエン酸，酒石酸または乳酸のいずれかに単シロップおよび精製水を加えて溶かし，必要に応じてろ過する（用時に調製する液剤）。	医療用医薬品としての販売はない。
エキス剤	生薬の浸出液を濃縮または乾燥したもので，次の2種類がある。 ・軟エキス剤：水あめようの稠度。 ・乾燥エキス剤：砕くことができる固塊，粒状または粉末。	液剤のエキス剤は医療用医薬品としての販売はない。
ゼリー剤	舌でつぶすことができる適度な硬さと粘性があり，水なしで服用できる。	アーガメイトゼリー

4 粉剤

剤形	特徴	例：写真
顆粒剤	医薬品を粒状にしたもので，粒径はおおむね355～1400μmのもの。有効成分をそのまま，もしくは賦形剤，結合剤，崩壊剤などの添加剤と混和して均質とした後，粒状とし，粒子をそろえたもの。	バルトレックス顆粒
散剤	有効成分に賦形剤，結合剤，崩壊剤などの添加剤を加えて粉末または微粒状にしたもの。粒径はおおむね500μm以下のもの。	メジコン散
ドライシロップ	用時に溶解または懸濁して用いる製剤。主として水溶性で，溶解してしまうと経時的に力価，効力が低減したり，再分散性に問題が生じたりする薬剤を，液剤として服用させる場合に適した製剤。 ※ただし，水や他のシロップと混合して溶液とした場合，液剤扱いになるので注意すること。	ムコダインDS

2　口腔内に適用する製剤

剤形	特徴	例：写真
トローチ剤	医薬品を一定の形状に製し，口中で徐々に溶解または崩壊させて，口腔，咽頭などに適用する製剤。	SPトローチ
舌下錠	口腔用剤の一種。舌の下または奥歯と頬（ほお）の間に入れて，口腔粘膜から薬剤を急速に吸収させることで，薬効を発揮する。全身作用を期待するもの。	ニトロペン舌下錠
含嗽剤	口腔やのどの洗浄，炎症の治療を目的とする外用液剤。収れん，防腐あるいは殺菌性の薬品の水溶液。	イソジンガーグル
口腔用貼付剤	口腔粘膜に貼りつける錠剤やシールのこと。口内炎などによる潰瘍面を保護する。	アフタッチ口腔用貼付剤

第3章　保険調剤業務

剤形	特徴	例：写真
口腔用スプレー剤	口腔内に適用するスプレー剤。有効成分を霧状，粉末状，泡沫状またはペースト状などにして噴霧する。	サリベートエアゾール
口腔用半固形剤	口腔粘膜に適用する製剤であり，クリーム剤，ゲル剤または軟膏剤がある。	デキサルチン口腔用軟膏

3　注射により投与する製剤

剤形	特徴	例：写真
輸液剤	輸液は補充輸液と維持輸液に大別される。補充輸液とは，細胞外液の喪失を補充する目的で開発されたものである。維持輸液とは，尿・汗・呼吸・便を通した，正常な状態での水や電解質の喪失を補充する輸液であり，経口摂取を代替する役割をもつ。	フルカリック2号輸液
埋め込み注射剤	長期にわたる有効成分の放出を目的とし，皮下や筋肉内などに埋め込み用の器具を用いるなどして適用する。固体またはゲル状の注射剤。	ゾラデックスデポ
持続性注射剤	長期にわたる有効成分の放出を目的とし，筋肉内などに適用する注射剤。	エビリファイ持続性水懸筋注用

4　透析に用いる製剤

剤形	特徴	例：写真
腹膜透析用剤	腹膜透析に用いる無菌の透析用剤。	ダイアニール腹膜透析液
血液透析用剤	血液透析に用いる透析用剤。	キンダリー透析剤

5 気管支・肺に適用する製剤

剤形	特徴	例：写真
吸入粉末剤	粉末状の吸入剤。吸入剤は従来エアゾール剤が多かったが，噴霧に用いられるフロンガスの使用が禁止となり，ガスを使用しない粉末吸入剤が多く使われるようになった。	イナビル吸入粉末剤
吸入液剤	ネブライザーと呼ばれる吸入器具を用いる液状の吸入剤。	インタール吸入液
吸入エアゾール剤	容器に充填したガスとともに，一定量の有効成分を噴霧する吸入剤。	アドエアエアゾール

6 目に投与する製剤

剤形	特徴	例：写真
点眼剤	いわゆる目薬のこと。医薬品の溶液，懸濁液であるものと，用時に溶解もしくは懸濁するものがある。結膜嚢(のう)に適用する無菌製剤。	クラビット点眼液
眼軟膏剤	結膜嚢に適用する無菌に製した軟膏剤。	タリビッド眼軟膏

7 耳に投与する製剤

剤形	特徴	例：写真
点耳薬	薬液を耳に滴下して使用する。	タリビッド耳下用液

8 鼻に投与する製剤

剤形	特徴	例：写真
点鼻粉末剤	鼻づまりや鼻炎の治療のため，鼻腔に用いられる粉末剤。液だれや刺激感等のデメリットは解消されたが，粉末が固まってポロポロと鼻から出てくるなど，新たなデメリットあり。	エリザス点鼻粉末
点鼻液剤	鼻づまりや鼻炎の治療のため，鼻腔に用いられる液剤。	アラミスト点鼻液

9 直腸に投与する製剤

剤形	特徴	例：写真
坐剤	一定の形状に成型して，肛門に適用する固形の外用剤。体温によって溶けるものや，分泌液で徐々に溶けるものがある。	アルピニー坐剤
直腸用半固形剤	クリーム状，ゲル状または軟膏状で，直腸に適用する。	強力ポステリザン軟膏
注腸剤	液状または粘稠なゲル状で，直腸内に適用する。	ケンエーG浣腸液

10 膣に投与する製剤

剤形	特徴	例：写真
膣剤	膣錠は水分によって徐々に溶解もしくは分散し，有効成分を放出する。一定の形状の膣に適用する。	フラジール膣錠
膣用坐剤	体温によって溶融するか，または水分によって徐々に溶解もしくは分散し，有効成分を放出する。一定の形状の膣に適用する。	フロリード膣坐剤

11　皮膚などに適用する製剤

剤形	特徴	例：写真
酒精剤	揮発性有効成分を，エタノールまたはエタノールおよび精製水の混液に溶解した外用液剤。	医療用医薬品としての販売はない。
リニメント剤	皮膚にすり込んで用いる，液状または泥状の外用液剤。	カチリ
ローション剤	有効成分を，水性の液に溶解または乳化もしくは微細に分散した外用液剤。	ウレパールローション
クリーム剤	水中油型または油中水型に乳化したもの。半固形状で皮膚に塗布する。	アンテベートクリーム
ゲル剤	ゲル状で皮膚に塗布する。	ロキソニンゲル
外用散剤	粉末状で皮膚に直接散布する外用固形剤。	医療用医薬品としての販売はない。
スプレー剤	有効成分を霧状，粉末状，泡沫状，またはペースト状などにして噴出し，皮膚に散布する。 ・外用エアゾール剤は，容器に充てんした液化ガスまたは圧縮ガスとともに有効成分を噴出する。 ・ポンプスプレー剤は，ポンプにより空気を圧縮し，有効成分を噴出する。	デスモプレシンスプレー
貼付剤	皮膚に貼付する。 ・テープ剤は，ほとんど水を含まない基剤を用いる。 ・パップ剤は，水を含む基剤を用いる。	モーラステープ モーラスパップ

12 漢方製剤（生薬由来製剤）

剤形	特徴	例：写真
エキス剤	生薬の浸出液を濃縮して製したもの。	ツムラ葛根湯エキス顆粒
浸剤・煎剤	生薬を精製水で浸出して製した液状の製剤。 浸剤：生薬に精製水 50 mL を加え，約 15 分間潤した後，熱精製水 900 mL を注ぎ，数回かき混ぜながら 5 分間加熱し，冷後，布ごしする。 煎剤：生薬に精製水 950 mL を加え，数回かき混ぜながら 30 分間加熱し，温時，布ごしする。 ※布ごしした浸出液は，浸剤および煎剤のいずれも，その生薬を通して適量の精製水を加え，全量を 1000 mL とする。	医療用医薬品としての販売はない。
チンキ剤	生薬をエタノールまたはエタノールと精製水の混液で浸出して製した液状の製剤。	安息香チンキ ※ヨードチンキは便宜上チンキと呼ばれているが，正式にはチンキ剤ではない。
流エキス剤	生薬の浸出液で，通例，その 1 mL 中に生薬 1 g 中の可溶性成分を含むように製した液状の製剤。	医療用医薬品としての販売はない。

10 一般名（一般的名称）と商品名

医薬品には，「一般名（成分名）」と「商品名（ブランド名）」の 2 つの名前があります。一般名は一つの成分に一つだけですが，商品名は製品ごと（製薬企業ごと）で異なっています。

一般名と商品名の例
・アムロジピンベシル酸塩（一般名）

> ※商品名　→　ノルバスク，アムロジン
> ・メトホルミン塩酸塩（一般名）
> 　※商品名　→　グリコラン，メデット，メトグルコ，ネルビス，メトリオン

◆一般名処方

　後発医薬品が存在する医薬品については，薬価基準に収載されている品名に代えて，一般名に剤形および含量を記載した処方箋が交付されることがあり，これを一般名処方といいます。一般名処方では，原則として後発医薬品を使用することとされ，患者に対してはその有効性や安全性，品質に関し，丁寧な説明を行うとともに，後発医薬品を選択するように努める旨が規定されています。

　丁寧な説明であっても，先発医薬品を調剤することになった場合は，その理由（薬局の備蓄がない，患者希望，後発医薬品が存在しない等）を調剤報酬明細書の摘要欄に記載します（医療費の削減に貢献できるよう努めましょう）。

11 規格違い・識別コード

1　規格違い

　医薬品には，成分や一般名，商品名は同じでも，成分の含有量が違う場合があり，これを規格違いといいます。また，規格違いによって適応の異なる医薬品もあるため，注意が必要です。

適応の異なる医薬品例

医薬品名	規格	適応
アーチスト	◆ 10 mg・20 mg ◆ 1.25 mg・2.5 mg・10 mg	●本態性高血圧症(軽症～中等症)，腎実質性高血圧症 ●狭心症，虚血性心疾患または拡張型心筋症に基づく慢性心不全
アリセプト	◆ 5 mg ◆ 10 mg	●軽度～中等度のアルツハイマー型認知症 ●高度のアルツハイマー型認知症
バファリン	◆ 81 mg ◆ 330 mg	●狭心症，心筋梗塞，虚血性脳血管障害，CABG あるいは PTCA 施行後における血栓・塞栓形成抑制，川崎病 ●頭痛，歯痛，月経痛，感冒の解熱，関節リウマチ，リウマチ熱，症候性神経痛
キプレス	◆ 5 mg ◆ 10 mg ◆チュアブル 5 mg	●アレルギー性鼻炎 ●アレルギー性鼻炎，気管支喘息 ●小児の気管支喘息

第 3 章　保険調剤業務

※これら以外にも，同様な医薬品は多数あるので，在庫不足や副作用による切り替え時には注意が必要です。

2　識別コード

　医薬品には，規格ごとで識別コードが存在します。ヒートから出してしまった薬剤を，識別コードや色，形で調べるためのもので，医薬品の辞書である「今日の治療薬」（南江堂）や「治療薬マニュアル」（医学書院）の他，webサイトの「SAFE-DI」（アルフレッサ株式会社が運営する医薬品情報サイト）などにも掲載されています。名前がそのまま刻印されているものや，形や色が独特なものなど，さまざまな見分け方があります。

医薬品名	写真	識別コード
アムロジピン錠 10 mg「トーワ」		Tw739 10
バイアスピリン錠 100 mg		BA100
セルベックスカプセル 50 mg		SX50 ∈
ムコスタ錠 100 mg		ムコスタ
フルイトラン錠 2 mg		S

12　併売品，同種同効薬

1　併売品

　同一商品名の医薬品を，2社以上の製薬企業が販売している場合がありますが，これらのことを併売品といいます。製品自体は全く同じであるものの，販売する各製薬企業同士で利益を分け合うことはなく，販売元が利益を受ける形となります。パッケージが異なる併売品もありますの

で，患者の混乱を招かぬよう，服薬指導の際には十分に注意する必要があります。

医薬品名	製薬企業	写真	相違点
マグミット 330 mg	丸石製薬		箱の包装
	シオエ製薬		
エディロール カプセル 0.5 μg	中外製薬		ヒートの包装
	大正富山医薬品		
エバステル錠 5 mg	大日本住友製薬		ヒートの文字色
	Meiji Seika ファルマ		

　また，正確には併売品ではありませんが，便宜上，併売品と呼ばれる医薬品が存在します。含有成分や添加物などがすべて同じ医薬品を，複数の製薬企業が製造販売しているもので，商品名もそれぞれ異なります。流通の規模によって値崩れが起こり，価格が異なる場合もあります。また，後発医薬品とは異なり，先発医薬品同士の同等性試験を実施していないので，錠剤の硬さなど，実感として得られる違いも明確ではありません。

医薬品名	販売	相違点
アムロジン錠 5 mg	大日本住友製薬	・薬価（アムロジンは 47.6 円，ノルバスクは 48.7 円） ・識別コード 　アムロジン：536 　ノルバスク：ノルバスク 5 ・硬さ 　※明確なデータはないが，アムロジンの方が硬いと感じる人が多い。
ノルバスク錠 5 mg	ファイザー製薬	

その他にもキプレスとシングレア，サイレースとロヒプノール，オパルモンとプロレナール，アバプロとイルベタンなどが該当します。

2 同種同効薬

同種同効薬とは，薬理作用，化学構造，効能・効果が類似している医薬品を指します。同じような薬理作用の医薬品でも，効果の強さや代謝，半減期，剤形などが異なることを利用して使い分けされています。また，適応が異なるものもあるので注意が必要です。

例：PPI（プロトンポンプ阻害薬）の同種同効薬比較表

※パリエットはPPIによる治療で効果不十分な場合，1回10〜20 mgを1日2回，さらに8週間投与可能。
※ネキシウムは個人差の大きい代謝酵素であるCYP2C19への寄与率が低いため，効果の個人差が出にくい。

このような同種同効薬の違いなどは，Webサイトの「SAFE-DI」に掲載されています。薬効シリーズとしてまとめてありますので，早見表をファイリングしておくと便利です。また，新薬が発売されると，MRやMSが比較一覧表を配布してくれることもあります。

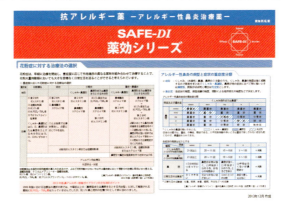

製薬企業の勉強会では，データ等の違いをさらにくわしく教えてもらえるので積極的に参加しよう！

13 後発医薬品（ジェネリック医薬品）

1 後発医薬品とは

　新薬（先発医薬品）の特許期間（およそ20年間）が終了すると，他の製薬企業でも同じ有効成分の医薬品を製造販売できるようになります。このような先発医薬品の後から発売された医薬品のことを後発医薬品といいます。また，後発医薬品については，もともと欧米で医師が一般名（ジェネリックネーム）で処方することが多かったため，ジェネリック医薬品と呼ばれていました。

　日本では一昔前，特許満了後にゾロゾロと多くの後発医薬品が発売される状況を喩えて，後発医薬品のことを「ゾロ」と呼んでいたことがありました（先発医薬品は「ピカピカの新薬」ということで，「ピカ新」と呼ぶこともありました）。

　先発医薬品の場合，開発には莫大な費用と年月がかかるため，薬価も高くなりがちですが，後発医薬品の場合は，新たな有効成分を発見する必要がないため，開発費などがそれほどからず，比較的低い薬価での販売が可能です。

　ただし，後発医薬品は製法や添加剤の違いなどにより，同じ有効成分であっても効果にバラつきが出てしまう可能性があるため，先発医薬品と同等であることを試験する必要があります。

・安定性試験

　包装された状態で，さまざまな条件下（温度，湿度，光）での安定性を確認する試験です。通常の保存条件下で3年間安定であることを評価します。

・生物学的同等性試験

　先発医薬品と後発医薬品を一定の期間をおいて交互に服用させ，血中濃度の推移が同一であることを確認します（この試験は健康成人で実施されます）。生物学的同等性が認められれば，臨床現場においても有効性や安全性が先発医薬品と同等であることが実証できます。

2 医薬品の承認までの流れ

2～3年　創薬スクリーニング
▼
3～5年　非臨床試験（薬効薬理・毒性）
▼
3～7年　臨床試験（第Ⅰ相～第Ⅲ相）
▼
1年　承認審査
▼

第3章　保険調剤業務

> ・後発医薬品の場合，2〜3年の開発期間後，1年の承認審査を経て発売されます。
> ・その後はPMS（製造販売後安全管理・調査）が実施されます。

発売
▼
4〜10年　再審査　副作用・感染症報告
▼
特許満了
▼
再評価

3　先発医薬品との違い

　先発医薬品と後発医薬品では，違いのある点がいくつかあります。すべてが当てはまるというわけではなく，先発医薬品と同様のものもあるので，くわしくは後発医薬品の製薬企業のホームページや，オレンジブック*で調べてみましょう。

先発医薬品との主な違い

| ・製造販売企業 | ・商品名 | ・薬価 | ・添加剤 | ・識別コード |
| ・性状 | ・剤形 | ・パッケージ | ・包装単位 | ・効能・効果　等 |

・添加剤が増えたり，変更されている場合は，切り替えには注意が必要（アレルギーを起こす可能性も）。
・製剤工夫によって味付けや大きさなどが変わり，飲みやすくなる場合もあります。

4　変更によるメリット・デメリット

◆メリット
・患者の負担金額が減る
・服用しやすくなる可能性（大きさや味）
・医療費の削減

◆デメリット
・添加剤の違いによるアレルギー
・効能・効果の違いによる変更不可
・微妙な効果の違い

* 医療用医薬品品質情報集

5 先発医薬品のない後発医薬品とは

　先発医薬品あっての後発医薬品というイメージがあるかもしれませんが，先発医薬品のない後発医薬品も存在します。理由はさまざまで，次に示したようなものがあります。
・医薬品の承認申請から１年以上経っての発売や，新薬（先発医薬品）とは認められず，後発医薬品となった場合
・先発医薬品が発売中止になった場合
・承認された先発医薬品が発売されず，後発医薬品のみの発売となった場合
・先発医薬品は錠剤のみであったが，特許満了後に別剤形での発売が可能になった場合
　例：SPトローチ明治，カリーユニ点眼液，カロナール錠，ビオフェルミン錠剤，メチコバール錠，マグミット錠など

6 変更の可否

　後発医薬品への変更を行う場合，まず患者に了解を得る必要があります。後発医薬品を希望する患者であれば，処方箋の「備考」欄中の「保険医署名」欄に，処方医の署名または記名・押印があるかを確認します。また，処方薬の後発医薬品への変更調剤については，次のそれぞれの場合に応じた取扱いとなります。

		含量規格，剤形が同一の後発医薬品への変更調剤	含量規格が異なる後発医薬品への変更調剤	類似する別剤形の後発医薬品への変更調剤	含量規格が異なる，類似する別剤形の後発医薬品への変更調剤
一般名処方	「変更不可」欄に「✓」または「×」の記載なし	○	○	○	○
	「含量規格変更不可」の記載，処方医署名あり	○	×	○	×
	「剤形変更不可」の記載，処方医署名あり	○	○	×	×
銘柄名処方	「変更不可」欄に「✓」または「×」の記載なし	○	○	○	○
	「含量規格変更不可」の記載，処方医署名あり	○	×	○	×
	「剤形変更不可」の記載，処方医署名あり	○	○	×	×
	「変更不可」欄に「✓」または「×」の記載あり，処方医の署名あり	×	×	×	×

　なお，含量規格が異なる，または類似する別剤形の後発医薬品への変更調剤については，変更後の薬剤料が変更前の薬剤料の同額以下である場合で，適応症や用法・用量が同じものに限ります。

後発医薬品への変更調剤ができない例

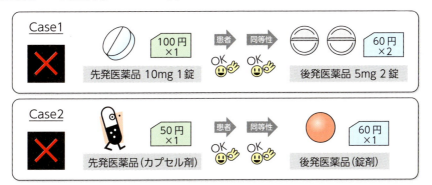

7　他規格，類似した別剤形とは

　先発医薬品から後発医薬品への変更や，一般名処方の際，「他規格」，「類似した別剤形」という言葉がよく出てきます。「他規格」とは，10 mg 錠と 20 mg 錠のように，含有量の違うものを指し，「類似した別剤形」とは，次のようなものを指します。

> （ア）　普通錠，口腔内崩壊錠，チュアブル錠，カプセル，丸剤
> （イ）　散剤，顆粒剤，細粒剤，粉末剤，ドライシロップ（粉のまま）
> （ウ）　液剤（ゼリー含む），シロップ，ドライシロップ（他のシロップなどに溶かした水剤として）
> ※（ア）→（イ）などの変更は，一般名処方の場合も，後発医薬品変更調剤の場合も，疑義照会によって事前に医師の了解を得なければ変更不可のため注意すること。
> ※外用薬，注射薬は，処方医への確認を要しない剤形変更の対象外。

8　後発医薬品に関する Q&A

　後発医薬品という言葉については，最近では世間にも認知されてきたように思われます。しかし，実際のところ，どのようなものなのかを知らなかったり，不安を感じている患者も多いのが現状です。後発医薬品に関する患者からの質問には，適切に答えられるように準備しておきましょう。

Q　後発医薬品って何？
A　最初に開発されたお薬を先発医薬品といい，先発医薬品の特許期間が過ぎると，他の製薬企業でも同じ有効成分を使ったお薬が作れるようになります。このような後から作られたお薬を後発医薬品といいます。先発医薬品との違いは，使っている添加剤や大きさ，色や味などです。ただし，効果や安全性については試験を実施して，先発医薬品と変わりがないという結果が得られていますので，安心してお使いいただけます。

Q 今までのお薬と何が違うの？
A 値段が安くなる場合がほとんどで，製品によっては何千円も変わることがあります。製造方法を工夫することで，先発医薬品よりも味が良くなったり，大きさも小さくなったりして飲みやすくなったお薬も多いです。ただし，使っている添加剤の種類や量が変わったりしていますので，アレルギーのある方は少し注意が必要です。

Q なんで安いの？質が悪いの？
A 先発医薬品は，開発するのにたくさんの研究費用と時間がかかります。一方，後発医薬品は先発医薬品で試験が十分に実施されているので，先発医薬品と効果や安全性に大きな違いがないことを確認するだけで良く，開発費用が抑えられます。安く提供できる一番の理由はそこにあります。品質は製薬企業によって少々差はありますが，先発医薬品を開発している製薬企業の製品もありますし，薬剤師がそれらをきちんと考慮して選んでいます。

Q いくら安くなるの？
A 薬価サーチ，レセコン，薬情で調べることができます。例えば，イミグラン錠をスマトリプタン錠「トーワ」に10錠分変更した場合，次のように計算します（平成28年度薬価による）。
763.9円（イミグラン1錠の薬価）－329.8円（スマトリプタン「トーワ」1錠の薬価）＝434.1円
434.1円（1錠の薬価差）×10錠（変更する量）＝4341円
・患者負担が1割である場合
　4341円×0.1＝約430円
・患者負担が3割である場合
　4341円×0.3＝約1300円

Q 後発医薬品に変更できないこともあるの？
A 先発医薬品の特許期間が過ぎていないものですと，後発医薬品が存在しません。
また，医師が後発医薬品への変更を許可していない場合，薬局で勝手に変更することができませんので，医師と相談する必要があります。
現在，在庫がなくて，取り寄せになるお薬については，後発医薬品への変更を希望する場合，すぐに飲む必要があると考えられる抗生物質などは，次回以降での変更を勧めます。

患者さんに納得，安心して変更してもらえる説明ができるよう，練習しましょう。

14 調剤必要量の計算，体重換算，力価計算

1 調剤必要量の計算

1 内服

　内服の場合，処方箋には1日量または1回分が記載されます。現在は，ほとんどの病院が1日量で記載していますが，今後は1回分量記載に変わっていく可能性があります。必要量の計算は次のとおりです。

1日服用量×処方日数＝計数調剤必要量

例：ガスター錠 10 mg　2T
　　　分2朝夕食後　　14日分　➡　28錠必要

例：ビオフェルミン配合錠　1T（1回分）
　　　分3毎食後　　28日分　➡　84錠必要

2 頓服

　頓服の場合，1回量が処方箋に記載されています。

1回服用量×処方回数＝計数調剤必要量

例：ブスコパン錠 10 mg　1T
　　　腹痛時　　5回分　➡　5錠必要

3 外用

　外用の場合，全体量が処方箋に記載されています。

処方箋記載量＝計数調剤必要量

例：モーラステープ 20 mg　28枚
　　　1日1回　　腰部に貼付　➡　28枚必要

2 体重換算

　小児の薬が散剤や水剤で処方される場合，特に，体重や年齢に適した処方量になっているかということは気をつけなければなりません。調剤時や処方監査時に計算し，必要であれば疑義照会して，適切な量と，それを求める計算方法を伝えます。

添付文書による1日分の用量（成分量＆体重（kg）に対する量）÷製剤量割合×小児の体重（kg）×処方日数＝調剤必要量

例：セフゾン細粒小児用 10％ を 10 kg の小児に 4 日分処方
　　　セフジニルとして 1 日 9 〜 18 mg ÷ 0.1 × 10 kg × 4 日＝ 3600 〜 7200 mg＝3.6 〜 7.2 g

　添付文書に記載されている用量については，成分量の場合，製剤量の場合，1回分量の場合と，さまざまですので，しっかりと読んで計算することが必要です。また，体重が大きい小児患者では，成人の用量を超えていないかについても注意が必要です。体重換算一覧表などを作成してお

くと便利です。

3 力価計算

「力価」とは，医薬品が一定の生物学的作用を示す量のことを指します。処方箋に記載されている場合は，医薬品の有効成分量のことを示します。力価で記載された処方箋の場合，先述した体重換算式のように，力価を製剤量の割合で除して，製剤量に換算する必要があります。

なお，力価はmgで記載されていることが多いため，一般的にはgに直して考えます。

力価（mg）÷製剤量割合÷1000 ＝製剤量（g）

例：アセトアミノフェン細粒　600mg（力価）
　　　1日3回　4日分

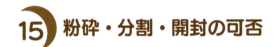

【カロナール細粒20％で調剤】
600 mg ÷ 0.2 ÷ 1000＝3 g

【カロナール細粒50％で調剤】
600 mg ÷ 0.5 ÷ 1000＝1.2 g

※同じ商品名でも，成分量の割合が異なる医薬品もあるため，注意が必要です。

15 粉砕・分割・開封の可否

患者の病態や身体能力，医薬品の規格，薬局の在庫の有無など，都合により，錠剤を分割・粉砕する場合や，カプセルを開封する場合があります。しかし，医薬品によってはそのような調剤が適さないものもあります。粉砕・分割・開封が必要であると判断するには，次のような事項を考慮します。

1 粉砕・分割・開封が必要な場合

・嚥下困難
小児，高齢者，声帯麻痺，重症筋無力症，逆流性食道炎，うつ病，食道アカラシア，食道がん，扁桃炎，扁桃周囲膿瘍などの患者。
・経管処置などのため，固形物の使用が不可能
脳血管障害，認知症等で自発的に摂食できない者，頭部や顔面外傷により嚥下・摂食が困難な者，食道穿孔やクローン病などの炎症性腸疾患により胃ろうや経鼻胃管を行っている者。
・処方量が医薬品の規格単位に合わない
アムロジンOD錠2.5 mg　0.5Tなど（0.125 mgの規格が存在しないため，分割）。
・すみやかに服用する必要があるが，別規格の剤形しか在庫がない
小児用タミフルDSの全国的な不足にともない，薬局での在庫がなくなった場合に，タミフルカプセルを開封して調剤。

第3章　保険調剤業務

> **その調剤ちょっとまった！**
> ・粉砕，分割，開封しても大丈夫な医薬品ですか？
> ・変更可能な薬剤はなるべく変更を！
> ・散剤やOD錠，水薬はありませんか？

2 粉砕・分割・開封を避けるべき医薬品

徐放性製剤	腸溶性製剤	吸湿性の高い薬剤
粉砕により徐放性がなくなり，効果や副作用に影響をおよぼす可能性	胃酸により成分が変化し，効果の減弱や胃腸障害を起こす	湿気により成分が変化し，効果が減弱

遮光が必要な薬剤	苦味や臭い，刺激感をコーティングしている薬剤	軟カプセル
光により成分が変化し，吸着や分解する可能性	●服用がしにくくなり，服薬コンプライアンスが低下する。 ●口腔・咽頭部への障害	内容物が油状，液状のため，安定性が変化する

　その他にも，「噛み砕いて服用しないでください」との注意書きがあるようなものは，基本的に粉砕を避けたほうが無難です。粉砕調剤する場合，調剤器具に薬剤が付着してロスが出たり，抗がん剤や免疫抑制剤，ホルモン剤などでは調剤者の身体に影響をおよぼすおそれもあるため，粉砕や開封は避けるべきと考えます。手間はかかるかもしれませんが，可能であれば簡易懸濁法が良いといえます（簡易懸濁法については後述）。

　情報収集については，「錠剤・カプセル剤粉砕ハンドブック」（じほう）の他，添付文書やインタビューフォーム，製造販売元に問い合わせるという手段があります。

16 一包化調剤

　一包化調剤とは，錠剤やカプセル剤，散剤を服用時点ごとに分包する調剤方法で，次のような患者に対して行います。
・処方薬剤数が多い患者
・認知症などで服薬コンプライアンスが低下している患者
・手や目が不自由で，ヒートから薬を出すのが困難な患者
・介護施設などの入所者で，薬が一元管理されている患者
　ただし，ヒートから出して分包するので，薬が湿気や光にさらされます。そのため，吸湿性の

高い薬剤や光に弱い薬剤は一包化には向きません。そのような薬は一包化せず，ヒートのまま渡すなどの対処が必要です。

※一包化のコツや，分包機の取扱いなどは実技で学びましょう。

17 配合変化

1 配合変化の種類

配合変化とは，2種以上の医薬品を配合した際，薬物相互作用によって薬効，副作用または理化学的性状に影響をおよぼすことをいいます。配合変化には次の3種類があります。
- 配合によって害を生じるため，絶対に避けなければならない 配合禁忌
- 配合による変化を，他の薬剤との組み合わせなどによって投薬可能とする 配合不適
- 外観などに変化は生じるが，薬効には影響のない 配合注意

また，配合変化は，その原因により，薬物学的配合変化と理化学的配合変化に分類することができます。薬物学的配合変化とは，配合によって薬効，副作用などに影響をおよぼすことをいいます。

配合変化の具体例（散剤・水剤）

種類	組み合わせ	理由	対応
配合禁忌	テオドールシロップ＋他のシロップ剤，水，単シロップ剤	テオドールの徐放性が損なわれる	単剤で調剤する
配合不適	アスパラカリウム散＋他の散剤	吸湿による物性変化	組み合わせ散剤にする
	ハイセレニン細粒＋他の散剤	吸湿による物性変化	
	アスピリン＋炭酸水素ナトリウム	アスピリンの分解	
	レボドパ＋酸化マグネシウム	レボドパの分解	
	酸性医薬品＋塩基性医薬品*	変色・変質する	
	ヒベンズ酸チペピジンシロップ＋塩化リゾチームシロップ	再分散性不良，ゲル状化	組み合わせ水剤にする
	アスベリンシロップ＋イノリンシロップ	分離，沈澱，色調変化	
	アスベリンシロップ＋ザジテンシロップ＋ポララミンシロップ＋ペリアクチンシロップ＋メジコンシロップ	再分散性不良	

	配合薬剤	現象	対応
配合注意	ダイオウ末（センナ） ＋酸化マグネシウム	変色する	患者に説明する
	アミノフィリン ＋乳糖	固化する	賦形はデンプンで行う
	マレイン酸クロルフェニラミンシロップ ＋メフェナム酸シロップ	沈澱する	よく振って服用する
	アスベリンシロップ ＋ムコソルバンシロップ	沈澱する	よく振って服用する
	ビソルボンシロップ ＋メジコンシロップ	色調変化	患者に説明する
	ポララミンシロップ ＋ポンタールシロップ	沈澱する	よく振って服用する

＊酸性医薬品：アスコルビン酸，アスピリン末，シナール配合顆粒，調剤用パンビタン末など
　塩基性医薬品：アドソルビン原末，S・M散，コランチル顆粒，酸化マグネシウム末，炭酸水素ナトリウム末など

> 小児に用いられる水薬の配合変化の一覧は，SAFE-DI でも確認できます。

2　軟膏の配合変化

　軟膏は混合調剤であるため，基剤の相性を確認する必要があります。相性が悪いと，基剤の安定性が損なわれて分離してしまったり，場合によっては主薬の安定性が損なわれたりすることもあるので注意が必要です。

基剤の相性

	油脂性	水溶性	o/w 型	w/o 型	ゲル
油脂性	○	×	×	△	×
水溶性	×	○	△	×	×
o/w 型 (水中油型)	×	△	△	×	×
w/o 型 (油中水型)	△	×	×	△	×
ゲル	×	×	×	×	×

○：混合可　△：組み合わせによっては混合不可　×：混合不可

18 薬物相互作用

　薬物相互作用とは，複数の薬物を併用（血中に複数種類の薬物が存在）することによって，薬物の作用に何らかの影響をおよぼすことです。薬物の作用が増強される場合や減弱される場合，あるいは新たな副作用が生じる場合などがあります。薬物相互作用は，薬物動態学的相互作用と薬力学的相互作用に分類されますが，食品なども薬物の作用に影響をおよぼすことがあり，薬物相互作用の一種として考えられています。

薬物動態学的相互作用
薬物の体内動態の過程に影響をおよぼし，作用部位における薬物濃度に変化を生じさせる相互作用。
・吸収
・分布
・代謝
・排泄

薬力学的相互作用
薬物の血中濃度変化は生じず，体内動態の過程とは全く異なる機序で，その薬物の作用を増強あるいは減弱させ，有効血中濃度域を変化させる相互作用。
・作用点が同一
・作用点が異なる

1　薬物動態学的相互作用

1 吸収

金属イオンによる薬物吸収量の低下
　金属イオン（特にマグネシウム，カルシウム，鉄，アルミニウムなど）は，一部の薬剤とキレートを形成して薬物の吸収を阻害します。この場合，先に薬物を服用し，最低2時間の間隔をあけ

て金属イオンを含むものを服用すれば相互作用は少なくなります。
例：クラビットとマグミット　➡　クラビットを先に服用し，2時間後にマグミットを服用

吸着による薬物吸収量の低下

　吸着剤であるコレスチラミン（陰イオン交換樹脂）や活性炭は，消化管中において他の薬物を吸着し，その吸収を妨げることがあります。特に活性炭は，ほとんどの薬物と相互作用を起こすため，同時併用は避けます。
例：クレメジンと他の薬剤　➡　他の薬の服用から30分～1時間の間隔をあけてクレメジンを服用

胃内容排出速度の変化による吸収速度の変化

　薬物の吸収には胃内容排出速度（GER）が影響します。食事によってGERは減少し，多くの薬物の消化管吸収速度は減少します。逆にGERが増大すると，薬物の消化管吸収速度も増大します。
例：ナウゼリンと他の薬物，またはガスモチンと他の薬物　➡　影響が大きければ漢方薬など，他剤への変更を考慮

P-糖タンパク質を介した相互作用

　小腸にはP-糖タンパク質と呼ばれる輸送タンパク質が存在しており，これは血液脳関門や腎尿細管，がん細胞などにも見られます。小腸のP-糖タンパク質は一度吸収された薬物を小腸側に排出する役割がありますが，一部の薬物や食品の影響によってP-糖タンパク質が阻害され，P-糖タンパク質の基質となる薬物の血中濃度が上昇する場合や，その反対にP-糖タンパク質が誘導され，基質薬物の血中濃度が減少する場合があります。
例：ジゴキシンとリファンピシンまたはセントジョーンズワート　➡　ジゴキシンの効果が減弱するため，併用は避ける

酵素を介した相互作用

　薬は主に小腸から吸収されて血液中に入りますが，小腸には薬を代謝する酵素が存在するため，吸収された薬の一部は代謝されて薬効を失います。小腸に存在する薬物代謝酵素の中で最も大きな役割を果たすのが，シトクロムP450（CYP3A4）という酵素です。一部の薬物や食物によって酵素が阻害あるいは誘導されることにより，血中に吸収される未代謝の薬物（効果を発現する薬物）の量が増減します。
例：グレープフルーツとアムロジン　➡　グレープフルーツを避けてもらうか，CYP3A4での代謝が少ない薬剤へ変更

※グレープフルーツによる代謝酵素の阻害作用は長時間におよぶため，グレープフルーツと同時摂取でなくても影響が出る（阻害作用はグレープフルーツの摂取後3～4日は続くので，服用期間中は食べることを避ける）。

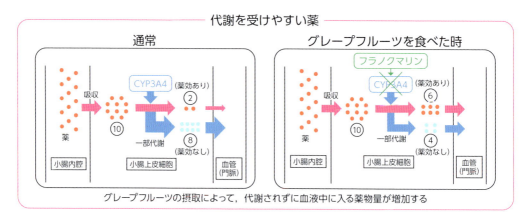

相互作用を起こす果物	相互作用を起こさない果物
スウィーティー, ぶんたん, ポンカン, ダイダイ, 甘夏みかん, 八朔	温州みかん, マンダリンオレンジ, カボス, バレンシアオレンジ, レモン*

*レモンは皮にフラノクマリンが含まれているため, 皮は避けること.

2 分布

アルブミンよる結合

　血中タンパク質の一つであるアルブミンは, 酸性の薬物と結合します. この結合の強さ（親和性）によって薬物同士で競合が起こり, 薬効に影響をおよぼします.

　アルブミンと結合している状態の薬剤（結合型）は, 血中から標的細胞に移行できないため薬効が発現せず, アルブミンと結合していない薬物（遊離型）のみが薬効を発現します. 結合率の高い薬物の場合, 些細な変化が大きな薬効の差を生むこともあるため, 注意が必要です.

例：ワルファリンとNSAIDsやSU薬, またはクロフィブラート ➡ ワルファリンの副作用に十分注意し, 減量などの処置をとる

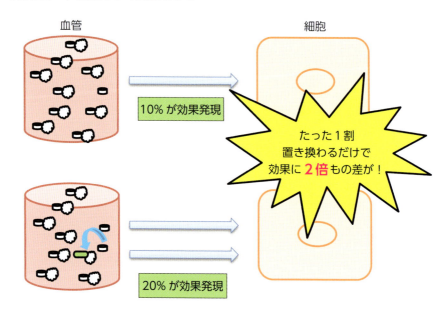

α-1 酸性糖タンパク質（AAG）よる結合

　血中タンパク質の一つであるα-1酸性糖タンパク質は，アルカリ性の薬物と結合します。アルブミンとの結合による相互作用と同じように働くことで薬効に差が出ます。

例：メインテートと三環系抗うつ薬，フェノチアジン類など　➡　相互作用に注意し，副作用に気をつける

2 代謝

酵素による代謝

　薬物は体内に取り込まれた後，水溶性の高い化合物に代謝されて薬効を失います。その反応には薬物代謝酵素が関与しており，シトクロムP450などの酵素によって酸化や水酸化，加水分解などの化学的変化を受け，極性を増します。シトクロムP450には多くの種類が存在しますが，中でもCYP1A2，CYP2C9，CYP2C19，CYP2D6，CYP3A4の5種類が95%以上の酸化反応を担っています。そのため，相互作用もこの5種類の酵素が関連する場合が多いといえます。

例：マクロライド系抗生物質＋カルシウム拮抗薬　➡　CYP3A4の競合反応による薬効変化および副作用発現に注意

	代謝される	阻害する	誘導する
CYP3A4	・抗アレルギー薬 ・Ca拮抗薬 ・HMG-CoA還元酵素阻害薬 ・抗不安剤 ・免疫抑制薬　など多数薬剤	・アゾール系抗真菌剤 ・14員環マクロライド系抗生物質 ・HIVプロテアーゼ阻害剤 ・Ca拮抗薬 ・グレープフルーツジュース　など	・リファジン ・抗てんかん薬 ・ホルモン剤 ・抗結核薬 ・タバコ ・セントジョーンズワート　など
CYP1A2	・テオドール ・テオロング ・カフェイン ・メキシチール ・テルネリン ・ジプレキサ　など	・キノロン系抗菌剤 ・タガメット ・ルボックス ・デプロメール ・パナルジン ・アンカロン　など	・フェノバール ・リファジン ・アレビアチン ・テグレトール ・タケプロン　など
CYP2C19 遺伝子多型	・オメプラール ・タケプロン ・セルシン ・トフラニール ・アレビアチン ・ヒダントール　など	・オメプラール ・タケプロン ・タガメット ・パキシル　など	・リファジン ・アレビアチン ・フェノバール ・タガメット　など
CYP2C9	・アレビアチン ・ワーファリン ・ボルタレン ・ブルフェン　など	・アザルフィジン　など	・リファジン ・フェノバール ・テグレトール ・アレビアチン　など

CYP2D6 遺伝子多型	・PL 顆粒 ・ピレチア ・ゼスラン ・ニポラジン ・コデイン ・コンタミン ・ウィンタミン ・パキシル ・ルボックス ・デプロメール ・メキシチール　など	・タガメット ・キニジン ・プロノン ・ハロペリドール　など	・カルビスケン

4 排泄

尿細管分泌による相互作用

　尿細管分泌とは，担体を介して血中から尿細管中に薬剤を能動的に排出する経路です。尿細管分泌に関与する輸送タンパク質には，酸性薬物を輸送するトランスポーター，塩基性薬物を輸送するトランスポーター，P-糖タンパク質の3種類があり，同じ経路で排泄される薬剤同士が存在すると，尿中排泄量が低下し，血中濃度が上昇します。

例：キニジン＋ジゴキシン　➡　P-糖タンパク質による輸送経路で競合，ジギタリス中毒の発現に注意

トランスポーター	阻害薬	阻害を受ける薬剤
有機アニオン輸送系 (酸性薬物輸送)	・ベネシッド	・ペニシリン系抗生物質 ・セフェム系抗生物質 ・インテバン ・リウマトレックス　など
	・ペニシリン系抗生物質	・リウマトレックス　など
有機カチオン輸送系 (塩基性薬物輸送)	・タガメット ・ガスター	・アミサリン ・キニジン　など
P-糖タンパク質	・キニジン	・ジゴシン ・ハーフジゴキシン

尿細管再吸収による相互作用

　尿細管再吸収とは，一度尿中に排泄された薬剤が，尿細管通過中に再び吸収され，血中に戻されることです。薬剤は体内で分子型とイオン型との平衡状態を保っており，それぞれの存在比率は尿中のpHによって大きく左右されます。

　分子型は脂溶性が高いため，生体膜の透過性が高く，分子型の割合が上昇すると，再吸収率が増加します。薬剤によっては尿のpHを変化させるものもあり，注意が必要です。

例：塩化カリウムや塩化アンモニウム＋酸性薬物　➡　尿が酸性に傾き，再吸収量アップ，血中

第3章 保険調剤業務

濃度上昇
炭酸水素ナトリウムや酸化マグネシウム＋酸性薬物　➡　尿がアルカリ性に傾き，再吸収量ダウン，血中濃度減少

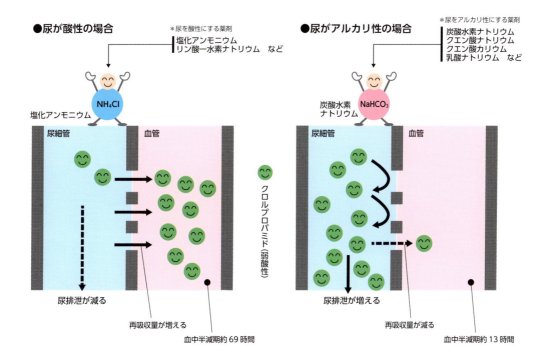

2 薬力学的相互作用

　薬力学的相互作用とは，薬物の血中濃度変化は起こらず，薬物動態学的作用とは異なる機序で薬物の効果を増強または減弱させ，有効血中濃度域を変化させることです。

> **作用点が同じ場合**
>
> 　同じ作用部位に働く薬剤を併用することで，薬効の強さが変動する場合があります。同じ受容体に作用するアゴニスト同士を併用した場合，その作用は協力的に働くので効果が増強します。また，アゴニストの薬剤に同じ受容体のアンタゴニストを併用すると，競合的に拮抗しますので効果は減弱します。
> 例：シムビコートタービュヘイラー＋ホクナリンテープ　➡　気管支拡張作用増強，動悸などの副作用増強
> 　　ミケラン＋メプチン　➡　頻脈改善作用減弱，気管支拡張作用減弱

> **作用点が異なる場合**
>
> 　作用点が異なる薬剤同士を併用した場合にも影響があります。作用する受容体は別であっても，結果的に同じ作用をもつ薬であれば，より強い作用が出ます。また，相反する薬効を示す薬剤を投与した場合も同様で，作用する受容体が別であっても，薬効が拮抗し，効果は減弱します。
>
> 例：Ca拮抗薬＋ARB　➡　作用部位は異なるが，どちらも血圧降下作用をもち，効果増強
> 　　ブスコパン＋ガスモチン　➡　胃腸運動抑制作用と亢進作用が拮抗し，効果減弱

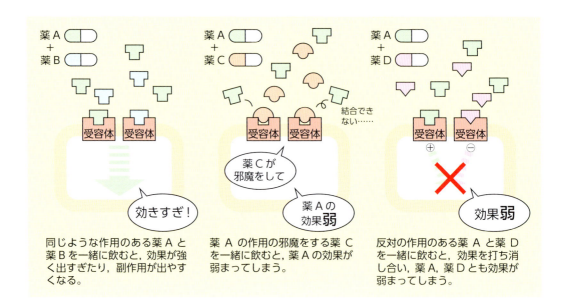

19 疑義照会の要・不要

1　疑義照会が必要な場合，不要な場合

　疑義照会とは，処方箋の記載内容について疑問が生じた時に，医師へ処方意図などを確認することをいいます。これは，薬剤師にとって重要な業務であるとともに，義務でもあります。つまり，疑問が解消されない限り，自分の判断や推測だけで調剤を行ってはいけません（ただし現場では，医師との事前の取り決め等により，疑義照会を省略する場合もあります）。

　なお，疑義照会によって医師の判断を必要とするものばかりでなく，後発医薬品への変更や調剤上の工夫など，薬剤師自身の判断で行うことができるものもあります。

必要	不要
・内容に不備がある場合 　判読不明な文字や用法，使用部位などの記載漏れ（患者に傾聴しても不明な場合）	・疑問点が患者からの傾聴で解決した場合 　（湿布や塗り薬の使用部位など）
・内容に不明な点がある場合 　（適応外の使用方法・用量・用法など）	・処方箋の後発医薬品変更不可欄に医師のサインがないもので，先発医薬品から後発医薬品（後発医薬品から後発医薬品）に類似剤形内で変更する場合(変更後の薬価は変更前の同額以下) ※事前の取り決めがない場合，事後報告が必要
・投与日数・錠数・枚数，剤形を変更する場合 　（残薬により処方日数を減らす場合で，調剤後の情報提供可の指示があれば不要）	・一般名の処方を先発医薬品または後発医薬品で調剤する場合 ※事前の取り決めがない場合，事後報告が必要
・一包化や粉砕，分割調剤について，処方箋には指示はないが，患者の希望で一包化や粉砕，分割を行い，加算を算定しようとする場合	・医師の指示はないが，計量混合を行い，その加算を算定する場合 　（2種類以上の粉剤や軟膏，水剤を混ぜて調剤）
・禁忌症や併用禁忌が含まれる場合 ・重篤な副作用と思われる症状が出ている，またはその初期症状が出ている場合 　（併用注意でも変更が必要と考えれば疑義照会する）	・一包化の指示はあるが，薬の性質や自己調節のため，一部の薬をヒートで調剤する場合 ※レセプトにコメントは必要 　→「マグミットは自己調整のため別包」 　　「スローケーは吸湿のため別包」　など
・他院で併用薬が重複した場合 　（同一の薬でなくても，作用点が同じ場合などは疑義照会する）	・医師の指示はないが，粉薬の量が少なすぎるので，均一に調剤するため，賦形剤（乳糖等）を混合し，その加算を算定する場合 ※賦形剤を含めて2種類の場合，計量混合加算は不可
・後発医薬品から先発医薬品に変更する場合	・医師の指示はないが，患者の希望で一包化や粉砕，分割を行い，その加算を算定しない（できない）場合
・医師の指示する後発医薬品から別の製薬企業の後発医薬品に変更することで，値段が高くなる場合	・在庫不足のため，患者に処方箋どおりの薬が渡せず，後日不足分を渡すことになった場合
・先発医薬品から後発医薬品，後発医薬品から後発医薬品へ変更する時に，後発医薬品変更不可欄に医師のサインがある場合，または類似剤形以外の剤形に変更する場合	・医師との事前の取り決めにより，後日連絡でもOKとされている疑義照会内容 　（漢方の食後服用や，外用用法は添付文書どおりでOKなど）

2 疑義照会の流れ

処方箋監査で疑問点を発見！
↓
患者への問いかけで解決を図る 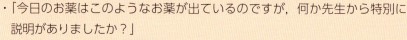 解決すれば調剤開始
- 「今日のお薬はこのようなお薬が出ているのですが，何か先生から特別に説明がありましたか？」
- 「湿布はどちらの箇所に使われますか？」 など・・・

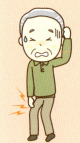
↓ 解決しなければ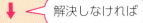

患者へ医師に疑義照会を行う旨と，時間をいただくことを伝える
「本日のお薬の内容で医師に確認したい箇所がありますので，しばらくお待ちいただけますか？」

↓

疑義照会のための準備を行う
→処方箋や添付文書，薬歴などを揃える
→代替案を用意しておく（変更可能な薬剤の選択や，剤形，調剤工夫の提案）

疑義照会（電話かFAXの場合が多い）
「いつもお世話になっております。
○○薬局の薬剤師△△と申します。本日発行の院外処方箋を受け付けたのですが，処方内容について（保険内容について）確認したい事項がございましたので，内科の□□先生をお願いできますでしょうか？」

「（医師に取り次いでもらう）○○薬局の薬剤師△△と申します。先生の患者さんの○○さんの本日発行の処方箋を受け付けたのですが，1点ご確認よろしいでしょうか？
本日の処方箋でA薬が出ておりますが，1年前に同じ成分の薬により，患者さんにひどい下痢症状が出たことがあると薬局のカルテに残っていました。もしよろしければ，同種同効薬のB薬であれば，そのような副作用が軽減されたお薬となっておりますので，そちらへの処方変更をご検討いただけますでしょうか？用法は1日1回10mgが基本の用量です」

（次頁へつづく）

第3章　保険調剤業務

↓ 変更になれば
「ありがとうございます。では，A薬からB薬10mg　1Tに変更し，1日1回朝食後で14日分お渡しさせていただきますので，どうぞよろしくお願いします。失礼いたします」

↓ 変更にならなければ
「かしこまりました。では，○○さんにはその旨伝えさせていただき，何か異変があればすぐに先生へご連絡していただくようにお伝えさせていただきます。失礼いたします」

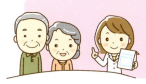

患者へ説明する
「お待たせいたしました。ただいま医師への確認がとれましたので，お薬の内容についてご説明させていただきます。──」

3　疑義照会の記録

疑義照会を行った際は，疑義照会を行った事実を記録として残しておかなければなりません。たとえ疑義照会の結果，処方内容に変更がなかった場合も同様です。

記載すべき内容
問い合わせ日時，照会内容，回答内容，照会者，回答者

記載する場所
薬歴，処方箋の備考欄，調剤録（処方箋原本の裏に印刷していない（裏打ちしていない）場合）

4　疑義照会のポイント

・疑問点を明確にし，筋道を立てて説明ができるよう，頭の中で文章を組み立てる。
・代替案や解決案を事前に用意しておく。
・処方医の判断や方針を批判しない。
・断定的な言い回しは避ける。

5　こんな時どうする？

1　医師への確認を行わずに事務員や薬剤師，看護師などが回答

薬剤師法第24条には，「薬剤師は医師の処方箋を受け取った際に，処方箋内容に対して疑問が生じた場合には，必ず処方した医師に内容の再確認を行う必要があり，その確認ができない限

95

り調剤をしてはならない」とされています。

　つまり，処方医に直接確認がとれていない場合，基本的には調剤不可となりますが，現場においてはある程度柔軟に対応することが多いです。

　総合病院などでは，一定の問い合わせに関してはマニュアル化がなされ，薬剤部が回答する場合があります。また，担当医が休みであれば他の医師が回答することもあります。なお，個人病院においても，残薬のための処方日数の変更や削除については，受付に伝えるのみで OK としているところがあります。ただし，その際でも，回答者の職種と氏名は確認し，控えておくことが重要です。

2 病院や医師が休みでつながらない

　臨機応変に対応することが求められます。基本的には連絡がつながり，確認が取れていないと調剤することはできませんが，残薬による減薬などであれば，後日に報告することでも問題ないと思われます。また，用法抜け（用法の記載漏れ）などは，患者からの傾聴で確認ができれば，調剤しても良いと思われます。ただし，患者には「医師へ後ほど確認の連絡をさせていただき，もし変更があればすぐに連絡いたします」と伝え，連絡先を控えておきましょう。

3 患者から医師への連絡は不要だと言われた

　調剤に関する法的根拠（先述した薬剤師法第 24 条）について説明し，理解を促します。ほとんどの患者はそれで納得してくれます。「どうしても連絡して欲しくない」，「さっさと薬を渡せ」などと怒りの感情を出すようであれば，偽造処方箋の可能性も考えられるので注意が必要です。特に向精神薬の過量投与や，むやみに長い処方日数などの場合はその疑いがあります。「法律違反となるため，調剤いたしかねます」とお伝えし，患者が希望すれば処方箋を返却しても良いでしょう。

20 書類の保管

関連法規	保管するもの	保管期間
医薬品医療機器法	薬局管理記録簿	3年
医薬品医療機器法	薬局製剤製造作業（管理）記録	3年
医薬品医療機器法	医薬品譲受・譲渡の記録 ※納品伝票で OK	3年
医薬品医療機器法	処方箋医薬品の譲渡に関する帳簿 ※処方箋で代用 OK	2年
医薬品医療機器法	特定生物由来製品に関する記録	20年
医薬品医療機器法	毒薬・劇薬譲受書	2年

麻薬及び向精神薬取締法	向精神薬譲受・譲渡・廃棄記録 ※納品伝票で OK だが，他の伝票とは区別して綴る	2 年
覚せい剤取締法	覚せい剤原料譲渡証	2 年
覚せい剤取締法	覚せい剤原料帳簿	2 年
麻薬及び向精神薬取締法	麻薬譲渡証	2 年
麻薬及び向精神薬取締法	麻薬帳簿	2 年
医薬品医療機器法	調剤済み処方箋	3 年
医薬品医療機器法	調剤録 ※処方箋への裏打ちで OK	3 年
保険薬局及び保険薬剤師療養担当規則	薬剤服用歴の記録	3 年
医薬品医療機器法	高度管理医療機器などの管理に関する帳簿	6 年
医薬品医療機器法	高度管理医療機器などの譲受・譲渡に関する記録	3 年
医薬品医療機器法	特定保守管理医療機器の譲受・譲渡に関する記録	15 年
医薬品医療機器法	薬局製剤・要指導医薬品・第一類医薬品販売記録	2 年
毒物及び劇物取締法	毒物・劇物の譲受・譲渡の記録	5 年
毒物及び劇物取締法	毒物・劇物の譲受書	5 年
毒物及び劇物取締法	毒物・劇物の管理帳簿	5 年
法人税法	領収書，伝票，棚卸表，出納表など	7 年*
商法・会社法	商業帳簿およびその営業に関する重要な資料	10 年

*確定申告書の提出期限より 7 年

　商業帳簿とは会社帳簿のことで，月次決算書，年次決算書（貸借対照表，損益計算書等）が該当し，保管期間は税法の規程にかかわらず，商法の規程による 10 年間の保管となります。なお，帳簿書類の保管方法は，原則として紙による保管となります。したがって，電子計算機で作成した帳簿書類についても，紙にアウトプットしたものを保管する必要があります。

　また，領収書，伝票，請求書，決算関係書類（棚卸表，各店舗の貸借対照表，損益計算書，現金出納帳，売掛・買掛帳等）のうち，商法上，重要な書類に該当するもの（レセプト関連データ等）は 10 年間の保管となりますが，その他のもの（会社帳簿に転記するようなもの）は，税法の規程に従い，7 年間の保管となります。

　このように，法律ごとで保管年数が異なりますが，伝票類については，商法＞税法＞医薬品医療機器法＞麻薬及び向精神薬取締法といった優先順位になると考えられるので，7 年間の保管となります。

第4章

リスク管理

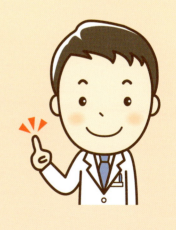

1 代表的な医療事故訴訟，調剤過誤事例

　医療事故とは，医療に関わる場所で，医療の全過程において発生するすべての人身事故で，次の場合を含みます。医療従事者の過誤，過失の有無は問いません。
① 死亡，生命の危険，病状の悪化等の身体的被害及び苦痛，不安等の精神的被害が生じた場合。
② 患者が廊下で転倒し，負傷した事例のように，医療行為とは直接関係しない場合。
③ 患者についてだけでなく，注射針の誤刺のように，医療従事者に被害が生じた場合。
　医療事故のうち，重大な過失が認められるような場合は，被害者による訴訟などで医療従事者である医師や看護師，薬剤師が罪に問われることがあります。

1　医療事故訴訟

■ 1955年「スモン病」

　突然の神経障害で，視覚障害や歩行困難が起きる原因不明のスモン病が発生。その後1967～1968年にかけて患者が大量に発生して社会問題に。1970年に原因が整腸剤成分の一つである「キノホルム」であることが判明し，同年9月7日に「キノホルム」を含んだ整腸剤ヴィオフォルム錠などの製造販売が中止された。ただし「キノホルム」はアルツハイマーの特効薬であるため，諸外国の医療現場では現在でも頻繁に使用されている。

■ 1962年「アザラシ肢症」

　睡眠薬「サリドマイド」による副作用で，両手足の欠損を中心とした奇形症候群の新生児出産が多発し，販売中止になる。日本でも睡眠薬やつわり防止用として「イソミン」という商品名で発売されていた。被害者は300名以上。しかし，「サリドマイド」は1990年代に入ってからは多発性骨髄腫などのがん治療に非常に有効であることが判明し，2008年にがん治療薬としての安全性が認められ，再び国内での製造販売許可を受けている。現在では副作用のない新しいタイプの研究と開発が進められている。

■ 2013年「過量投与による壊死」

　心臓疾患で入院していた生後1ヵ月の女児が発熱を起こしたため，抗生物質「バンコマイシン」の点滴による投与を行ったが，点滴開始から約1時間40分後に血管が詰まって入らなくなり，その後右足指3本が壊死していることが確認され，その後壊死した指を切除した。規定より10倍近い濃度で投与したため，血管が詰まったことが原因とされる。

・被害者「医師の過失を証明するのは難しく，補償される場合でも時間がかかる」
・医療者「医療過誤を厳しく問われるのは負担が大き過ぎる」
※以上のような問題や，真実の追及が裁判では困難であることから，近年医療紛争を訴訟外で解決しようという動きが高まっています。

2 調剤過誤事例

2005年「薬の取り違え」

1人薬剤師の薬局で，リズミックと劇薬のグリミクロンを取り違え，患者が重体になってしまう事故が発生。その後患者は死亡。事故を起こした薬剤師は業務上過失傷害罪で有罪となった。

2009年「ワーファリンの規格違い」

処方箋に記載されたワーファリンの1回量は1.5mgで，本来であれば，1mgの錠剤と0.5mgの錠剤を調剤すべきところ，誤って1mgの錠剤と5mgの錠剤を調剤。過量服用した82歳の男性患者はその後死亡。薬剤のピッキングを行っていた薬剤師と，薬局長で監査を行っていた薬剤師の2人を，業務上過失致死の容疑で書類送検。

2011年「分包機の設定ミス」

胃の負担を和らげる「胃酸中和剤」を医師から処方されていたが，重症筋無力症の治療に使う「コリンエステラーゼ阻害薬」（ウブレチド）を誤って一包化調剤（分包機の設定ミスが原因）。患者に全治不詳の中毒を起こさせた疑い（その後患者は死亡）。管理薬剤師は，在庫管理の際，調剤ミスに気づいた部下の薬剤師から報告を受けながら，患者に連絡せずに放置していた。警察は，調剤ミスに気づいた時点で連絡していれば死亡には至らなかったとみている管理薬剤師は業務上過失致死容疑，薬局の経営者は業務上過失傷害容疑で書類送検。

その後の調べで，薬局の経営者は「患者を待たせるのが嫌で，一包化後の監査を省いていた」と供述し，管理薬剤師は「経営者に叱責されるのが嫌で黙っていた」と供述。

「具合の悪い患者さんに早くお薬を渡してあげたいから，つい焦って監査が疎かになった」，「ミスしたことを患者や上司に怒られたくない」・・・そんな気持ちは誰にでもあるのではないでしょうか。しかし，薬剤師にとって一番大事な仕事は，安全で安心な医療を患者に提供することです。この痛ましい事件により，リスク管理の重要性が改めて見直されています。

- 実際に過誤が起こってしまった時の迅速かつ的確な対応の体制作り
- ミスを自己申告しやすい現場や上層部との環境・関係作り
- ミスの起こりにくい業務手順の見直し

普段からスタッフ同士および患者との信頼関係を良好に保ち，ミスが起きた際は，スタッフ全員で迅速な対応に努めるとともに，その原因と今後の対策を考えます。また，現場で解決できない事態も想定し，上層部によるフォローや，ミスをした薬剤師の精神的なケアを行う体制を構築します。そうすることで，ミスの隠蔽などによる最悪の事態は避けられるといえます。

医療従事者として，「患者の命を預かっている」意識を常にもち，「安心・安全な医療の提供」を心がけましょう。

2 名称・外観類似医薬品

1 名称類似医薬品

薬効の同じもの	
マグミット錠 330mg	マグラックス錠 330mg
ベザテート SR 錠 200mg	ベザトール SR 錠 200mg
MS 冷シップ「タイホウ」	MS 温シップ「タイホウ」
メバロチン錠 5mg	メバン錠 5mg
クラリス錠 200mg	クラリシッド錠 200mg
プレドニゾロン錠 1mg（旭化成）	プレドニン錠 5mg
薬効が異なるもの	
ムコダイン錠 500mg（去痰薬）	ムコスタ錠 100mg（胃粘膜保護薬）
クラビット錠 200mg（ニューキノロン）	クラリシッド錠 200mg（マクロライド）
ユリノーム錠 25mg（痛風治療薬）	ユリーフ錠 4mg（前立腺肥大治療薬）
ノイロトロピン錠 4 単位（解熱鎮痛薬）	ノイロビタン配合錠（混合ビタミン剤）
スローケー錠 500mg（徐放性カリウム剤）	スローフィー錠 50mg（滋養強壮薬）
ツムラ小青竜湯	ツムラ麦門冬湯
ツムラ麻黄湯	ツムラ麻黄附子細辛湯
ツムラ抑肝散	ツムラ加味逍遥散

公益財団法人日本医療機能評価機構

2 外観類似医薬品

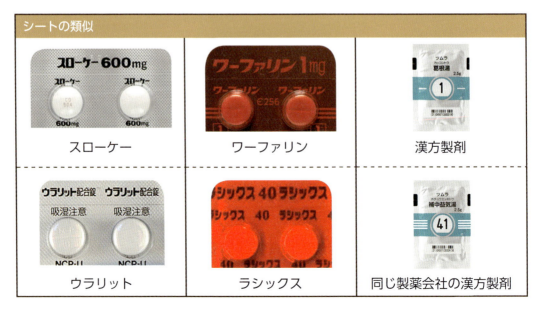

第4章　リスク管理

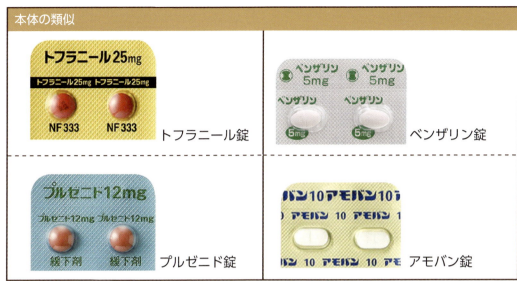

公益財団法人日本医療機能評価機構

3 ハイリスク薬

1 ハイリスク薬の種類

　薬剤師には，医薬品に関わるリスクマネジメントの観点から，患者の安全対策，特に副作用及び医薬品に関わる健康被害の防止に向けて，より具体的かつ積極的な取組みが求められています。また，安全管理が必要な医薬品（ハイリスク薬）を使用する患者に対しては，個々の生活環境や療養状況に応じ，適切な服薬管理と服薬支援を行うことが必要です。

ハイリスク薬		
・抗悪性腫瘍（がん）剤	・血液凝固阻止剤	・糖尿病用剤
・免疫抑制剤	・ジギタリス製剤	・膵臓ホルモン剤
・不整脈用剤	・テオフィリン製剤	・抗HIV剤
・抗てんかん剤	・精神神経用剤	

　これらの薬剤については，特定薬剤（ハイリスク薬）管理指導加算を算定できますが，同じ薬剤でも算定できる場合とできない場合があります。
　薬剤には，いくつかの適応をもつものがあります。例えば「ワソラン錠」の適応は頻脈性不整脈や狭心症，心筋梗塞であり，これは「不整脈用剤」に当てはまりますが，狭心症治療で処方されている場合は，ハイリスク加算による算定は不可となります（不整脈の治療として処方されている場合に限り算定可能）。また，薬効分類上「抗悪性腫瘍剤」に含まれていなくても，インターフェロンや酢酸リュープロレリンなどを悪性腫瘍の治療目的で使用した場合には，算定が可能となります。つまり，薬効分類で判断するというよりは，適応症で判断して加算するため，適応症が複数あるハイリスク薬には注意が必要です。

103

その他，算定の可・不可の判断が難しいハイリスク薬には，次のようなものがあります。

1 免疫抑制剤

分類上の「免疫抑制剤」の他，副腎皮質ステロイドおよび一部の抗リウマチ薬が含まれます。
※メトトレキサート，ミゾリビン，レフルノミド，インフリキシマブ，エタネルセプト，ゴリムマブ，リツキシマブ，トシリズマブ，カナキヌマブ，アバタセプトは含まれますが，金チオリンゴ酸ナトリウム，オーラノフィン，D-ペニシラミン，サラゾスルファピリジン，ブシラミン，ロベンザリット二ナトリウム，アクタリットは含まれません。

2 血液凝固阻止剤

イコサペント酸エチル，サルポグレラート，ベラプロストナトリウム，リマプロストアルファデクスおよび解熱・鎮痛を目的として投与されるアスピリンは含まれません。

3 精神神経用剤

薬効分類上の「精神神経用剤」（抗うつ薬を含む）は含みますが，抗パーキンソン剤や，催眠鎮静剤および抗不安剤は含まれません。

2　特定薬剤管理指導加算の条件

特定薬剤管理指導加算の算定要件は次のとおりであり，一度の投薬ですべての確認・指導は困難です。そのため，主な副作用の確認や，検査値を薬歴に記載することで算定が可能になります。また，初回の投薬時にも算定は可能ですので，起こりうる副作用情報などについて服薬指導した旨を薬歴に記載します。なお，検査値など，薬局で知りうることが困難なものについては，確認ができていなくても算定可能です。

> ① 薬歴による管理
> ② 文書（薬情）と口頭で説明し，最重要項目は患者の理解度を確認
> ③ 検査値やバイタルサインを得た際は，副作用発現の可能性の有無について確認・記載
> ④ 問題点があれば主治医に情報提供
> ⑤ 併用薬・OTC薬，嗜好品などとの相互作用にも注意

その他，日経DIオンラインのダウンロードサービスにあるチェックシートを使用すると，ハイリスク薬の管理，指導に必要なチェック項目が確認できますので，参考にしてください。

第4章　リスク管理

```
┌─────────────────────────────────────────────┐
│           ハイリスク薬管理指導チェックシート              │
│                                             │
│ ①不整脈用薬                                     │
│    ● 患者の客観的データ                              │
│       ◇ 最近の発作状況                              │
│           □有      □無                         │
│       ◇ 腎機能                                  │
│           □正常  □低下    （Cre：        ）        │
│       ◇ 肝機能                                  │
│          AST：      ALT：      LDH：            │
│                                             │
│    ● 他の薬剤の影響や薬物相互作用の有無                       │
│       相互作用チェック                                │
│       ◇ 不整脈用薬                                │
│           □無     □有　→評価〔         〕           │
│       ◇ Ca拮抗薬                                │
│           □無     □有　→評価〔         〕           │
│       ◇ β遮断薬                                 │
│           □無     □有　→評価〔         〕           │
│       ◇ 糖尿病薬                                 │
│           □無     □有　→評価〔         〕           │
│       ◇ その他（薬剤名：        ）（添付文書で確認）            │
│           □無     □有　→評価〔         〕           │
│                                             │
│    ● 副作用の発症状況                                │
│       ◇ 消化器症状（食欲不振・嘔気・嘔吐・下痢）                  │
│           □無     □有　→対策〔         〕           │
│       ◇ 神経症状（頭痛・めまい）                          │
│           □無     □有　→対策〔         〕           │
│       ◇ 肝機能異常                                │
│           □無     □有　→対策〔         〕           │
│       ◇ 循環器系症状（QT延長・房室ブロック・徐脈・動悸）             │
│           □無     □有　→対策〔         〕           │
└─────────────────────────────────────────────┘
```

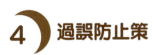　過誤防止策

1　ヒヤリ・ハット（インシデント），事故，過誤の違い

1　ヒヤリ・ハット

　患者に健康被害が発生することはありませんでしたが，「ヒヤリ」としたり，「ハッ」とした出来事を指します。患者への薬剤交付前か後か，患者が服用に至る前か後かは問いません。

2　調剤事故

　医療事故の一類型です。調剤に関するすべての事故に関連して，患者に健康被害が発生したも

のを指します。薬剤師の過失の有無は問いません。

3 調剤過誤

調剤事故の中で，薬剤師の過失により起こったものを指します。調剤の間違いだけでなく，薬剤師の説明不足や指導内容の間違い等によって健康被害が発生した場合も「薬剤師に過失がある」と考えられ，「調剤過誤」となります。

2 ヒヤリ・ハットからの分析（薬局ヒヤリ・ハット事例の結果分析）

日本医療機能評価機構の報告書である「薬局ヒヤリ・ハット事例収集・分析事業」（平成24年年報）によると，年末時点での参加薬局数は7225軒，報告事例数は7166件となっています。これを薬局1軒あたりに換算してみると，0.99件／年，0.0825件／月となり，1ヵ月の薬局稼働日数を25日とした場合，0.0033件／日となります。印象として発生件数は少ないように感じますが，ハインリッヒの法則＊を当てはめると，次のようになります。

1件：重大な事故・災害

29件：軽微な事故・災害

300件：ヒヤリ・ハット事例

0.0033件 ×300＝0.99件／日

この数字については，いろいろな解釈があると考えられます。しかし，調剤件数の大小にかかわらず，1日に0.99件の小さなミスが潜んでいるわけです。なお，この報告書には，さまざまなヒヤリ・ハットの情報や，共有すべき事例が掲載されていますので，参考にしてください。

http://www.yakkyoku-hiyari.jcqhc.or.jp/pdf/year_report_2012.pdf

3 起こりやすい過誤と防止策

1 調剤漏れの防止策

- ・監査の際，鉛筆で一つ一つチェックを入れる
- ・患者と一緒に確認しながら投薬する
- ・「処方箋の一番上から順に調剤する」，「処方箋の一番下から順に監査する」など，パターンを決めておく
- ・薬袋の順番と処方箋の記載順をあわせる

＊重大事故1件の背後には，それと同種の事故原因による「軽微な事故」が29件あり，さらに事故に至らなかったものの，「ヒヤリ」としたり，「ハッ」とした事例（ヒヤリ・ハット事例）が300件あるといわれているもの．

2 規格違いの防止策

- 同一銘柄の規格違いについては，1つは棚，もう1つは引き出しの中など，保管場所を分ける
- 2規格ある場合，それぞれの棚をテープ等で連結し，両方が一緒に出て来るようにする（規格違いがあることに気づかせる）
- 棚に表示する際は，規格を先に表記する
    例：アダラートCR20mg・アダラートCR40mg → 「20mg アダラートCR」，「40mg アダラートCR」
- ヒートを変える
    例：5mgは10Tヒート，10mgは14Tヒート
- 薬局内でルールを決め，汎用薬でない規格の場合は，処方箋にマークをつける
- 規格単位まで声に出して読み上げる癖をつける
- 規格違いのものが先発医薬品であれば，どちらか一方を後発医薬品にして品名を変える
    例：ノルバスク錠5mgとアムロジピン錠2.5mg「サワイ」
- 投薬時に，薬情を見ながら確認する。

3 ヒューマンエラーの防止

どんなに対策を講じても，また，どんなに教育や訓練を受けたとしても，ヒューマンエラーを完全になくすことは不可能です。エラーと共存し，コントロールすることによって被害を最小限に留めることが大切です。ヒューマンエラーを防止するために必要な方法としては，次のようなものがあります。

- 声に出す（呼称確認）：視覚刺激を音声刺激に変える
- 指を差す（指差し確認）：意識の焦点化・集中化
- 色をつける（カラーマーク）：感覚刺激を働かせる
- 他者に見せる（ダブルチェック）：思い込みによるエラーをなくす
- 時間を与える：余裕をもって作業する
- よく考える：じっくり自分の記憶と照らし合わせる
- ポスターを貼る：注意を常に誘発させる
- 場所を変える：物理的単純エラー，パターン認識エラーをなくす
- 事例を調べる：当事者責任の体験
- インシデントレポートを読む：エラーの心理的不安の軽減

4　ミスの種類

　新人および熟練者に多いミスの傾向は，次のとおりです。
　ミスの件数は熟練者の方が少ないといえますが，ミスを生み出す要因が多いのは実は熟練者です。仕事がマンネリ化すると，リスク管理が疎かになりますので，慣れてきた頃は要注意です。そういう時こそ，初心にかえって指差し確認，声出し確認を意識しましょう。

新人に多いミスの傾向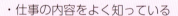

- 判断力が低い，または遅い
  - ➡ 時間的制約によりパニックを起こす
- 錯視や錯覚を起こしやすい
  - ➡ 類似医薬品の誤調剤
- 過度な一点集中で全体が把握できない
  - ➡ 規格に注意しすぎて相互作用を見落とす
- 冒険的行動
  - ➡ 未知の業務に自分の判断だけで挑み失敗
- 慣れない仕事による過負担・過疲労
  - ➡ 集中力の低下が早い
- 未経験や経験不足，未教育のため，自己制御や将来予測ができない
  - ➡ 吸湿性が高い薬剤を一包化してしまう

熟練者に多いミスの傾向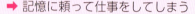

- 仕事の内容をよく知っている
  - ➡ 記憶に頼って仕事をしてしまう
- 仕事を苦もなくできる
  - ➡ 気の緩みが出やすい
- いつもの仕事はスムーズにできる
  - ➡ 突発的な仕事に弱い
- 仕事ができると自負している
  - ➡ プライドが邪魔をして周りを頼れない
- 仕事の間違いが少ない
  - ➡ 間違っても気づかない・指摘されにくい
- 仕事を早く仕上げられる
  - ➡ 手順を手抜きすることがある
- 不必要なことはやらない
  - ➡ 気配りができない，他のスタッフと連携できない
- 長時間の仕事に耐えられる
  - ➡ 気づかないうちに，疲労で意識が低下する
- 仕事は体が覚えている
  - ➡ 言葉にして仕事を教えることが苦手になる
- 今の仕事にだけ興味がある
  - ➡ 他に興味がわかず，視野が狭くなる

5 具体的なミスと防止策

1 処方箋の記載方法

院内処方をしている病院の院外処方箋を受付。小児の粉薬だったため、体重による監査を行ったところ、かなりの少量であることが判明。疑義照会のため再度確認したところ、処方箋の記載方法が1日量ではなく、1回量であった。

> ➡処方箋の記載方法は病院によって異なるため、特に近隣の病院以外からの処方箋の場合は注意する必要があります。この事例のような1日量や1回量の記載の違いの他、散薬などの場合は製剤量での記載か、成分量（力価）での記載かについて注意が必要です。

2 薬歴の確認不足

2年前にメイアクトMS細粒を服用して発疹が出たことのある患者ということで、薬歴の頭書きにはその旨が記載されていた。しかし、今回処方時にメイアクトMS細粒が処方されており、それに気づかずに投薬。その後、当該記載に気づいたため処方医に連絡したところ、2年前の発疹はメイアクトの副作用ではなかったようで（その後服用した際は大丈夫だったとのこと）、処方変更はなかった。

> ➡薬歴への記載がきちんと行われていたにもかかわらず、その情報を活かしきれませんでした。また、問診内容の更新を怠っていたことも原因となっています。この事例の場合、当該薬が副作用の原因ではなかったために事なきを得ましたが、同じことをくり返さないよう、注意しなければなりません。禁忌症となりうる疾患にかかっている、あるいは副作用歴があるような患者の薬歴には何か目立つような工夫をしておくと良いでしょう。
> 　例：付箋にその旨を記載し、頭書きおよび薬歴簿のどちらからでもすぐに確認できるようにしておく　等

3 患者間違い

患者Aの名前を呼び、カウンターに来たので投薬した。その後、患者Bの薬を用意していると、患者Aを名乗る人物から「薬はまだか」と問われ、患者Bに患者Aの薬を渡してしまったことが判明。

> ➡この事例の患者A、Bは、2人とも高齢で耳が少し遠かったようです。とはいえ、名前の確認はカウンターに来た際にも行うなど、複数回の確認が必要です。また、薬袋に印字してある名前を本人と一緒に確認することも誤投薬を防ぐ意味で大切です。なお、患者数の多い薬局の場合であれば、番号札を渡すなどの二重チェックを行うと良いでしょう。

4 薬袋への記載ミス

「1日3回，1回1包」と薬袋に記載すべきところを，「1日1回，1回3包」と誤って記載。薬の服用後，患者が入所する施設の職員によって発見され，薬局へ連絡。

> ➡ この事例の場合，当該薬の数量が不足するまで患者の訴えがなかったことから，3包ずつ服用し続けた可能性があり，非常に危険であるといえます。多忙な薬局では，事務員が薬袋を記載したり，あるいは薬袋印刷の機能を利用することが多く，薬剤師が記載に関与しない場合があるため，薬を薬袋に入れる際は，十分に記載内容もチェックする必要があります。

5 処方箋の原本確認

FAXで事前に処方箋を受け付けており，後日処方箋の原本を受け取って投薬。その際，FAXではアレグラが処方されていたが，原本では中止になっていたのに気づかず，渡してしまった。

> ➡ 大きな病院からの処方箋などは，こうした形で受け付けることもあるかと思います。処方箋枚数が多いと見落としがちになりますが，しっかりと原本とコピーを見比べて，印字のかすれで読み間違いをしていなかったかなど，新たな気持ちで監査を行うことが大切です。

5　調剤過誤と報告

1　薬局における事故発生時の初期対応

調剤事故が発生した際，最も大きな影響をおよぼすのが初期対応です。被害者となった患者と初めて向き合う初期対応は，それ如何によって被害者，加害者の基礎的な感情を構築する重要な瞬間であることを忘れてはいけません。調剤事故の一報が入った時，連絡を受けた薬剤師は，必要な情報を患者側から聴き取ったうえで，すみやかにその内容を薬局の管理者や開設者に報告します（報告を受けた後，薬局は，組織的に対応するための準備にとりかかります）。

第4章 リスク管理

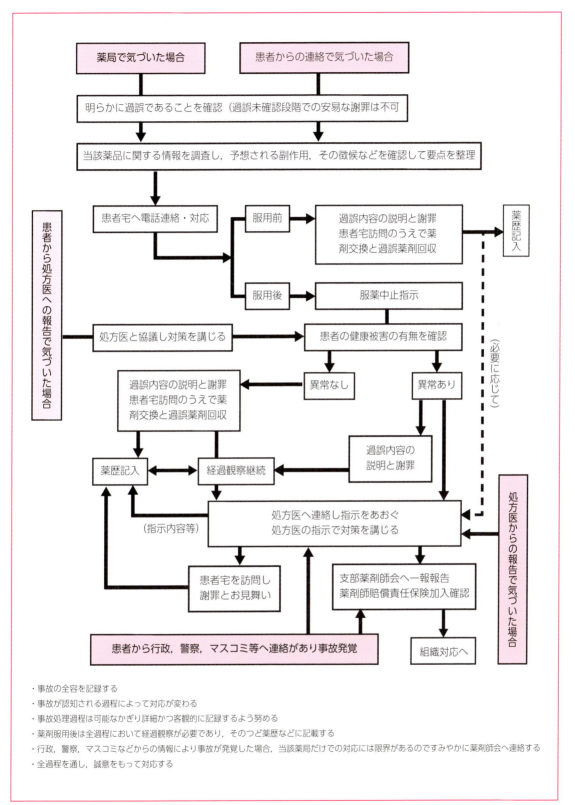

- 事故の全容を記録する
- 事故が認知される過程によって対応が変わる
- 事故処理過程は可能なかぎり詳細かつ客観的に記録するよう努める
- 薬剤服用後は全過程において経過観察が必要であり，そのつど薬歴などに記載する
- 行政，警察，マスコミなどからの情報により事故が発覚した場合，当該薬局だけでの対応には限界があるのですみやかに薬剤師会へ連絡する
- 全過程を通し，誠意をもって対応する

薬局における事故発生時の初期対応

2　調剤過誤時の対応とポイント

1 全体を通した共通事項（迅速，かつ誠意をもって対処する）

- 客観的事実を詳細に記録すること
  紛争へ発展する可能性があるため，時系列的かつ客観的な記録が，事態の解決に大きな意味をもちます。
- 健康被害の確認と被害拡大の防止
  被害のレベルを確認するとともに，救急処置や受診の必要性の判断，他の患者への被害の可能性について検討し，対応します。
  例：粉薬の充填を誤った場合，充填後に調剤したすべての患者は誤投薬である可能性があり，大至急当該患者に連絡をとる必要があります。

2 患者およびその家族への対応

① 重要な事実を省かない。
　間違えた薬が何であったか，副作用で起こりうる症状は何かなど，たとえそれが軽微なことであっても，事実はすべて伝える。
② 因果関係を省かない。
　現在起きている症状が，調剤過誤によるものであることが考えられる場合，軽微であっても，きちんと伝える。
③ 明確に説明できないことがあれば率直に伝える。多少でも不明な点があることについては，断定的な言い方はしない。
④ 事態について異なる見解があれば，それもきちんと伝える。
⑤ 当初の説明と異なることが起こった場合はきちんと伝える。
⑥ ミスの事実があれば，結果として影響を与えていないと考えられるものでも，包み隠さず伝える。
⑦ 患者やその家族の心情に対し，適切な配慮をする。

第 4 章　リスク管理

調剤過誤発生時　確認事項リスト

1）患者の氏名：（　　　　　）　生年月日：（明・大・昭・平　　年　　月　　日）
2）電話をかけてきた人の名前（本人との続柄）：
　　本人・母・父・子供・その他（　　　　　　　　）
3）電話番号（連絡先）：（　　　　　－　　　　　－　　　　　）
4）どこの医療機関の処方薬か：
5）どのような間違いか：
6）服用前か後か：服用前　服用後

服用後であれば…
7）服用からの時間：
8）患者がどのような状態か
　　体調変化なし：
　　体調変化あり：
　※救急処置が必要かどうかを判断し，必要な場合は責任をもって受診を促す。
　　近隣の救急先：
　※こちらで処方内容や交付薬剤等を確認のうえ，折り返し電話する旨を伝える
　　（相手の電話番号を確認し，一度電話を切る）。
　※折り返し電話をする前に，処方箋に記載されたすべての医薬品と薬歴等を手元に揃える。
　　間違いが明らかな場合は，その間違えた薬剤に関する情報も収集するなど，すみやかに
　　対応する。

・処方医への連絡
調剤過誤の発覚が患者の服用後であった場合，現時点で副作用症状がなくても医師へ連絡し，今後の指示をあおぐ必要があります。その際，間違えた薬剤の副作用情報，対処法について情報提供できるよう，準備する必要があります。

・事故経過の整理
事故の原因を確定し，管理者（管理者がいなければ上司）と相談して，薬局として組織的に対応する準備を行います（事故を起こした当事者のみでの対応は NG です）。

・事故かどうか疑問点がある場合
患者の勘違いや理解不足，明らかな言いがかりの場合もあります。勘違いであれば，丁寧に優しく説明し，患者の理解を求めます。揚げ足を取るような発言や，責めるような発言，馬鹿にするような発言にならないよう気をつけます。言いがかりであれば，冷静かつ毅然とした態度で望み，安易な判断はせず，組織として対応することが必要です。

・事実経過の記録
「誰が」，「いつ」，「何を話した」など，話し合いの内容について詳細に記録しておくと，その後の対応にも役立ちます。事実経過は事故当事者以外の者が記録することが望ましく，可能で

あれば管理薬剤師が良いといえます。また，記録には記録者の署名と日付を記入します。
筆記具は，ボールペンなどの簡単に書き直しができないものを用い，訂正については二重線をひくなど，変更履歴が判読できるようにしておきます（訂正前後の内容が判読できないと，「改ざん」したと判断されてしまうので注意しましょう）。

・報告書の作成
事故報告書を作成し，上司と薬剤師会へ提出するとともに適切に保管しましょう。また，調剤過誤に至らなかったヒヤリ・ハット事例の場合は，薬局内のスタッフで情報を共有し，それが特殊事例であれば，上司に報告して，エリアやグループ内において情報を共有しましょう。なお，日本医療機能評価機構が全国の調剤薬局からヒヤリ・ハット事例を収集しているので，協力することも良いといえます（http://www.yakkyoku-hiyari.jcqhc.or.jp/）。
※報告書は薬剤師会のホームページからもダウンロードできます。
　　http://www.nichiyaku.or.jp/anzen/?page_id=583

3　平時に求められる体制整備

・連絡受け入れ体制の整備
休日・夜間でも，常に患者と連絡がとれる体制を整備しておきましょう（携帯電話への自動転送といった方法があります）。

・薬局内連絡体制の確立
管理者が不在の時でも，すみやかに対応がとれるよう，薬局内の連絡・指示系統を確立しておきましょう。各スタッフの携帯電話の番号等は最低限控えておくべきです。

・再発防止策の構築
事故事例の発生原因等を分析して，今後同様の事故が発生しないような再発防止策を検討し，策定できる体制を構築します。また，個人の責任を追及するのではなく，組織として再発防止を考えられるような体制を整備するとともに，スタッフの教育・研修についても，事故をふまえ，その内容を充実するよう検討します。

4　薬剤師賠償責任保険制度

薬剤師賠償責任保険（薬賠責保険）とは，薬剤師が業務中に発生した偶発的な事故のため，被害者に対して法律上の賠償責任を負うことによって被る損害に対し，保険金が支払われる制度です（これにより，安心して日々の業務に専念できるといえます）。ただし，調剤事故に対する賠償責任が薬局側にあるかどうかにかかわらず，まず患者に誠意をもって対応することが重要です。

事故を起こした場合，薬剤師賠償責任保険制度に加入しているからといって「すべて責任をとります」，「保険で払います」といったフレーズは禁句です。実際には薬局側に賠償責任がない場合でも，患者やその家族から賠償請求が提出され，紛争化するおそれがあるからです。

事故発生後の対処の流れは次のとおりです。なお，ケースによっては保険金が支払われない場合もあるので注意が必要です。
※詳細については次の web サイトを参照してください。
　　http://www.nichiyaku.or.jp/action/wp-content/uploads/2014/01/baiseki26.pdf

第4章 リスク管理

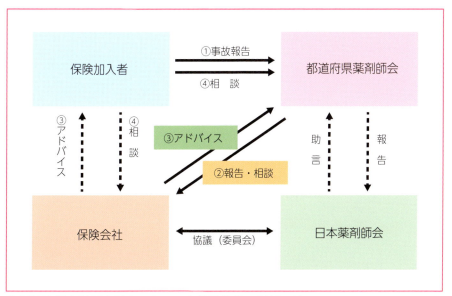

薬剤師賠償責任保険制度における事故発生後の対処の流れ

第5章

情報の収集と提供

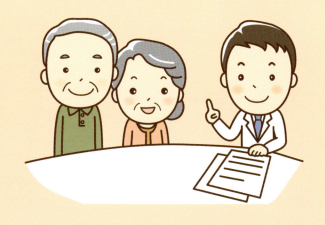

1 医薬品の基本的情報源と特徴

医薬品を適正に患者に使ってもらうためには，薬剤師が正確かつ最新の情報を知っておく必要があります。医薬品を取り扱うのに必要な情報には次のようなものがあります。

情報源提供元	情報源	情報の内容	特徴
厚生労働省	医薬品等安全性関連情報	医薬品等の安全性に関する政府の情報を網羅	安全性情報提供や，副作用・感染症・不具合の報告用サイトへのリンクあり。
	医薬品等回収関連情報	回収に関する情報	自主回収商品の情報や，国や都道府県が回収命令した品目の情報あり。
	後発医薬品の使用促進について	後発医薬品に対する行政の施策を網羅	患者への説明用資料や医療関係者への説明資料あり。また，後発医薬品についての調査結果も掲載。
日本製薬団体連合会（日薬連）	医薬品安全対策情報（DSU）	添付文書の改訂情報を集約	改定内容を重要度別に分類。製薬企業の改訂情報を掲載。
製薬企業	医療用医薬品添付文書	医薬品に関する基本的な情報	医薬品医療機器法に定められた法的根拠に基づいた文書。
	医薬品インタビューフォーム	添付文書を補う情報（粉砕の可否や配合変化など）	製薬企業が任意で作成。安定性，毒性など添付文書では不十分な情報を収載。
	医療用医薬品製品情報概要（パンフレット）	薬剤師向けの広告。	新薬や，新しい適応が追加された医薬品を宣伝するために概要をまとめたもの。
	緊急安全性情報（イエローレター）	新たな重大な副作用の発現情報	すぐに患者への連絡が必要な副作用の可能性あり。
	安全性速報（ブルーレター）	イエローレターほどの緊急性はないが，重要な改訂	迅速に注意喚起を図る必要のある情報。
医薬品卸売販売業	医薬品情報冊子	比較表やニュース等	現場で役立つ情報を提供。比較表や指導せんの発注などができる。
薬剤師会	日本薬剤師会HP	トピックやイベント	薬剤師に関わるさまざまな情報を発信。
オレンジブック研究会	医療用医薬品品質情報集（オレンジブック）	製剤の溶出性等に係る品質情報	品質再評価に関する広範囲の情報を掲載。

第 5 章　情報の収集と提供

2　医薬品の基本的な情報の収集

医薬品の基本的な情報の入手方法の一覧です。

情報源	入手方法	関連サイト
医薬品等安全性関連情報	サイト，PMDA メルマガ	http://www.mhlw.go.jp/stf/seisakunitsuite/bunya/kenkou_iryou/iyakuhin/iyaku/index.html
医薬品等回収関連情報	サイト，MS・MR の訪問	http://www.mhlw.go.jp/stf/seisakunitsuite/bunya/kenkou_iryou/iyakuhin/kaisyu/index.html
後発医薬品の使用促進について	サイト，製薬企業の HP	http://www.mhlw.go.jp/stf/seisakunitsuite/bunya/kenkou_iryou/iryou/kouhatu-iyaku/index.html
DSU	PMDA サイト，郵送	http://www.info.pmda.go.jp/dsu/dsu_index.html
添付文書	PMDA サイト，医薬品に添付	http://www.info.pmda.go.jp/psearch/html/menu_tenpu_base.html
インタビューフォーム（粉砕・分割の可否，配合変化情報，透析の除去率など）	PMDA サイト，製薬企業	同上
イエローレター，ブルーレター	MS・MR 訪問，郵送	同上
パンフレット	製薬企業サイト，MS・MR 訪問	各製薬企業サイト
医薬品情報冊子	MR 訪問，製薬企業サイト	同上
指導せん	MR 訪問，製薬企業サイト	同上
後発医薬品の先発医薬品との比較表	MR 訪問，製薬企業サイト	同上
オレンジブック（溶出性など）	オレンジブックサイト	http://www.jp-orangebook.gr.jp/

　医師や患者からの質問などで，わからない情報にぶつかることもあると思います。先輩薬剤師に直接聴くことも可能ですが，時間が許すようであれば自分で調べるようにしましょう。その方が覚えやすいし，調べ方が身につきます。インターネットで情報を検索すれば大抵のことは出てきますが，信用性・信頼性の低い情報の可能性もあるため，医薬品のことは各製薬企業のサイトで調べるか，電話にて問い合わせましょう。

添付文書の末尾に，製品に関する問い合わせ先（製薬企業への連絡先）が記載されています。

3 添付文書

添付文書の記載事項とチェック事項は次のとおりです。

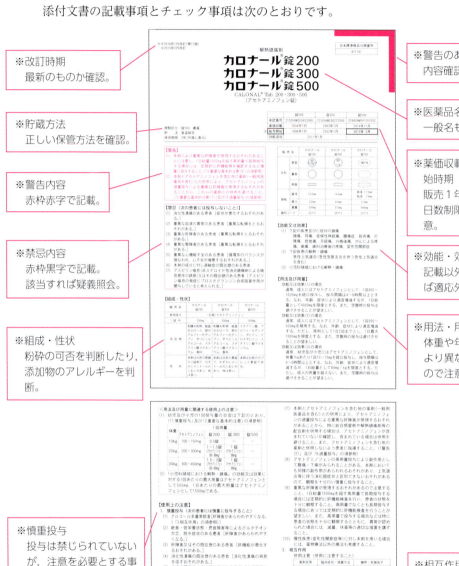

※改訂時期
　最新のものか確認。

※貯蔵方法
　正しい保管方法を確認。

※警告内容
　赤枠赤字で記載。

※禁忌内容
　赤枠黒字で記載。
　該当すれば疑義照会。

※組成・性状
　粉砕の可否を判断したり，添加物のアレルギーを判断。

※慎重投与
　投与は禁じられていないが，注意を必要とする事項。

※重要な基本的注意
　重大な副作用の防止や服薬指導に役立つ情報。

※警告のあるものは赤枠内容確認。

※医薬品名と規格
　一般名も記載。

※薬価収載時期，販売開始時期
　販売1年未満のものは日数制限があるので注意。

※効能・効果
　記載以外の病名であれば適応外処方。

※用法・用量
　体重や年齢，適応症により異なることがあるので注意。

※相互作用
　併用を避けたり，服用時間をスライドさせる際の目安など，注意点を記載。

第5章 情報の収集と提供

※副作用
発生率などから起こりやすいものを確認。

※高齢者，妊婦，授乳婦への注意点

※臨床成績
臨床データを確認。

※薬効薬理
薬の作用機序を記載。
相互作用や副作用について考察。

※適用上の注意
薬剤交付時の指導の注意点や服薬指導の注意点を記載。

※薬物動態
半減期やAUC，食事の影響などを記載。
用法変更の可否や，効果の持続時間を考察するのに必要。

※有効成分に関する理化学的知見
温度の影響や水への溶解度などを考察。

※取扱い上の注意
安定性試験の結果。

※主要文献
どのような資料を基に作成されたか。

※問い合わせ先
文献や資料の請求，または医薬品についての疑問に答えてくれるコールセンターの番号。

121

4 緊急安全性情報，製造中止・不良品の回収などの情報

1 緊急安全性情報

　「緊急安全性情報」が初めて発行されたのは，1987年1月ですが，当初の緊急安全性情報は，現在のそれとは発行基準が大きく異なっていました。最近（2011年7月）も，緊急安全性情報の新しい作成指針が公表されています。しかし，過去の基準で発行された緊急安全性情報であっても，その対象となった薬が「リスクが高いために注意喚起が行われた薬剤」であることに変わりありません（その薬剤が，現在も使われていればなおさらです）。当時と同様のリスクが眠っている可能性に注意を払う必要があります。

　独立行政法人医薬品医療機器総合機構（PMDA）のwebサイトでは，1997年7月以降に発行された緊急安全性情報については閲覧可能ですが，それ以前に発行された緊急安全性情報については，どの薬剤が対象であったのか把握できない状況にあります。1997年以前に発行されたものも含め，緊急安全性情報に関する情報を表にまとめました（原則として，医療機器についての情報は省きました）。なお，これらは現在も薬局等で広く使用されている薬です。

1987年1月	ST合剤（バクタ・バクトラミンなど）	血液障害，ショック，スティーブンス・ジョンソン症候群，ライエル症候群*，光線過敏症，偽膜性大腸炎，肝障害，腎障害，神経症状，PIE症候群（好酸球性肺炎），血便，血尿，無菌性髄膜炎
1987年3月	ハルシオン	服用後の朦朧状態・中途覚醒時の健忘症状
1988年7月	アロプリノール（ザイロリックなど）	再生不良性貧血
1990年9月	プロパノール（プロノンなど）	投与中の心室頻拍・心室細動の発現
1996年3月	小柴胡湯	間質性肺炎
1997年5月	ベロテックエロゾル	過量投与と喘息死
1999年6月	チクロピジン（パナルジンなど）	血栓性血小板減少性紫斑病（TPP）
2000年2月	ベンズブロマロン（ユリノームなど）	劇症肝炎
2000年10月	ピオグリダゾン（アクトスなど）	投与中の急激な水分貯留による心不全
2000年11月	ジクロフェナクナトリウム（ボルタレンなど）	インフルエンザ脳炎・脳症の患者に対する使用で症状悪化
2002年4月	オランザピン（ジプレキサなど）	血糖値の上昇による糖尿病性昏睡・糖尿病性ケトアシドーシス
2002年7月	チクロピジン（パナルジンなど）	重大な副作用の防止について血液検査の徹底
2002年11月	セロクエル	血糖値の上昇による糖尿病性昏睡・糖尿病性ケトアシドーシス
2007年3月	タミフル	異常行動（特に10代患者（服用開始2日間は保護者による観察）

*中毒性表皮壊死融解症

2　製造・販売中止情報

　医薬品や医療機器がなんらかの事情で製造や販売を中止する際，その情報は医薬品および医療機器の卸売企業のMS，あるいは製薬企業および医療機器製造販売企業のMR経由で薬局に入ってきます（郵送での場合もあります）。インターネットで確認する場合，alf-web* の経過措置一覧などを参考にすると良いでしょう。

　製造・販売の中止理由としては，重篤な副作用が起こりうる薬剤で，メリットよりデメリットの方が大きいと判断されたものや，販売後に改良品などが増えたことによって売上が減少したため中止になる薬剤もあります。現在患者に処方されている薬が製造・販売中止品目に該当するとわかった場合，早めに代替薬を検討する必要があります。処方医に代替薬案を情報提供し，今後の治療方針を決定してもらうようにしましょう。

3　不良品の回収情報

　何らかの事情（無許可医薬品を販売していた場合や，製造過程で異物が混入してしまった等）により，医薬品や医療機器を製薬企業および医療機器製造販売企業が自主回収（リコール）することがあります。

　その際，回収される製品は，健康への危険性の程度によりクラス分類され，Ⅰ，Ⅱ，Ⅲの数字が割り当てられます。

> **クラスⅠ**
> その製品の使用等が，重篤な健康被害または死亡の原因となりうるもの。

> **クラスⅡ**
> その製品の使用等が，一時的なもしくは医学的に治癒可能な健康被害の原因となる可能性があるか，または重篤な健康被害のおそれはまず考えられないもの。

> **クラスⅢ**
> その製品の使用等が，健康被害の原因となることがまず考えられないもの。

4　医療機器の回収の種類

　医療機器の回収では，物理的に他の場所へ移動させずに修理，調整等を行う場合を，特に「改修」と表現して区別しています。

---

* 医薬品卸売企業であるアルフレッサグループの各会社が運営する，医療機関従事者向けの「医療情報」などを提供する会員制総合ポータルサイト。

回収

「回収」とは，医療機器製造販売業者等がその製造販売または製造，承認を受けた医療品等を引き取ること，または「改修」することをいいます。ただし，「在庫処理」および「現品交換」の他，医療機器製造販売業者等が新製品の販売にあたり，品質，有効性および安全性に問題のない旧製品を置き換える行為を除きます。

改修

「改修」とは，医療機器製造販売業者等がその製造販売または製造，承認を受けた医療機器を物理的に他の場所に移動することなく，修理，改良，調整，廃棄または監視（患者のモニタリングを含む）を行うことをいいます。

5　患者対応

1　緊急安全性情報と安全性速報

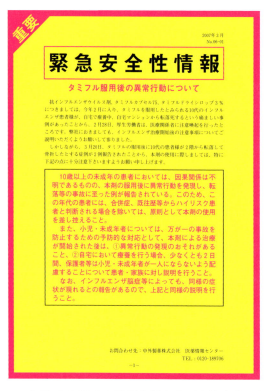
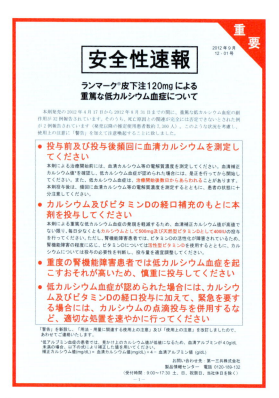

- MRやMSから情報を得ます（直接来訪の場合やFAX等）
- 患者対応について，薬局スタッフや処方医と打ち合わせをします（いつ連絡するか，どこまで説明するか，どのように説明するか，服薬中止や受診の指示を行うか等）。
- 緊急の連絡を要する場合は，服用期間中の患者をピックアップし，電話にて事情を説明します

（患者のピックアップにはレセコンを利用します）。

2 不良品回収
緊急安全性情報および安全性速報の場合と同様の対応となります。

3 製造・販売中止
製造・販売中止品目の情報があった場合，中止までにしばらく期間が設けられることがあります（経過措置品目といいます）。経過措置品目となった製品については，中止の日までに代替薬を薬局で検討し，それをまとめた資料を医師へ提案します。また，どの薬を使うか，変更するタイミングはどうするか等を，医師と事前に決めておくとスムーズに対応することができます。

※患者説明用の資材を製薬企業等が作成している場合は，ぜひ有効活用しましょう。

5 医薬品・医療機器等安全性情報報告

医薬品・医療機器等安全性情報報告制度とは，医療の現場で医薬品または医療機器の使用によって発生する健康被害（副作用，感染症および不具合など）を医薬品医療機器法に基づいて，厚生労働大臣に直接報告する制度です。報告された情報は，分析・評価されて必要な対策を講じられ，広く医療関係者に提供されることによって安全確保が図られます。

すべての医療機関および薬局等の開設者または医師，歯科医師，薬剤師，登録販売者などの医療に携わる者のうち，業務上医薬品または医療機器を取り扱う者が報告者になります。なお，医薬品または医療機器との因果関係が明確でない場合であっても報告の対象となります。

報告には，郵送，FAX，e-mail，電子政府の総合窓口（e-Gov）の 電子申請システムを利用する方法があります。報告先や報告書の様式など，くわしい情報についてはPMDAの次のサイトを参照してください。

http://www.info.pmda.go.jp/safety/reports/hcp/pmd-act/0003.html

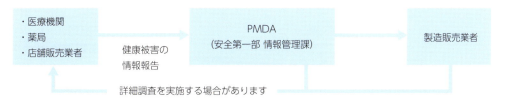

※報告された情報は，報告者の氏名，施設名および患者のプライバシーなどに関する部分を除き，公表することがあります。

6 医薬品副作用被害救済制度

　医薬品は，有効性と安全性のバランスの上に成り立っているため，副作用の発生を防止できないことがあります。医薬品副作用被害救済制度とは，医薬品（OTC 医薬品を含む）を適正に使用したにもかかわらず，副作用によって一定レベル以上の健康被害が生じた場合，医療費等の諸給付を行う制度のことです（例外あり）。給付の種類としては，医療費，医療手当，障害年金，障害児養育年金，遺族年金，遺族一時金および葬祭料があります。請求方法は，健康被害を受けた本人（本人死亡の場合は遺族）が，請求書と添付資料（医師の診断書等）を PMDA へ提出することにより行います。PMDA は，厚生労働大臣による医学的薬学的判定に基づき，給付の可否を決定します。なお，この決定に対して不服がある場合は，厚生労働大臣に審査を申し立てることができます。詳細については，PMDA の web サイトを参照してください。

　　http://www.pmda.go.jp/kenkouhigai_camp/general04.html

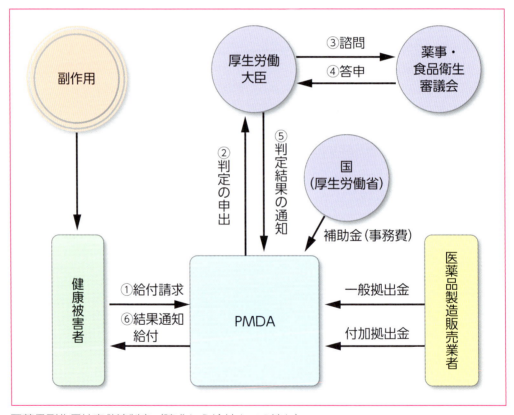

医薬品副作用被害救済制度（請求から給付までの流れ）

第 5 章　情報の収集と提供

7　相手に合わせた適切な情報の提供

　話す相手によって，敬語であったり，くだけた言葉であったり・・・と，私たちは日常生活において話し方を使い分けていると思います。それは，薬の説明をする際にも同様であり，また必要なことです。相手が薬剤師や医師などの医療従事者の場合，ある程度専門用語を使用しても伝わりますが，医療従事者ではない人に対しては，できる限りわかりやすい用語で説明する必要があります。相手に伝わらない，理解してもらえないのであれば，それは説明したとはいえません。
　特に説明に注意が必要なケースを考えてみます。

1　小児

　基本は付き添いの大人へ説明をします（父母，祖父母，兄弟など）。本人のみが来局した場合は，年齢に応じた説明を行い，理解が難しそうであれば，説明文書を渡して「おうちの人に読んでもらってね」と声がけをしましょう。
　小児では服薬拒否につながりやすい薬も多くあります。味が苦くて飲みにくいものや大きくて飲みにくいものは，あらかじめ混ぜて良いもの・悪いものを伝えてあげましょう（バニラアイスは OK，酸味のあるものは NG など）。
　また，初めて乳幼児へ服薬させる場合や座薬を使う場合には，コツなどを伝えましょう。粉薬の場合，少量の水で薬を練って団子状にし，上あごや頬の内側に塗りつけると飲んでくれやすいです。乳児であれば，ミルクとは別に薬を与えたほうが良いでしょう。もしミルクに混ぜて飲ませたりした場合，ミルク嫌いになってしまう可能性があります。

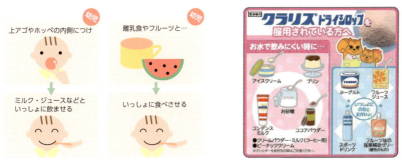

※指導せんもありますので活用しましょう

薬剤と混ぜて良いもの・悪いもの

薬効分類	薬品名	飲食物														
		牛乳	コーヒー牛乳	ヨーグルト	乳酸菌飲料	アイスクリーム	プリン	チョコクリーム	ココア	練乳	オレンジジュース	アップルジュース	スポーツ飲料	お茶類	ゼリー	温かい飲み物
抗生剤・抗ウイルス剤	アシクロビル顆粒40%	○	-	○	-	-	-	-	-	-	○	○	-	-	-	-
	エリスロシンドライシロップ10%	-	-	●	●	◎	-	-	○	○	●	●	●	-	-	-
	クラリシッド・ドライシロップ小児用	◎	-	●	●	◎	○	-	○	○	●	●	●	-	-	-
	クラリスドライシロップ小児用	◎	-	●	●	◎	○	-	○	○	●	●	●	-	-	-
	ケフラール細粒小児用100mg	-	-	◎	◎	-	◎	-	●	●	●	●	●	●	-	-
	ジスロマック細粒小児用	◎	◎	●	◎	◎	◎	-	○	○	●	●	●	●	-	-
	セフゾン細粒小児用	○	-	○	○	○	○	○	○	○	○	○	○	○	○	-
	ゾビラックス顆粒40%	○	-	○	○	○	○	○	○	○	○	○	○	○	○	-
	タミフルドライシロップ3%	-	-	◎	●	●	-	○	-	-	◎	◎	◎	-	-	-
	トミロン細粒小児用100	-	-	◎	◎	◎	-	○	-	-	●	●	●	●	-	-
	パセトシン細粒	●	-	●	○	-	-	-	-	-	-	-	◎	-	-	-
	ファロムドライシロップ小児用	-	-	-	-	◎	-	-	-	-	-	◎	-	-	-	-
	フロモックス小児用細粒100mg	○	-	◎	●	◎	-	-	-	-	○	○	●	-	-	-
	ホスミシンドライシロップ	○	○	-	-	-	-	-	-	-	-	-	-	-	-	-
	ミノマイシン顆粒	△	△	△	◎	-	○	-	○	○	-	△	-	-	-	-
	メイアクトMS小児用細粒	◎	-	-	○	-	-	-	-	-	-	-	-	◎	-	-
	リカマイシンドライシロップ	◎	-	●	●	◎	-	○	-	-	●	●	●	-	-	-
	ワイドシリン細粒200	◎	-	●	◎	○	-	●	-	-	-	-	-	-	-	-
消化器系薬剤	アドソルビン	●	●	○	-	○	-	-	-	-	-	-	-	-	△	-
	ナウゼリンドライシロップ	-	-	●	-	○	●	○	-	-	●	●	●	-	-	-
	ビオフェルミンR	○	○	○	○	○	○	○	○	○	○	○	○	○	○	○
	ロペミン小児用	-	-	●	-	◎	◎	◎	-	-	●	●	●	-	-	-
呼吸器系薬剤	アスベリンドライシロップ2%	○	-	-	-	-	-	-	-	-	○	○	○	-	-	-
	テオドールドライシロップ20%	-	-	●	●	-	-	-	-	-	●	●	●	-	-	-
	小児用ムコソルバンDS 1.5%	◎	-	○	-	-	-	-	-	-	◎	◎	○	-	-	-
	ムコダインドライシロップ	●	-	-	-	-	-	-	-	-	-	-	-	-	●	-
抗アレルギー薬	アレジオンドライシロップ1%	◎	-	◎	-	◎	-	○	○	-	-	-	-	◎	△	-
	オノンドライシロップ	-	-	-	-	-	-	-	-	-	-	-	-	-	-	-
	ザジテンドライシロップ	○	-	○	○	○	○	○	○	○	○	○	○	○	○	-
	ニポラジン小児用細粒0.6%	○	-	○	○	○	○	○	○	○	○	○	○	○	○	-
解熱鎮痛剤	カロナール細粒20%	△	-	●	-	△	-	-	-	-	●	●	●	-	-	-

◎：飲みやすい　○：問題なし　●：飲みにくくなる　△：吸収などに影響あり　-：不明

2　妊婦

　定期的に受診している患者の場合，医師へ妊娠を告げることを忘れている場合があります。また，医師に告げたことで薬局にも伝わっていると考える患者も多いため，受付に掲示するなどして，妊娠中，授乳中である旨を申し出てもらえるようにすることが必要です。

　妊娠中であることがわかれば，妊娠週数の確認をし，胎児への影響の度合いや，服薬しないことによる母体や胎児への影響を考察します。そのうえで<u>有益性を上回る危険性がある場合（禁忌症など）は，医師へ疑義照会</u>を行います。患者が服薬に大きな抵抗感を示している場合は，臨床成績などを基に，安心して服薬できるよう精神的ケアを行うことも大切です。

　胎児への薬の影響などは，治験が行われにくく，明確な情報がないことも多いので，日本のデータのみではなく，海外のデータも参考にしてみましょう。国内であれば添付文書や虎の門病院薬剤危険度評価（産婦人科），FDA（アメリカ食品医薬品局）薬剤胎児危険度分類基準，オーストラリア基準（医薬品評価委員会・先天性異常部会による分類）などがあります。

◤ 妊娠時期と薬

　薬の種類によって影響の強弱がありますが，妊娠時期によっても薬の影響の強弱があります。

超初期	初期	中期	後期
1ヵ月未満	2～4ヵ月	5～7ヵ月	8ヵ月以降
無影響	過敏期	潜在過敏期	

※妊娠週数の数え方は，最終月経日を0日とします。

1 飲み方のポイント！
・できる限り安全なお薬を
・少ない量で
・少ない期間
・その薬を飲むのに安全な時期に
・可能であれば飲み薬以外で

2 妊娠中の生活で気をつけるべきこと

　妊娠中の生活で気をつけるべきことを挙げてみました。気にしすぎも良くないですが，知っておくことはとても大切だといえます。

好ましいもの・安全なもの
- 鉄分（貧血予防）
- 葉酸（貧血，神経管閉鎖障害予防）
- ビタミンC（鉄分の吸収アップ）
- 生姜（身体を温める）
- カルシウム（母体の骨粗鬆症などの予防）
- バナナ（ビタミンB_6でつわり軽減）
- 食物繊維やヨーグルト（便秘予防）
- カフェインレスコーヒー，カフェインレス紅茶

避けた方が良いものおよび行動
- タバコ（流産，早産，低体重児出産のリスクアップ）
- アルコール（発達障害，学習障害のリスクアップ）
- 大量のカフェイン（1日カップ3杯以下ならOK）
- 重労働，長時間の立ち仕事，腹筋運動など（子宮の収縮，腹部の張り）
- 性交（初期はNG・安定期は無理しなければOK）
- バイク（子宮への直接的な振動）
- ラドンやラジウムを含む温泉（ごくわずかな被曝の可能性）
- ヘアカラー（妊娠初期は避けた方が良い）
- 大量のうなぎやレバー（ビタミンA：奇形，先天異常）
- マグロや金目鯛（メチル水銀：神経障害，発達障害）
- ナチュラルチーズ（リステリア：妊娠中は免疫力が低下しており，食中毒にかかりやすいため。胎児にも感染リスクあり）

3 授乳婦

　妊婦の場合と同様，医師や薬局に伝えるよう，掲示物などで知らせることが必要です。授乳中であることがわかれば，授乳回数を確認するとともに，母乳保存パックが使用できるか，授乳と服用の時間をどう調整するか，母乳への薬剤移行率と乳児への影響はどうかなどを考察します。

　授乳による乳児への影響が少なければ，服用中でもそのまま授乳を続けてもらいますが，その際には乳児に起こりうる副作用を伝えておくと安心です。また，授乳による影響が限りなく高い，または禁忌である場合は，服用前や薬の影響の少ない時間帯に搾乳機で搾乳して授乳パックに保存し，服用中は授乳パックで飲ませます。授乳パックの保管期限は，一般的に冷蔵で24時間以内，冷凍で約3週間です。冷凍したものを解凍する時は，ぬるま湯で人肌の温かさになるよう湯煎します。もし，長期的な服薬治療が必要である場合は，粉ミルクによる代替案も検討してもらいましょう。ただし，母乳には乳児に必要な栄養素や抗体がたくさん含まれていますので，できる限り授乳を続けられるようアシストしましょう。

第 5 章　情報の収集と提供

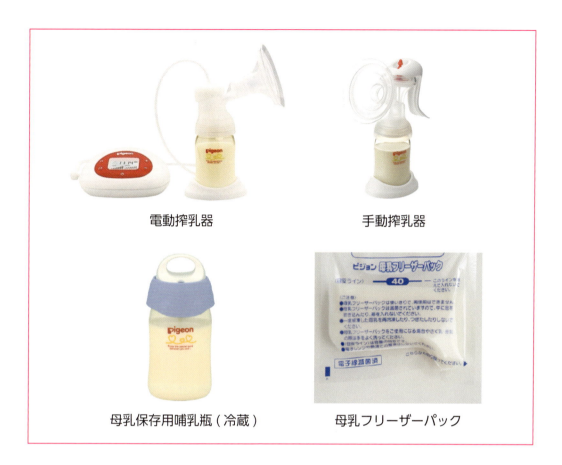

電動搾乳器　　　　　　　手動搾乳器

母乳保存用哺乳瓶（冷蔵）　　母乳フリーザーパック

4　高齢者

　高齢者では視力の低下，聴力の低下，手技の低下，認知力の低下，嚥下能力の低下などさまざまな症状の患者がいるので，服薬指導の際には特に注意が必要です。それぞれの症状に対する対処法は次のとおりです。

- 視力の低下：文字をマーカーで大きく書く。他と異なる薬や，注意が必要な場合は赤字で書くなど。
- 聴力の低下：大きな声で服薬指導を行う。視力が正常であれば筆記にて服薬指導を行うなど。
- 手技の低下：一包化して薬を出しやすくする。補助器具を勧めるなど。
- 認知力の低下：家族の協力を得る。一包化する。用法曜日の印字。お薬カレンダーの利用など。
- 嚥下能力の低下：剤形を変更する。簡易懸濁法を用いる。とろみ剤や嚥下補助ゼリーを用いるなど。

■ 服薬便利グッズ

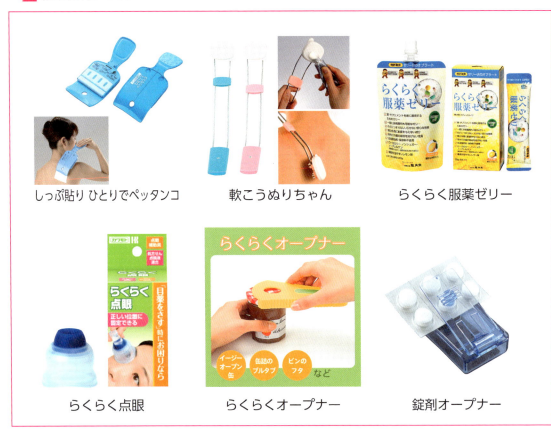

| しっぷ貼り ひとりでペッタンコ | 軟こうぬりちゃん | らくらく服薬ゼリー |

| らくらく点眼 | らくらくオープナー | 錠剤オープナー |

製薬企業から無料でもらえるものや，100円ショップ，医薬品卸売企業で購入できるものが多いため，困っている患者さんにはグッズの提案をしてみましょう。
また，これら以外にも代用できるものや，工夫できることはたくさんあります。危険性には気をつけて，どんどんアイデアを出しましょう（良いアイデアは店舗間で共有してください）。

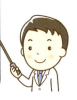

5　慢性疾患

　　慢性疾患の患者への情報提供にはコツが必要です。たくさんの種類の薬を服用中の患者であれば，毎回重点的にチェックするポイントを変えるなどの対応が可能です。しかし，降圧剤1種類のみで何年間も同じ薬が続いている人に，いつも同じ声がけでは，答える方も億劫になってしまいます。そこで，目新しい情報やちょっとした生活指導，薬の豆知識や副作用の初期症状のチェックなど，さまざまな範囲の情報提供を心がけてみてください。

第 5 章　情報の収集と提供

◆処方例
- 75 歳　男性　高血圧症
- アムロジン錠 5mg　1T　分 1 朝食後　30 日分（アムロジンは 10 年前から継続服用）

◆情報提供例
- お薬は飲みにくくないですか？よろしければ OD 錠という，口の中で溶けるタイプのものもありますよ。
- ご自宅でもしっかり血圧を測っておられるのですね。普段どのように測っておられますか？おすすめの測り方がありますので，どうぞまたご参考にしてください（資材の提供）。
- このお薬は長期間服用していると，足にむくみが出たり，歯茎が腫れたりすることがありますが大丈夫ですか？
- グレープフルーツ以外で気をつけるべき柑橘類の一覧表をお渡ししますね。
- もし飲み忘れてしまった時は，その日は飲まなくてもかまいません。次の日からまたしっかりと服用してください（薬の内容にあわせて説明）。
- 長く飲んでいるお薬でも，体質の変化やその日の体調などによって副作用が出ることがあります。何かあればすぐにご連絡ください。
- 高血圧の方は 1 日 6g 未満の塩分にするべきといわれています。通常の入院食よりさらに厳しい基準になりますので，醤油をポン酢に変えたり，胡椒や唐辛子などの調味料で味つけするなど，工夫すると美味しく食べられますよ。
- 高血圧の方向けのレシピがありますので，一緒にお渡ししますね（資材の提供）。
- 市販のお薬には血圧に悪影響を与える成分が入っている可能性もあります。市販のお薬を飲まれる場合には，私どもか，購入されるお店の薬剤師に相談してください。
- カルシウムイオンの働きを抑える薬ですが，カルシウムを摂らない方が良いというわけではありません。むしろきちんとカルシウムは摂ってください。骨からカルシウムが溶け出して骨粗鬆症を起こしてしまいます。

　他にも，食欲や睡眠，排尿・排便など，生活習慣について確認することで，他の病気の可能性を発見することにもつながります。

薬を見るのではなく，人を見て服薬指導を行いましょう。

8　根拠に基づいた理論的な報告書の作成

　理論的な報告書の作成には，先述した報連相の項を参考にしてください。薬局での報告書としては，医師やケアマネへの報告や，上司への報告が主となります。報告書を受け取った側は，時間を割いてそれを読んでくれるのですから，まとまりのある，正確で理論的な内容を意識して作成しなければなりません。理論的な報告書とは，個々の現象を法則的，統一的に説明できるよう筋道を立てて組み立てられた文書ということになります。

　特に医師への報告書は，患者の治療に反映される重要なものとなりますから，添付文書や治験データなど，信頼性の高い情報を根拠（エビデンス）とし，それに基づいた内容でなければなりません。感覚的あるいは感情的な情報が混ざってしまうと，信頼性をなくしてしまいます。

■ 医師への服薬情報提供

　電話での疑義照会の後や，後日の報告でOKなものがあります。提供する情報と方法については次のとおりです。

①一般名処方の調剤報告

　医師と特別に取り決めがない場合は，調剤後すみやかに情報提供を行います。方法としては，FAXや近くであれば訪問して手渡しすることもOKです。特に大病院であれば，お薬手帳に記載した内容を，次回来院時に患者から医師に見せる方法でも可能な場合がありますので，受付回数の多い病院については，どのような方法が適切なのかを一覧にしておくのも良いでしょう。レセコンなどで簡単に情報提供用の文書を作成する方法もありますので，ぜひ活用してください（ファーネス（Pharnes）*であれば「医療機関情報提供文書」という名前です）。

②後発医薬品への変更報告

　一般名処方と同様で，医師と特別に取り決めがない場合は，なるべくすみやかに情報提供します。これもレセコンに文書作成ツールがあるので活用してください（ファーネスであれば「医療機関情報提供文書」，または同じ医療機関に複数人の該当患者がいれば，「後発医薬品集計」でまとめて発行可能です）。

③服薬コンプライアンスの低下や副作用の可能性，次回以降の処方変更提案

　ただちに確認が必要ではない情報（次回の患者来局時までに確認ができれば良い情報など）である場合や口頭では伝わりにくい情報の場合は，報告書による情報提供を行っても良いでしょう。疑義照会を口頭で行い，さらにくわしい情報を文書で伝える際にも有用です。これにもレセコンに作成ツールがあります（ファーネスであれば「服薬情報提供文書」です）。

④採用薬変更など

　採用品目の中に，経過措置品目や製造・販売中止品目がある場合や，緊急安全性情報などにより，代替薬への変更を検討してもらいたい場合にも，文書による報告が便利です。医師に代替薬と現在使用中の採用薬の比較データなどを伝え，時間のある時に検討してもらい，返事を得るようにすると良いでしょう。

---

*パナソニックヘルスケア株式会社のレセコン。

第6章

調剤報酬の算定

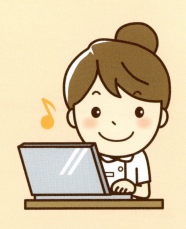

1 調剤報酬

保険調剤に係る費用を「調剤報酬」といいます。調剤報酬は，厚生労働大臣によって定められた「調剤報酬点数表」に基づいて算出します。点数は1点につき10円として金額に換算します。

1 薬価基準（薬価基準表）

保険調剤では，使用できる薬剤の範囲とその価格（薬価）が「薬価基準」として厚生労働大臣によって定められており，この薬価基準の内容を早見表としたものが「薬価基準表」です。したがって，処方箋に基づいて調剤を行った場合，薬剤の費用は，薬価基準表により算出します。

2 保険給付と患者負担

調剤報酬点数表と薬価基準表に基づいて，調剤に対するすべての費用が算出されます。保険薬局の窓口では，保険適用の患者の場合，この費用の一部を負担することとなります。患者負担は，加入している医療保険の種類や公費によって異なります。給付率が7割の保険であれば，残りの3割を患者が負担することになり，保険薬局で支払います。

3 保険請求（レセプト請求）と支払い

1 請求

患者負担分
→調剤のつど請求（調剤に要した費用のうち，患者負担分は窓口で徴収します）。

保険給付分
→翌月10日までに請求（患者ごとに，1ヵ月間の調剤に要した費用をまとめた「調剤報酬明細書（レセプト）」を作成します。このレセプトを用いて医療保険の保険者へ請求します。

給付率	保険者
保険調剤に要した費用のうち，どれだけの割合を保険者が負担するかを示す数字	保険事業を営む主体。国や市町村，企業の健康保険組合，公務員の共済組合などがある。

2 請求と支払いの流れ

調剤報酬の患者負担および保険給付分の請求と支払いの流れは，次のとおりです。

第6章　調剤報酬の算定

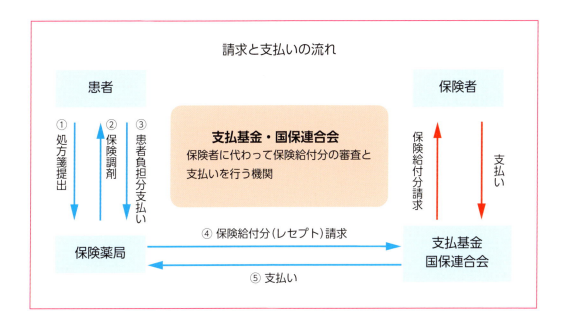

4　調剤報酬の分類

　調剤報酬は，調剤技術料，薬学管理料，薬剤料，特定保険医療材料料の4つに分けられます。このうち，調剤技術料と薬剤料は必ず算定する項目です。

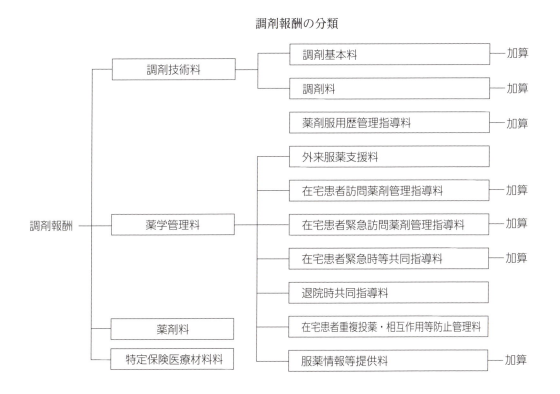

2 調剤基本料

1 調剤基本料とは

　調剤基本料は所定点数と加算点数で算定します。加算点数には，薬局施設に対する加算としての基準調剤加算，後発医薬品を調剤した割合に対する加算としての後発医薬品調剤体制加算1および2があります。

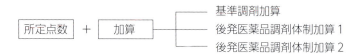

2 処方箋受付回数の考え方

　同一の医療機関から発行された処方箋で同一日に受け付けた場合は，基本的に受付は1回です（処方日が違う場合も含む）ただし，診療科が歯科とそれ以外の科の場合は受付2回となります。また，同一日に一度家や職場に戻ってから容態が急変し，再度処方箋の交付を受けて調剤するような場合，受付は2回となります（レセプト摘要欄にその旨を記載します）。

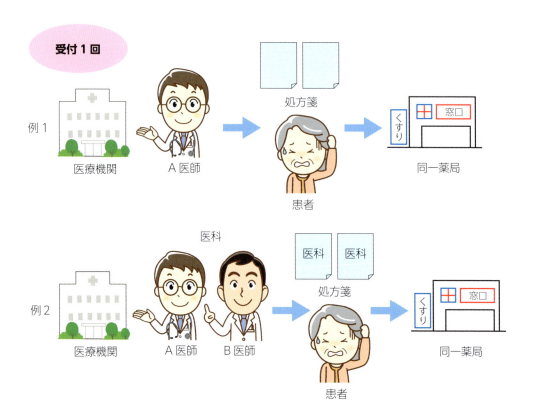

第 6 章　調剤報酬の算定

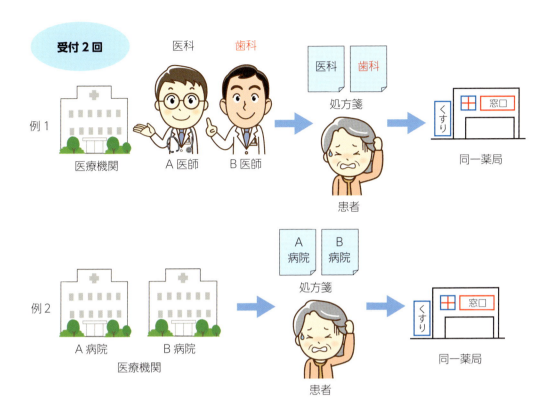

3　所定点数

処方箋の受付回数1回について算定します。また，「集中率」とは，全体の処方箋数のうち，特定の保険医療機関に係る処方箋による調剤の割合のことです。

調剤基本料1 調剤基本料2または3に該当せず，妥結率が50％を超える場合，または調剤基本料2または3に該当するが，勤務薬剤師の半数以上がかかりつけ薬剤師に適合し，かかりつけ薬剤師指導料，かかりつけ薬剤師包括管理指導料の実績（薬剤師1人100件以上／月）を有している。	41点
調剤基本料2 受付回数4,000回超／月かつ集中率70％超，または受付回数2,000回超／月かつ集中率90％超，または特定の医療機関からの受付回数4,000回超／月（集中率は無関係）。	25点
調剤基本料3 グループ全体の受付回数40,000回超／月のグループに属する保険薬局のうち，次に該当するもの。 ・処方箋集中率95％超の薬局 ・特定の医療機関との間での不動産の賃貸借取引がある薬局	20点

139

調剤基本料4 調剤基本料1の妥結率が50％以下，または調剤基本料5または特別調剤基本料に該当するが，勤務薬剤師の半数以上がかかりつけ薬剤師に適合し，かかりつけ薬剤師指導料，かかりつけ薬剤師包括管理指導料の実績（薬剤師1人100件以上／月）を有している。	31点
調剤基本料5 調剤基本料2の妥結率が50％以下。	19点
特別調剤基本料 調剤基本料3の妥結率が50％以下。	15点
長期投薬分割調剤の2回目以降	5点
後発医薬品分割調剤（該当医薬品を初めて先発から後発へ変更時のみ）の2回目	5点

注1）かかりつけ薬剤師指導料，かかりつけ薬剤師包括管理料，重複投薬・相互作用防止等加算，在宅患者訪問薬剤管理指導料などの算定を1年間10回以下の薬局(処方箋受付回数が月600回以下の保険薬局を除く)は，かかりつけ機能に係る業務を行っていないとして，調剤基本料が100分の50に減算される（2017年4月より）。

注2）長期投与（14日を超える投薬）の場合に分割調剤を行う時は，調剤基本料は初回のみ算定し，2回目以降は5点を算定する。この場合，薬学管理料の算定はできない。

注3）患者が初めて後発医薬品を服用する等の理由により，分割して調剤を行った場合は，2回目以降の調剤に限り5点を算定する。この場合，薬学管理料（薬剤服用歴管理指導料，薬剤情報提供料は除く）の算定はできない。

注4）医師の分割指示（注2および注3に該当する場合を除く）において分割調剤を行った場合，2回目以降の調剤については投薬中の患者の服薬状況等を確認し，処方箋を交付した保険医に対して情報提供を行った場合に算定する。この場合，調剤基本料およびその加算，調剤料およびその加算，薬学管理料は，分割回数が2回の場合は，それぞれの所定点数の1/2に相当する点数を，3回以上の場合はそれぞれの所定点数の1/3に相当する点数を1分割調剤につき算定する。

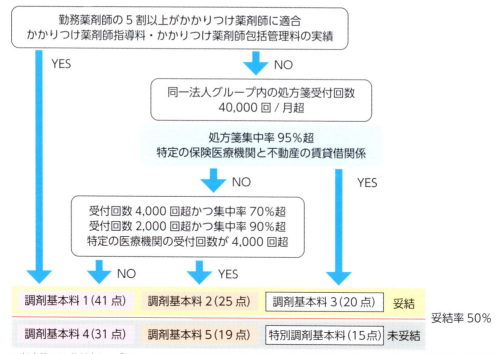

※処方箋600枚以上かつ「かかりつけ薬剤師指導科」，「かかりつけ薬剤師包括管理科」，「重複投薬・相互作用防止等加算」，「在宅患者訪問薬剤管理指導科」のいずれかを1年以上算定していない場合はさらに1/2に減算される。

■妥結率

医薬品卸売企業との間で取引価格が決められた医薬品の薬価総額／薬局で購入した医薬品の薬価総額

- 妥結：あらかじめ価格を決めた後に取引
- 未妥結：価格が決まっていない状態での取引

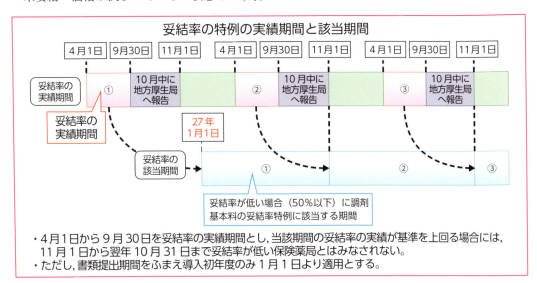

- 4月1日から9月30日を妥結率の実績期間とし、当該期間の妥結率の実績が基準を上回る場合には、11月1日から翌年10月31日まで妥結率が低い保険薬局とはみなされない。
- ただし、書類提出期間をふまえ導入初年度のみ1月1日より適用とする。

4 加算点数

基準調剤加算 ・調剤基本料1を算定している ・一定時間の開局（平日8時間以上／日、土日いずれかは一定時間以上、週45時間以上） ・単独または近隣の保険薬局との連携により24時間調剤および在宅業務の体制整備 ・麻薬小売業者の免許取得 ・過去1年間に在宅業務の実績がある ・医薬品備蓄品目数：1200品目以上 ・管理薬剤師の実務経験として薬局勤務経験5年以上、当該保険薬局に週32時間以上の勤務、かつ1年以上の在籍 ・かかりつけ薬剤師指導料またはかかりつけ薬剤師包括管理料に係る届出を行っている ・特定の保険医療機関に係る処方箋による調剤の割合が90％を超える薬局で、後発医薬品の調剤割合が30％以上である ・地域の在宅に関する病院、訪問看護ステーション、ケアマネージャーなどと連携体制が取れている ・患者のプライバシーへ配慮した薬局構造である ・PMDAメディナビの登録 ・健康相談、健康教室を行っている旨の掲示　など	32点
後発医薬品調剤体制加算 （後発医薬品のある先発医薬品＋後発医薬品）／全調剤医薬品が50％以上かつ、数量ベースでの後発医薬品の使用割合（直近3ヵ月平均）が次のとおりであるもの ・加算1：65％以上 ・加算2：75％以上	18点 22点

後発医薬品の数量ベースの使用割合の計算方法

後発医薬品の数量／後発医薬品のある先発医薬品の数量＋後発医薬品の数量

※先発医薬品と薬価が同額，または高くなる後発医薬品は含みません。また，数量とは，規格単位数量を示します。

■ 基準調剤加算の施設基準（平成28年3月4日保医発0304第2号）

（1）保険調剤に係る医薬品として1200品目以上の医薬品を備蓄していること。

（2）当該保険薬局のみ又は当該保険薬局を含む近隣の保険薬局と連携して，24時間調剤及び在宅業務に対応できる体制が整備されていること。24時間調剤及び在宅業務に対応できる体制とは，単独の保険薬局又は近隣の保険薬局との連携により，患家の求めに応じて24時間調剤及び在宅業務（在宅患者に対する調剤並びに薬学的管理及び指導をいう。以下同じ。）が提供できる体制を整備していることをいうものであり，当該業務が自局において速やかに提供できない場合であっても，患者からの求めがあれば連携する近隣の保険薬局（以下「連携薬局」という。）を案内すること。ただし，連携薬局の数は，当該保険薬局を含めて最大で3つまでとする。

（3）当該保険薬局は，原則として初回の処方せん受付時に（記載事項に変更があった場合はその都度），当該担当者及び当該担当者と直接連絡がとれる連絡先電話番号等，緊急時の注意事項（近隣の保険薬局との連携により24時間調剤ができる体制を整備している保険薬局は，連携薬局の所在地，名称，連絡先電話番号等を含む。）等について，事前に患者又はその家族等に対して説明の上，文書（これらの事項が薬袋に記載されている場合を含む。）により交付していること。なお，曜日，時間帯ごとに担当者が異なる場合には，それぞれ曜日，時間帯ごとの担当者及び当該担当者と直接連絡がとれる連絡先電話番号等を文書上に明示すること。
また，これら連携薬局及び自局に直接連絡が取れる連絡先電話番号等を当該保険薬局の外側の見えやすい場所に掲示すること。

（4）麻薬及び向精神薬取締法（昭和28年法律第14号）第3条の規定による麻薬小売業者の免許を取得し，必要な指導を行うことができること。

（5）当該保険薬局の保険薬剤師は，保険調剤に係る医薬品以外の医薬品に関するものを含め，患者ごとに薬剤服用歴の記録を作成し，調剤に際して必要な薬学的管理を行い，調剤の都度必要事項を記入するとともに，当該記録に基づき，調剤の都度当該薬剤の服用及び保管取扱いの注意に関し必要な指導を行っていること。

（6）当該保険薬局の開局時間は，平日は1日8時間以上，土曜日又は日曜日のいずれかの曜日には一定時間以上開局し，かつ，週45時間以上開局していること。

（7）当該保険薬局の管理薬剤師は以下の要件を全て満たしていること。
　　ア　施設基準の届出時点において，保険薬剤師として5年以上の薬局勤務経験があること。

イ 当該保険薬局に週32時間以上勤務していること。
ウ 施設基準の届出時点において，当該保険薬局に1年以上在籍していること。
(8) 当該保険薬局は，地方厚生（支）局長に対して在宅患者訪問薬剤管理指導を行う旨の届出を行うとともに，処方医から在宅患者訪問薬剤管理指導の指示があった場合に適切な対応ができるよう，例えば，保険薬剤師に在宅患者訪問薬剤管理指導に必要な研修等を受けさせ，薬学的管理指導計画書の様式をあらかじめ備えるなど，在宅患者に対する薬学的管理指導が可能な体制を整備していること。また，患者に対して在宅患者訪問薬剤管理指導を行う旨の情報提供をするために，当該保険薬局の内側及び外側の見えやすい場所に，在宅患者訪問薬剤管理指導を行う薬局であることを掲示し，当該内容を記載した文書を交付すること。
(9) 当該保険薬局において，調剤従事者等の資質の向上を図るため，研修実施計画を作成し，当該計画に基づき研修を実施するとともに，定期的に薬学的管理指導，医薬品の安全，医療保険等に関する外部の学術研修（地域薬剤師会等が行うものを含む。）を受けさせていること。併せて，当該保険薬局の保険薬剤師に対して，薬学等に関する団体・大学等による研修認定の取得，医学薬学等に関する学会への定期的な参加・発表，学術論文の投稿等を行わせていることが望ましい。
(10) 薬局内にコンピューターを設置するとともに，医薬品医療機器情報配信サービス（PMDAメディナビ）に登録することにより，常に最新の医薬品緊急安全性情報，安全性速報，医薬品・医療機器等安全性情報等の医薬品情報の収集を行い，保険薬剤師に周知していること。
(11) 次に掲げる情報（当該保険薬局において調剤された医薬品に係るものに限る。）を随時提供できる体制にあること。
　　ア 一般名
　　イ 剤形
　　ウ 規格
　　エ 内服薬にあっては製剤の特徴（普通製剤，腸溶性製剤，徐放性製剤等）
　　オ 緊急安全性情報，安全性速報
　　カ 医薬品・医療機器等安全性情報
　　キ 医薬品・医療機器等の回収情報
(12) 薬学管理等の内容が他の患者に漏れ聞こえる場合があることを踏まえ，患者との会話のやりとりが他の患者に聞こえないようパーテーション等で区切られた独立したカウンターを有するなど，患者のプライバシーに配慮していること。
(13) 一般用医薬品を販売していること。なお，一般用医薬品の販売の際には，購入される一般用医薬品のみに着目するのではなく，購入者の薬剤服用歴の記録に基づき，情報提供を行い，必要に応じて医療機関へのアクセスの確保を行っていること。
(14) 栄養・食生活，身体活動・運動，休養，こころの健康づくり，飲酒，喫煙など生活習慣全般に係る相談についても応需・対応し，地域住民の生活習慣の改善，疾病の予防に資する取組を行うといった健康情報拠点としての役割を果たすこと。

(15) 健康相談又は健康教室を行っている旨を当該保険薬局の内側及び外側の見えやすい場所に掲示し，周知していること。
(16) 医療材料及び衛生材料を供給できる体制を有していること。また，当該患者に在宅患者訪問薬剤管理指導を行っている保険薬局に対し保険医療機関から衛生材料の提供を指示された場合は，原則として衛生材料を患者に供給すること。なお，当該衛生材料の費用は，当該保険医療機関に請求することとし，その価格は保険薬局の購入価格を踏まえ，保険医療機関と保険薬局との相互の合議に委ねるものとする。
(17) 地方公共団体，保険医療機関及び福祉関係者等に対して，在宅業務実施体制に係る周知を自ら又は地域の薬剤師会等を通じて十分に行っていること。
(18) 在宅患者に対する薬学的管理及び指導の実績としては，当該加算の施設基準に係る届出時の直近1年間に在宅患者訪問薬剤管理指導料，居宅療養管理指導費又は介護予防居宅療養管理指導費の算定実績を有していること。
(19) 在宅療養の支援に係る診療所又は病院及び訪問看護ステーションと円滑な連携ができるよう，あらかじめ患家の同意が得られた場合には，訪問薬剤管理指導の結果，当該医療関係職種による当該患者に対する療養上の指導に関する留意点等の必要な情報を関係する診療所又は病院及び訪問看護ステーションの医師又は看護師に文書（電子媒体を含む。）により随時提供していること。
(20) 当該地域において，他の保健医療サービス及び福祉サービスとの連携調整を担当する者と連携していること。
(21) 当該保険薬局は，地方厚生（支）局長に対してかかりつけ薬剤師指導料及びかかりつけ薬剤師包括管理料に係る届出を行っていること。
(22) 特定の保険医療機関に係る処方せんによる調剤の割合が90％を超える場合にあっては，当該保険薬局において調剤した後発医薬品のある先発医薬品及び後発医薬品について，規格単位数量に占める後発医薬品の規格単位数量の割合が当該加算の施設基準に係る届出時の直近3月の実績として30％以上であること。
(23) 上記（22）の特定の保険医療機関に係る処方せんによる調剤の割合が90％を超えるか否かの取扱いについては，「第88 調剤基本料」の「1 調剤基本料の施設基準」の（3）に準じて行う。

5　24時間開局と24時間調剤等体制の違い

「24時間開局」と「24時間調剤等体制」では，意味が異なるので注意が必要です。

1 24時間開局
・当直などにより，保険薬剤師を24時間配置し，来局した患者の処方箋をただちに調剤できる体制を有していること。
・当該保険薬局が客観的に見て24時間開局していることがわかる表示，またはこれに準ずる措置を講じていること。なお，防犯上の観点から，必要であれば夜間休日においては，夜間休日

専用出入口または窓口にて対応することで差し支えない。

薬剤師が薬局に 24 時間いなければならない！

2 24 時間調剤等体制
- 保険薬剤師が患者の求めに応じ，24 時間調剤などをすみやかに実施できる体制を整備していること。
- 当該保険薬局は，原則として初回の処方箋受付時に（記載事項に変更があった場合はそのつど），当該担当者および当該担当者と直接連絡がとれる連絡先電話番号など，緊急時の注意事項等について，事前に患者またはその家族に対して説明のうえ，文書（これらの事項が薬袋に記載されている場合を含む）により交付していること。

薬剤師が電話対応でき，必要に応じて薬局を開ければ OK！

3 調剤料

1　1剤の基本的な考え方

　　内服薬（浸煎薬，湯薬，内服用滴剤を除く）調剤料は，「1剤」を基本所定単位として算定します。「1剤」とは，調剤料算定のうえで適切なものとして認められている単位であり，次の点に気をつける必要があります。なお，4剤以上であっても，内服調剤料は3剤までの算定となります。

- 1回の処方において，2種類以上の薬剤を調剤する場合，それぞれの内服薬を個別の薬包等に調剤しても，服用時点が同一であるものは1剤として算定。
  ➡ 2種類以上の薬が出ていても，服用時点（飲み方）が同じなら1剤
- 服用時点が同一である薬剤については，投薬日数にかかわらず1剤として算定。
  ➡ 服用時点（飲み方）が同じなら，薬が何日分であっても1剤

※「服用時点が同一である（飲み方が同じ）」とは，2種類以上の薬剤について，服用日1日を通じて服用時点が同一であることをいいます。また，食事を目安とする服用時点については，食前，食後，食間の3区分とし，服用時点が「食直前」，「食前30分」等とされていても，調剤料の算定としてはすべて「食前」とみなし，1剤として扱います。
※次の場合は，それぞれを別剤として算定できます。
　　・配合不適等，調剤技術上の必要性から個別に調剤した場合
　　・内服用固形剤（錠剤，カプセル剤，散剤等）と，内服用液剤の場合

・内服錠とチュアブル錠,または舌下錠のように服用方法が異なる場合

(例1)

処方1	A錠1mg	3錠
	分3 毎食後	7日分
処方2	A錠1mg	2錠
	分2 朝・夕食後	5日分
処方3	A錠1mg	1錠
	分1 就寝前	3日分

漸減療法処方(処方1を飲みきってから処方2,その後処方3など)で服用時点が変わる場合であっても,一連の服用と考えるため「1剤」となる(漸増療法処方も同様)。

(例2)

処方1	B錠2.5mg	1錠
	分1 朝食後	14日分
処方2	B錠1.25mg	1錠
	分1 夕食後	14日分

規格の違う同一有効成分の医薬品で,朝食後と夕食後に服用の指示があっても,有効成分量が異なるだけのため「1剤」となる。

2 1調剤の基本的な考え方

　内服用滴剤,頓服薬,浸煎薬,湯薬,注射薬,外用薬(各種加算含む)の調剤料は,「1調剤」を基本所定単位として算定します。「1調剤」の定義については,「1剤」のように明文化されていませんが,通常処方単位で医薬品を調製する行為を「1調剤」と考えます。また,剤形により,調剤料の算定に上限があります。

内服用滴剤	1調剤ごとに算定
頓服薬	1回の処方箋受付につき,1回のみ算定(品目数は無関係)
浸煎薬	1調剤ごとに算定(3調剤まで)
湯薬	1調剤ごとに算定(3調剤まで)
注射薬	1回の処方箋受付につき,1回のみ算定(品目数は無関係)
外用薬	1調剤ごとに算定(3調剤まで)
麻薬加算	1回の処方箋受付につき,1回まで算定(品目数は無関係) ※向精神薬や覚せい剤原料,毒薬が同時に処方されている場合は,点数の高い麻薬加算のみ算定
向精神薬・覚せい剤原料・毒薬加算	1回の処方箋受付につき,1回まで算定(品目数は無関係)
自家製剤加算	1調剤ごとに算定 ※調剤後の医薬品と同一規格を有する医薬品が薬価基準に収載されている場合は算定できない ※割線のない医薬品の場合,半錠にしても算定できない ※予製剤は点数が下がる
計量混合調剤加算	1調剤ごとに算定 ※調剤後の医薬品と同一規格を有する医薬品が薬価基準に収載されている場合は算定できない ※予製剤は点数が下がる

第 6 章　調剤報酬の算定

(例 1)

```
処方 1    A 錠 10mg              1 錠
         頭痛時                  7 回分
処方 2    B 錠 5mg                2 錠
         便秘時                  10 回分
```

 頓服薬の調剤算定単位は，1 回の処方箋受付において，剤数にかかわらず「1 回」の算定となる。
※注射薬も頓服薬と同様

(例 2)

```
処方 1    キザミ生薬 C           3g
         キザミ生薬 D           3g
         湯薬として分 3  毎食後  14 日分
処方 2    キザミ生薬 E           3g
         キザミ生薬 F           3g
         湯薬として分 3  毎食後  7 日分
```

 湯薬は服用回数が同じでも，服用日数が異なるため「2 調剤」となる。
※浸煎薬も湯薬と同様

(例 3)

```
処方 1    G 点眼液 5mL          1 本
         1 日 4 回 両目に点眼
処方 2    H 点眼液 5mL          1 本
         1 日 3 回 両目に点眼
```

 外用薬は 1 種類につき「1 調剤」と考え，この処方箋では「2 調剤」となる。
※ただし，外用薬でも，混合指示により，混合した場合は「1 調剤」となる

(例 4)

```
処方 1    I 点眼・点耳・点鼻液 5mL   1 本
         1 日 3 回 両耳に点耳
処方 2    I 点眼・点耳・点鼻液 5mL   1 本
         1 日 3 回 両鼻に点鼻
```

 外用薬は 1 種類につき「1 調剤」と考えるが，使用部位が異なる場合は「2 調剤」となる。

(例 5)

```
処方 1    J 錠 10mg              0.5 錠
         分 1   朝食後           14 日分
処方 2    K 錠 5mg               0.5 錠
         分 1   朝食後 隔日服用  7 日分
```

 自家製剤加算では，投与日数が異なるため「2 調剤」となる。
※計量混合調剤加算も自家製剤加算と同様

(例 6)

```
処方 1    L 散                    1.2g
         M 散                    1.5g
         分 3   毎食後           14 日分
処方 2    N 散                    3g
         O 散                    3g
         分 3   毎食後           7 日分
※処方 1 と処方 2 は配合禁忌
```

 処方 1 と処方 2 が配合禁忌のため，処方が分かれている。1 剤であっても，配合禁忌の場合は別剤と考えるため「2 調剤」となる。

配合不適合等，調剤技術上の必要性から個別に調剤した場合は，レセプト摘要欄に理由を明記すること！

3 調剤料に対する加算

調剤料に対する加算には，一包化加算，後発医薬品調剤加算，麻薬加算，向精神薬・覚せい剤原料・毒薬加算，自家製剤加算，計量混合調剤加算，嚥下困難者用製剤加算などがあります。

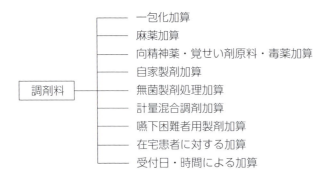

1 一包化加算

一包化加算点数
- 42日分以下の場合（7日またはその端数を増すごとに）…………32点
- 43日分以上の場合……………………………………………………220点

一包化加算算定要件

① 服用時点の異なる2種類以上の内服用固形剤で，一部服用時点が重なっている場合。

② 1剤で3種類以上の内服用固形剤が処方されている時，その種類にかかわらず，服用時点ごとに一包として患者に投与した場合。

　　※実際に一包化しても，算定要件に当てはまらない場合は算定できないので注意が必要です。

　　※水剤など，内服用固形剤以外の剤形の医薬品や，一包化加算の算定とは無関係な用法の内服用固形剤については，自家製剤加算，計量混合調剤加算の算定が可能です。

（例1）ロキソニン錠60mg　1錠　分1　朝食後　　　7日分
　　　　ムコスタ錠100mg　2錠　分2　朝・夕食後　7日分

　※服用時点が朝食後，朝・夕食後と異なっており，朝食後が重なっているため，算定要件①となります。

（例2）ノルバスク錠5mg　　1錠　分1　朝食後　7日分
　　　　ロキソニン錠60mg　 1錠　分1　朝食後　7日分
　　　　ムコスタ錠100mg　　1錠　分1　朝食後　7日分

第 6 章　調剤報酬の算定

※服用時点は朝食後のみですが，3種類の内服用固形剤が処方されているため，算定要件②となります。

2 麻薬加算，向精神薬・覚せい剤原料・毒薬加算

麻薬，向精神薬，覚せい剤原料，または毒薬を調剤する場合で，1調剤行為につき算定します（品目数，投与日数は関係ありません）。なお，麻薬加算，向精神薬・覚せい剤原料・毒薬加算は，内服薬の他，頓服薬，注射薬，外用薬についても認められます。

3 自家製剤加算

投与量，投与日数に関係なく，自家製剤による1調剤行為に対して算定します。市販されている医薬品の剤形では対応できない場合，医師の指示に基づき，特殊な技術工夫（基本的には剤形の変更）をした場合にのみ算定できます。また，自家製剤を行った場合，賦形剤の名称，分量等を含め，製剤工程を調剤録等に記載します。

くわしい算定方法は次のとおりです。

> 内服薬：投与日数が7またはその端数を増すごとに所定の点数（20点）を加算
>   例：内服薬が10日分処方されていた場合
>   20点×2＝40点
> 頓服薬：処方数にかかわらず90点
> 内服の液剤：処方数にかかわらず45点
> 点眼薬，点鼻薬，点耳薬，浣腸薬：処方数にかかわらず90点
> 外用の液剤：処方数にかかわらず45点
> 上記以外の外用薬：処方数にかかわらず90点
> ※予製剤の場合は点数が下がる。

◆自家製剤加算ができる場合
・錠剤を粉砕して散剤にする場合（錠剤を分割したものを粉砕した場合や，粉砕後に小児用に計量・乳糖を賦形した場合など。通常の粉砕は嚥下困難者用製剤加算を算定）
・主薬を溶解して点眼剤を無菌に製する場合
・主薬に基剤を加えて坐剤とする場合
・割線のある錠剤を分割した場合（割線がない錠剤の場合も，薬物動態および品質上の問題がなければ可だが，基本的には不可と考えて良い）

◆自家製剤加算ができない場合
・自家製剤した医薬品と同一剤形および同一規格を有する医薬品が，薬価基準に収載されている場合
・液剤を調剤する場合であって，医薬品医療機器法上の承認事項において，「用時溶解して

使用すること」とされている医薬品を交付時に溶解した場合（ジスロマック SR 成人用ドライシロップ等に水を加えて投薬しても自家製剤にはならない）
・分割した医薬品と同一規格を有する医薬品が，薬価基準に収載されている場合

4 無菌製剤処理加算

　厚生労働大臣の定めた施設基準に適合しており，届け出た保険薬局において算定できます。2種類以上の注射薬を無菌的に混合し，中心静脈栄養法輸液または抗悪性腫瘍剤を製剤した場合に算定します（1日分製剤するごとに加算します）。

◆施設基準
・無菌室，クリーンベンチ等の無菌で製剤できる環境があること
・製剤専用の部屋（5㎡以上）があること
・2名以上の薬剤師で製剤すること

◆無菌製剤処理加算点数
　・6歳未満の乳幼児の場合
　　　中心静脈栄養法輸液……………130点
　　　抗悪性腫瘍剤……………………140点
　　　麻薬…………………………………130点
　・6歳以上の場合
　　　中心静脈栄養法輸液……………65点
　　　抗悪性腫瘍剤……………………75点
　　　麻薬…………………………………65点
　　　※加算点数は1日分で計算されるので，2日分の場合はそれぞれ2倍の点数になります。

5 計量混合調剤加算

◆計量混合調剤加算の算定要件
　薬価基準に収載されている2種類以上の医薬品（液剤，散剤もしくは顆粒剤，または軟・硬膏剤に限る）を計量し，かつ，混合して，液剤，散剤もしくは顆粒剤として内服薬または頓服薬を調剤した場合，あるいは軟・硬膏剤等として外用薬を調剤した場合に，投薬量，投薬日数に関係なく，「計量して混合する」という1調剤行為に対し，それぞれ算定できます。
※予製剤の場合は点数が下がります。

◆計量混合調剤加算点数
　　液剤……………………………………35点
　　散剤または顆粒剤……………………45点
　　軟・硬膏剤……………………………80点
※医薬品の特性を十分理解し，薬学的に問題ないと判断される場合に限り行うことができます。

第 6 章　調剤報酬の算定

◆計量混合調剤加算の対象とならない場合
・液剤，散剤，顆粒剤，軟・硬膏剤について，自家製剤加算を算定した場合
　※一包化加算と計量混合調剤加算も同時算定できません。
・薬価基準に収載されている薬剤と同一剤形および同一規格を有する薬剤を調剤した場合
・用法が同じで，日数も同じものを複数調剤した場合は，どちらか一方のみを加算（散剤と水剤などの場合はどちらも OK）

6 在宅患者調剤加算

在宅患者訪問薬学管理指導料を算定している患者の他，厚生労働大臣が定める患者などに調剤を行った場合に算定できます（在宅患者訪問薬剤管理指導料とは別物ですので気をつけましょう）。

◆在宅患者調剤加算点数
　在宅患者調剤加算……………15 点（処方箋受付 1 回につき）
　※次のいずれかを行った場合に算定します（これらについては後述します）。
　・在宅患者訪問薬剤管理指導料
　・在宅患者緊急訪問薬剤管理指導料
　・在宅患者緊急時等共同指導料
　・居宅療養管理指導費
　・介護予防居宅療養管理指導費

◆施設基準
・地方厚生（支）局長に対して在宅患者訪問薬剤管理指導を行う旨の届出
・施設基準に係る届出時の直近 1 年間の在宅患者訪問薬剤管理指導料等の実績
　在宅患者に対する薬学的管理および指導の実績として次の項目を合算して 10 回以上算定していること
　●在宅患者訪問薬剤管理指導料
　●居宅療養管理指導費
　●介護予防居宅療養管理指導費
・開局時間以外における在宅患者に対する調剤ならびに薬学的管理および指導に対応できる体制整備
・地方公共団体・医療機関および福祉関係者等に対する在宅業務実施体制に係る周知
・在宅業務従事者に対する定期的な研修
・医療材料および衛生材料を供給できる体制
・麻薬小売業者の免許を取得し，必要な指導を行うことができる体制
・届出時の直近 1 年間の実績で判断
・在宅患者緊急訪問薬剤管理指導料・在宅患者緊急時等共同指導料・退院時共同指導料は含まれない
・在宅患者訪問薬剤管理指導料を算定している患者で，薬学的管理指導計画に係る疾病とは別の疾病または負傷に係る臨時の投薬が行われた場合にも算定できる

7 嚥下困難者用製剤加算

　嚥下障害等があり，市販されている剤形では薬剤の服用が困難な患者に対し，医師の了解を得たうえで錠剤を砕く等の加工をした後に調剤を行うことを評価するものです。嚥下困難者用製剤加算は，処方箋上のすべての医薬品が服用しやすくなることが前提であり，何らかの理由で1つの医薬品のみを散剤化する場合は，自家製剤加算の対象となります。

◆嚥下困難者用製剤加算点数
内服薬のみ……………………80点（処方箋受付1回につき）

◆嚥下困難者用製剤加算の注意点
・嚥下困難者用製剤加算と計量混合調剤加算，一包化加算，自家製剤加算は同時に算定できない
・薬剤師が剤形の加工の必要を認め，医師の了解を得た後で剤形の加工を行った場合は，その旨を調剤録等に記載する（レセプト摘要欄に粉砕する理由とともに記載すると良い）
　例：錠剤粉砕をして，18号メッシュでふるいにかけ，乳糖を加え，散剤とする
・時間外加算，休日加算および深夜加算の加算額を算定する場合の基礎額には，嚥下困難者用製剤加算および一包化加算に係る加算分は含めない
・薬価基準に収載されている薬剤と同一剤形および同一規格を有する薬剤を調剤した場合は算定できない
　ただし，医師が，散剤が発売されているのを知っており，服用する量が多い等の理由から，あえて錠剤を粉砕する旨を指示している場合は算定できる（その旨をレセプト摘要欄に記載した方が良い）

8 時間外加算

　薬局の開局時間以外の時間帯であって，かつ，深夜時間帯を除いた時間（休日を除く）に調剤した場合は，時間外調剤として調剤基本料（基準調剤加算および後発医薬品調剤体制加算を含む）および調剤料（無菌製剤処理加算および在宅患者調剤加算を含む）の100分の100を加算できます。

　ただし，麻薬加算，向精神薬・覚せい剤原料・毒薬加算，自家製剤加算，計量混合調剤加算，嚥下困難者用製剤加算および一包化加算については，時間外加算を算定する場合の基礎点数には含みません。
※休日加算，深夜加算についても同様です。
※時間外加算，休日加算，深夜加算は重複して算定することはできません。

◆時間外加算計算式

$$所定点数 \times \frac{100}{100}$$

◆時間外として認められる時間帯
　おおむね，午前8時前と午後6時以降（午後10時～午前6時と，休日を除く）となります。ただし，この時間内でも常態として調剤応需の態勢をとり，開局時間内と同様の取扱いで調剤を行っている場合は，加算の対象とはなりません。また，土曜日は平日と同じ扱いとなります。

第6章　調剤報酬の算定

◆時間外加算の特例

　専ら夜間における救急医療の確保のために設けられている保険薬局において，厚生労働大臣が定める時間（深夜時間を除いた時間）に調剤を行った場合は，所定点数の100分の100の加算となります。

9 休日加算

　休日加算の対象となる休日とは，日曜日および国民の祝日に関する法律に規定する休日をいいます。また，1月2日，3日，12月29日，30日および31日は休日として取扱います。

　休日加算は，次のような調剤を行った場合に算定できます。

・救急医療対策の一環として設けられている施設，または輪番制による休日当番保険薬局等，客観的に休日における救急医療の確保のために調剤を行っていると認められる保険薬局で調剤を受けた患者の場合

・当該休日を開局しないこととしている保険薬局，または当該休日に調剤を行っている保険薬局の開局時間以外の時間（深夜を除く）に，急病等やむを得ない理由により調剤を受けた患者の場合

　なお，日曜，祝日等に該当する場合であっても，それらの休日に通常どおり開局している保険薬局については，休日加算の算定はできません。

◆休日加算計算式

$$所定点数 \times \frac{140}{100}$$

10 深夜加算

　深夜加算は，午後10時から午前6時までの間に，次のような調剤を行った場合に算定できます。

・深夜における救急医療の確保のために調剤を行っていると客観的に認められる保険薬局で調剤を受けた患者の場合

・深夜時間帯を開局時間としていない保険薬局および当該保険薬局の開局時間が深夜時間帯にまでおよんでいる場合にあっても，当該開局時間と深夜時間帯とが重複していない時間に，急病等やむを得ない理由により調剤を受けた患者の場合

　ただし，これらの深夜時間帯であっても，当該保険薬局が実態的に調剤応需の態勢をとり，常態として開局時間内と同様の取扱いで調剤を行っている場合，深夜加算は算定できません。

◆深夜加算計算式

$$所定点数 \times \frac{200}{100}$$

11 夜間・休日等加算

　午後7時（土曜日にあっては午後1時）〜午前8時までの間（深夜および休日を除く），休日または深夜であって，当該保険薬局が表示する開局時間内の時間において調剤を行った場合，夜間・休日等加算として，処方箋受付1回につき，40点を算定します。

ただし，専ら夜間における救急医療の確保のために設けられている保険薬局で，別に厚生労働大臣が定める時間に調剤を行った場合は，所定点数の 100 分の 100 に相当する点数を算定します。

> 業務を終了した後の調剤は，時間外加算を算定します。業務が終了しておらず，延長である場合は，夜間・休日等加算を算定します。なお，午前 8 時前等で，両方の条件を満たすような場合は，時間外加算を算定します。

4 薬学管理料

1 服薬情報等提供料

患者や患者家族，保険医療機関から情報提供の求めがあった場合，または薬剤服用歴に基づき，患者に対して薬学的管理および指導を行っている保険薬局が，当該患者の服薬等に関する情報提供の必要性を認めた場合で，当該患者の同意を得て，服薬状況等を示す情報提供，指導を行った時に月 1 回に限り算定します（保険医療機関へは文書により提供した場合）。ただし，二つ以上の保険医療機関または診療科に対して服薬情報提供を行った場合は，当該保険医療機関または診療科ごとに月 1 回に限り算定できます（交付文書の写しを薬歴に添付する等の方法で保存することが必要です）。

> かかりつけ薬剤師指導料，かかりつけ薬剤師包括管理料，在宅患者訪問薬剤管理指導料を算定している患者については算定できません。

2 外来服薬支援料

自己による服薬管理が困難な患者またはその家族等の求めに応じ，当該患者が服薬中の薬剤について，当該薬剤を処方した保険医に当該薬剤の治療上の必要性および服薬管理に係る支援の必要性を確認したうえで，患者の服薬管理を支援（一包化やお薬カレンダーの活用）した場合に，月 1 回に限り算定します（算定後はその旨を薬歴に記載します）。

この場合，他院，他局で処方された併用薬も含めて，それぞれ処方医へ確認して整理するよう努めなければなりません。当該薬局で調剤していない薬のみの支援でも算定可能です。ただし，一包化を行ったとしても調剤技術料は算定できません。

> 在宅患者訪問薬剤管理指導料を算定している患者の場合は算定できません。

3 薬剤料

薬価基準で算出した額により，次の方法で薬剤料を算定します。

> ◆薬剤料の計算は小数点以下を五捨五超入
> ・使用薬剤の薬価が調剤料の所定単位につき15円以下の場合：1点
> ・使用薬剤の薬価が調剤料の所定単位につき15円を超える場合の加算：10円またはその端数を増すごとに1点
> ※使用薬剤の薬価は，別に厚生労働大臣が定める。

投薬時における薬剤の容器（水薬瓶や軟膏壺など）は，原則として保険薬局から患者へ貸与しますが，患者が希望する場合には実費を徴収して容器を交付しても差し支えありません。患者が当該容器を返還した場合は，再使用できるものについては実費を返還します。ただし，薬包紙や薬袋の費用は，別に徴収または請求することはできません。

治療目的でないうがい薬やビタミン剤は保険の対象外です。
70枚を超える湿布薬は，医師が疾患の特性などにより必要があると判断する場合で，その理由を処方箋に記載していなければ，超過分の薬剤料は算定できません。

4 特定保険医療材料料

保険薬局で交付できる特定保険医療材料は，次のとおりです。点数は，材料費を10で割った数を四捨五入することで算出します。

保険薬局で交付できる特定保険医療材料

注射剤	型	価格	レセ電コード
ナノパスニードルⅡ 34G 4mm	超微細型	18円／本	710010095
ナノパスニードル 33G 5mm	超微細型	18円／本	710010095
ペンニードル 32G テーパー 6mm	針折れ防止型	17円／本	710010094
BDマイクロファインプラス 32G 4mm	針折れ防止型	17円／本	710010094
ペンニードル 30G 8mm,6mm	標準型	15円／本	710010093
ペンニードル 31G 6mm	標準型	15円／本	710010093
BDマイクロファインプラス 31G 8mm	標準型	15円／本	710010093
BDマイクロファインプラス 31G 5mm	標準型	15円／本	710010093

※注射器や注射針は，注射薬と一緒でなければ認められないので注意すること。

また，次に該当する器材については算定できません。

- 薬剤（インスリンなど）の自己注射以外の目的で患者が使用する注射器
- 自己連続携行式腹膜灌流以外の目的で患者が使用する腹膜透析液交換セット
- 在宅中心静脈栄養法以外の目的で患者が使用する在宅中心静脈栄養用輸液セット
- 在宅成分栄養経管栄養法以外の目的で患者が使用する在宅寝たきり患者処置用栄養用ディスポーザブルカテーテル
- 在宅寝たきり患者処置用気管内ディスポーザブルカテーテル
- 在宅寝たきり患者処置用膀胱留置用ディスポーザブルカテーテル
- 在宅血液透析用特定保険医療材料 (回路を含む)
- 一般用の携帯型ディスポーザブル注入ポンプ
- 皮膚欠損用創傷被覆材
- 非固着性シリコンガーゼおよび水循環回路セット　など

5　在宅患者訪問薬剤管理指導料

あらかじめ在宅患者訪問薬剤管理指導を行う旨を届け出た保険薬局において，在宅で療養を行っている患者で通院が困難なものに対して，医師の指示に基づき，薬学的管理指導計画を策定し，患家を訪問して薬学的管理および指導を行った場合に算定します。

◆算定要件
- 事前に計画し，ケアマネージャーや医師に伝えているスケジュールどおりの訪問であること
- 同一日に，その住宅や施設，マンション棟内（以下，同一居住者という）で，その患者のみ訪問 (単純な配達を除く) する場合，または同一日に，その患者以外にも訪問加算する患者が同一居住者の場合で 1 人目である場合
  - → 　650 点

  同一日に，その患者以外にも訪問加算する患者が同一居住者の場合で 2 人目以降である場合
  - → 　300 点
- 訪問日が前回の訪問日から 6 日以上の間 が空いていること（月 4 回まで算定可能）
  ※ 5 日以内であれば無料訪問。
  ※がん末期患者，中心静脈栄養法の患者は，週 2 回かつ月 8 回まで算定可能。
- 薬局から患者宅までの距離が 16km 以内であること
  （16km 以内に他の在宅薬局がない場合は，16km 以上であっても算定可能）
- 他の病院または薬局の薬剤師が，在宅患者訪問薬剤管理指導料を算定していないこと（サポート薬局は例外）
- 保険薬剤師 1 人につき，週 40 回まで算定可能
- 介護保険でないこと
  ※介護保険であれば健康保険扱いとはならず，介護保険による居宅管理指導となる。

6 居宅療養管理指導費

内容としては在宅患者訪問薬剤管理指導料とほぼ同じですが，次の点が異なります。

◆在宅患者訪問薬剤管理指導料との相違点
・介護保険の患者に対して行い，介護報酬として請求する
・居宅管理指導は，同一居住者以外が503単位，同一居住者が352単位（1単位10円）
・1日あたりの算定制限がない

7 在宅患者緊急訪問薬剤管理指導料

在宅患者訪問薬剤管理指導料を算定している患者であって，状態の急変等にともない，医師の求めにより，計画的な訪問薬剤管理指導とは別に，緊急に患家を訪問して必要な薬学的管理および指導を行った場合に算定します。

◆算定要件
・普段から訪問薬剤管理指導を行っている患者であること
・患者の急変などによって，医師から計画外の緊急の訪問を求められた場合
　※緊急性が認められない場合（虫に刺されて痒い，風邪をひいた・・・等）は，在宅患者緊急訪問薬剤管理指導料は算定できない（薬剤服用歴管理指導料（通常の処方箋受付と同じ）を算定する）。
・月4回まで算定可能（1回500点　訪問日の間隔は6日空いていなくても良い）

8 在宅患者緊急時等共同指導料

在宅患者訪問薬剤管理指導料を算定している患者であって，状態の急変等にともない，医師の求めにより，医師，歯科医師，看護師，ケアマネージャーなどと共同で患家に赴き，カンファレンスに参加し，それらの者と共同で療養上必要な指導を行った場合に算定します。その際，カンファレンスは原則として患家で行いますが，患者または家族が患家以外の場所でのカンファレンスを希望する場合は，この限りではありません。

◆算定要件
・普段から訪問薬剤管理指導を行っている患者であること
・患者の急変などによって，医師から計画外の緊急のカンファレンスの求めがあった場合
・薬歴に次の事項を記載すること
　●カンファレンスおよび薬学的管理指導の実施日
　●薬学的管理指導を行った薬剤師の氏名
　●カンファレンスに参加した医療関係者の職種および氏名
　●薬学的管理指導を実施した旨およびその理由
　●カンファレンスの要点およびカンファレンスの結果をふまえて実施した薬学的管理指導の内容
　●医師に対して提供した訪問結果に関する情報の要点
・月2回まで算定可能（1回700点）

9　退院時共同指導料

保険医療機関に入院中の患者が指定する，退院後の訪問薬剤管理指導を担う保険薬局の薬剤師が，入院先に赴き，患者の同意を得て退院後の在宅での療養上必要な薬剤に関する説明および指導を，入院先の医師や看護師などと共同して行ったうえで，文書により情報提供した場合に算定します。

◆算定要件
- 入院中の患者で，退院後に訪問薬剤管理指導を行う予定の者であること
- 入院中に病院にて，退院後の指導を医師などと共同で行い，文書で情報提供する場合に1回算定可能（1回600点）

※末期がん患者，高度な指導管理の必要な患者，またはドレーンチューブ・留置カテーテル・人工肛門・人工膀胱を使用していて，次の管理状態にある患者に関しては2回まで算定可能。

在宅自己腹膜灌流指導管理	在宅人工呼吸指導管理
在宅血液透析指導管理	在宅悪性腫瘍患者指導管理
在宅酸素療法指導管理	在宅自己疼痛管理指導管理
在宅中心静脈栄養法指導管理	在宅肺高血圧症患者指導管理
在宅成分栄養経管栄養法指導管理	在宅気管切開患者指導管理

10　在宅患者重複投薬・相互作用等防止管理料

薬剤師が薬剤服用歴などに基づいて，重複投薬や相互作用を防止する目的で医師に疑義照会し，処方内容が変更された場合に算定します。在宅患者訪問薬剤管理指導，居宅療養管理指導または介護予防居宅療養管理指導を行っている患者が対象となります。内容は重複投薬・相互作用等防止加算と同様です。

麻薬管理指導加算

◆算定要件
- 麻薬の投薬が行われている患者であること（1回100点（加算日に処方はなくても，残薬があればOK）
- 在宅患者訪問薬剤管理指導，在宅患者緊急訪問薬剤管理指導，または在宅患者緊急時等共同指導を行った場合は同時に算定可能
- 麻薬の服用・保管・残薬・副作用などの状況を確認し，指導・記録・報告を行った場合

※これらすべての在宅訪問の際に発生した交通費は，原則として患家の負担となります。

11　在宅患者訪問薬剤管理指導料の算定に関する注意点

在宅患者への訪問薬剤管理指導料を算定することにより，算定不可となる調剤報酬の項目があるので注意が必要です。

◆算定できる項目

調剤基本料，調剤料，薬剤料，在宅患者調剤加算は算定可能です。

薬剤服用歴管理指導料は，訪問計画の範囲内の疾病や負傷以外の疾病，あるいは負傷による臨時の処方箋であれば算定可能です。

◆算定できない項目

長期投薬情報提供料，外来服薬支援料，服薬情報等提供料とそれに付随する加算は，在宅患者訪問薬剤管理指導料を算定した月内の場合，算定不可能です。

薬剤服用歴管理指導料は，訪問計画の範囲内の疾病や負傷の処方箋であれば，それに付随する加算を含め，算定不可能です。

12　サポート薬局

医師からの指示を受け，計画的に訪問を行っている薬局を在宅基幹薬局（以下，基幹薬局という）といいます。緊急時やその他やむを得ない事情により，基幹薬局が訪問を行えない場合，基幹薬局に代わって訪問を行う薬局のことをサポート薬局といいます。

◆サポート薬局の要件

・在宅業務を行うための必要な書類の届け出が行われていること
・麻薬小売業の免許があること（麻薬管理指導を行う場合）
・サポート薬局による訪問が頻繁でないこと（その場合は基幹薬局を交代した方が良いといえる）
・他に訪問できる薬局がない場合を除き，サポート薬局と患者宅の距離は16km以内であること
・患者情報の共有など，基幹薬局と連携を図っていること
・緊急またはやむを得ない事情の際は，サポート薬局が訪問することについて，事前に患者やその家族の同意を得ておくこと
・調剤報酬明細書に，基幹薬局が訪問できなかった理由を記載すること

◆サポート薬局が実施・算定できる項目

・在宅患者訪問薬剤管理指導料
・在宅患者緊急訪問薬剤管理指導料
・居宅療養管理指導費
・介護予防居宅療養管理指導費
・調剤技術料
・薬剤料

※保険請求・医師等への報告は基幹薬局が行い，薬歴の記載はサポート薬局が行う（基幹薬局と情報共有する）。
※請求については基幹薬局が行うが，それらの費用（売上）の配分については，両者の合議によって決定。
※調剤技術料，薬剤料について，サポート薬局が調剤を行った場合はサポート薬局が請求。

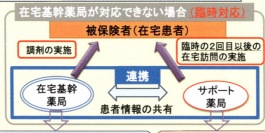

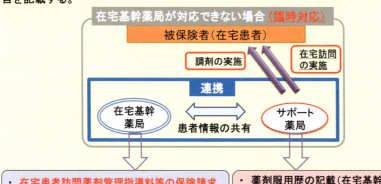

13　かかりつけ薬剤師指導料・かかりつけ薬剤師包括管理料

　　かかりつけ薬剤師による指導が行われた場合には，処方箋受付1回につき70点が算定でき，さらにその患者が医科の地域包括診療加算，認知症地域包括診療加算，地域包括診療料，認知症地域包括診療料を算定している場合は，270点を算定できる。

第6章 調剤報酬の算定

◆算定要件
- 患者が選択した保険薬剤師が患者の同意を得たうえで，同意を得た後の次の来局時以降に算定
- 患者の署名つきの同意書を作成・保管し，その旨を薬剤服用歴に記載すること
- 患者1人に対して，1人の保険薬剤師のみであること
- お薬手帳などにかかりつけ薬剤師の氏名および勤務先の保険薬局の名称を記載すること
- 勤務表を作成して患者に渡すこと
- 担当患者に対して次の業務を実施すること
  - 薬剤服用歴管理指導料に係る業務を実施し，適切な服薬指導を行う
  - 服用中の薬剤などについて，患者が一元的，継続的に確認できるよう，お薬手帳を用いて指導等の内容を記載する
  - 患者が受診している保険医療機関，服用薬等の情報をすべて把握し，医療機関や他の薬局を受診する際は，かかりつけ薬剤師を有している旨を明示するよう説明する
  - 24時間対応で相談できる体制を整備し，勤務表を患者に渡す（やむを得ない場合は当該薬局の別の薬剤師が対応することを患者に説明していれば，それでも差し支えない）
  - 調剤後も患者の服薬状況，指導等の内容を処方医に情報提供し，必要に応じて処方提案する
  - ブラウンバッグ*を必要に応じて配布し，残薬整理に努める（必要に応じて患家を訪問し，服用薬の整理等を実施する）

※かかりつけ薬剤師包括管理料を算定する場合は，患者の服薬状況などについて随時把握するとともに，保険医にそのつど情報提供し，必要に応じて処方提案を行う（情報提供の頻度や方法，要否については，保険医との合意があればそれに基づいたものでOK）。

※かかりつけ薬剤師包括管理指導料を算定する場合，次の項目以外は包括として取り扱う。
　時間外加算，夜間・休日等加算，在宅医療に係る点数，薬剤料，特定保険医療材料料

◆施設基準
　次の要件をすべて満たす保険薬剤師を配置していること。
- 次の経験等をすべて満たしていること
  - 施設基準の届出時点において，保険薬剤師として3年以上の薬局勤務経験がある
  - 当該保険薬局に週32時間以上勤務している
  - 施設基準の届出時点において，当該保険薬局に6ヵ月以上在籍している
- 薬剤師認定制度認証機構が認証している研修認定制度等の研修認定を取得している（2017年4月1日から適用）
- 医療に係る地域活動の取組みに参画している

※薬剤服用歴管理指導料および在宅患者訪問薬剤管理指導料とは同時に算定できない。

---

*ブラウンバッグ運動：薬局薬剤師が中心となって，患者が日常的に服用している薬やサプリメントなどの副作用や相互作用といった問題をチェックすること（1990年代にアメリカで茶色の紙袋に残薬を入れて薬局に持ってくるよう働きかけたことに由来）。

14　かかりつけ薬局と健康サポート薬局

　かかりつけ薬局とは，かかりつけ機能をもち，かかりつけ薬剤師がそれらを実施している薬局を指します。かかりつけ機能とその要件については，次のとおりとなっています。

1 服薬情報の一元的な把握と，それに基づく薬学的管理・指導
- 勤務表の掲示などにより，かかりつけ薬剤師を患者が適切に選択できる業務運営体制の整備
- 患者が受診しているすべての医療機関およびOTC医薬品等を含めた服薬情報等を一元的・継続的に把握し，薬歴に記載
- 残薬管理，確実な服用につながる丁寧な指導，副作用のフォローアップの実施
- お薬手帳の意義・役割の説明とその活用の促進およびお薬手帳の1冊化・集約化
- 自局以外のかかりつけ薬局への情報提供には，患者の意向を確認したうえで協力することが望ましい
- 薬剤師の基本的な役割や，かかりつけ薬局・薬剤師のメリットについての周知

2 24時間対応・在宅対応
- 時間外であっても，かかりつけ薬剤師（またはかかりつけ薬剤師と情報共有している薬剤師）が対応できる体制の整備
- 在宅の実績

3 かかりつけ医をはじめとした医療機関等との連携強化
- 疑義照会，副作用や服薬情報のフィードバック，処方提案などの適切な取組み
- OTC医薬品の相談や健康相談に適切に対応し，必要に応じて受診勧奨を行う
- 地域の介護支援専門員や訪問看護師など，地域包括ケアを担う他職種との連携構築

4 健康サポート薬局
　健康サポート薬局とは，かかりつけ薬局の機能に加え，「地域住民の主体的な健康増進を積極的に支援する機能を備えた薬局」と定義され，次のような機能と要件があります。

① 地域における連携体制の確保
- OTC医薬品や健康などの相談を受けた際に，かかりつけ医と連携して受診勧奨に適切に取組む
- 地域の介護事業所や健診実施機関，行政機関などへの紹介に取組む
- 地域の一定範囲内で，医療機関などの連携機関と体制を構築し，連絡・紹介先リストを作成する
- 利用者の同意を得て，必要な情報を紹介先の医療機関などに文書で提供するよう取組む

② 薬剤師の資質確保
- OTC医薬品や健康食品などについて，安全かつ適正な使用に関する助言，相談対応，医療機関などへの紹介などに関する研修を修了し，一定の実務経験を有する薬剤師の常駐

③ 個人情報に配慮した相談スペースの確保
　・薬局内にパーテーションなどで区切られた相談窓口を設置
④ 健康サポート薬局である旨や，取組み内容の表示
　・健康サポート薬局機能を有する薬局であること，OTC医薬品などについての助言，健康相談を積極的に行っている旨を，薬局の外側の見えやすい場所に掲示
⑤ 要指導医薬品などの取扱い
　・要指導医薬品，衛生材料，介護用品等の供給機能と助言の体制を有し，かかりつけ医との連携に関し，適切に運営（受診妨害にならないよう配慮する）
　・相談を受けた場合には，利用者の状況や要指導医薬品などの特性をふまえ，専門的知識に基づき説明
⑥ 平日は8時間以上，土日はどちらかで一定時間開局
　・平日の午前8時から午後7時までの時間帯で，8時間以上が望ましい
⑦ 健康相談への対応，積極的な健康支援
　・OTC医薬品等の安全かつ適正な使用に関する助言，健康相談への対応
　・販売内容や相談内容の記録と，一定期間の保存
　・具体的な取組みの実施（薬の相談会の実施や健診の受診勧奨など）
　・地域の薬剤師会等を通じて，自局の取組みを発信（必要な場合は，地域薬局の取組み支援）
　・国や自治体，学会等が作成する健康に関するポスター掲示やパンフレットの配布

15　薬剤服用歴管理指導料

薬剤服用歴管理指導料は，患者に対して，次に掲げる指導等のすべてをかかりつけ薬剤師以外の薬剤師が行った場合に，処方箋の受付1回につき，所定点数を算定します。
・6ヵ月以内に処方箋を持参し，お薬手帳を持参した患者：38点
・6ヵ月以内に処方箋を持参したが，お薬手帳を忘れた患者：50点
・6ヵ月以内に処方箋を持参していない患者：50点
・調剤基本料2・3・5，特別調剤基本料を算定する保険薬局に処方箋を持参した患者：50点
・特別養護老人ホームに入所している患者を訪問し，薬学的管理を行った場合：38点

◆薬剤服用歴管理指導料の算定要件
・患者ごとに作成された薬剤服用歴に基づき，投薬に係る薬剤の名称，用法，用量，効能，効果，副作用および相互作用，後発医薬品情報に関する主な情報を文書またはこれに準ずるもの（薬情）により患者に提供し，薬剤の服用に関して基本的な説明を行うこと
・処方された薬剤について，直接患者またはその家族等から服薬状況等の情報を収集して薬歴に記録し，これに基づき薬剤の服用等に関して必要な指導を行うこと
・調剤日，投薬に係る薬剤の名称，用法，用量の他，服用に際して注意すべき事項をお薬手帳に記載すること（電子お薬手帳も可）

16　薬剤服用歴管理指導料に対する加算

1 麻薬管理指導加算

　麻薬を調剤した場合であって，麻薬の服用に関し患者に確認し，必要な薬学的管理および指導を行った時は，所定点数に22点を加算します。

◆算定要件
・麻薬管理指導加算は，当該患者またはその家族等に対して，電話等により定期的に，投与される麻薬の服用状況，残薬の状況および保管状況について確認し，残薬の適切な取扱い方法も含めた保管取扱い上の注意等に関し必要な指導を行うとともに，麻薬による鎮痛等の効果や副作用の有無の確認を行い，必要な薬学的管理指導を行った場合に算定
・指導の要点は，薬歴に記載すること

2 特定薬剤（ハイリスク薬）管理指導加算

　特に安全管理が必要な医薬品として，別に厚生労働大臣が定めるものを調剤した場合であって，当該医薬品の服用に関し，その服用状況，副作用の有無等について患者に確認し，必要な薬学的管理および指導を行った時には，所定点数に10点を加算します。薬局では得ることが困難な診療上の情報（検査値など）の収集については，必ずしも必要ではありません。

　また，特に安全管理が必要な医薬品が複数処方されている場合には，そのすべてについて必要な薬学的管理および指導を行いますが，処方箋の受付1回につき1回に限り算定するものとされています。
※ハイリスク薬の詳細については，第4章を参照。

3 重複投薬・相互作用防止等加算

　重複投薬または相互作用の防止のため，あるいは過去の副作用歴やアレルギー歴といった薬歴情報から，処方箋を交付した保険医に対して照会を行い，処方変更が行われた場合には，所定点数に次の点数を加算します。

　　重複投薬防止加算（処方に変更が行われた場合）・・・30点
※薬剤の追加や投与期間の延長が行われた場合や，変更が行われなかった場合には算定できない。

◆算定要件
・当該加算の対象となる事項について，処方医へ行った連絡・確認の内容の要点および変更内容を薬歴に記載すること
・複数の保険医療機関または複数の診療科で処方箋を交付された患者について，処方箋の受付時点が異なる場合であっても，所定の要件を満たした場合は算定可能
・同時に複数の保険医療機関または複数の診療科の処方箋を受け付け，複数の処方箋について薬剤を変更した場合であっても，1回に限り算定する（どちらかの処方箋受付にのみ算定）
・残薬確認の結果，薬剤の削除や投与期間の短縮といった処方の変更が行われた場合は算定可能
※削除した内容について，わかりにくいと判断される場合があるので，レセプトの摘要欄にコメントを記載すること。

◆レセプトの摘要欄への記載例
・A病院で△△が処方されているので，○○の処方削除
・残薬があるので○○の処方削除
・残薬があるので○○の処方日数短縮
・A薬で副作用歴があるため，処方医に確認し，B薬に変更

4 乳幼児服薬指導加算

6歳未満の乳幼児に係る調剤に際して必要な情報（体重，適切な剤形等）を直接患者またはその家族等に確認したうえで，患者またはその家族等に対し，適切な服薬方法や誤飲防止等のための注意といった服薬指導を行い，かつ，当該指導の内容等をお薬手帳に記載した場合には，所定点数に10点を加算します。

◆お薬手帳への記載例
【粉薬】：飲ませやすくするため水などと混ぜる場合は，必ず飲む直前に混ぜてください。
【水薬】：飲みにくい場合は，ガムシロップを少量加えると飲みやすくなります。
【目薬】：差すのが苦手な場合は，目頭付近に1滴落としてください。
【貼り薬】：テープを剥がしてしまう場合は，手の届かないところに貼ってください。

5 医療保険制度

1 健康保険

　病気やケガ，障害，老衰，死亡，失業などの理由で個人の生存権が脅かされている場合，国の制度として平等にこれを保護していこうとすることを社会保障といいます。社会保障の諸制度のうち，医療に関する部分を「医療保険制度」といい，各種の要件に基づく健康保険が運営されています。

　日本の健康保険は「国民皆保険」が基本で，国内に住所があれば，年齢や国籍（外国籍の人は在留期間が1年以上と決定された場合）に関係なく，必ず何かしらの健康保険に加入しなくてはなりません。なお，次の要件のうち，どれにもあてはまらない場合は，国民健康保険に加入する必要があります。

> ① 勤務先で健康保険に加入している者とその扶養家族（任意継続を含む）
> ② 船員保険に加入している者とその扶養家族
> ③ 国民健康保険組合に加入している者とその世帯家族
> ④ 75歳以上の者（後期高齢者医療制度の対象者）
> ⑤ 生活保護を受けている者（国民健康保険一覧を参照（p.168））

◆自己負担割合
健康保険料の年齢別自己負担割合については，次のとおりとなっています。

未就学児	小学校就学〜69歳	70〜74歳（一般）	70〜74歳（現役並み所得）
2割	3割	2割	3割

※昭和19年4月1日以前生まれの者は1割負担。
※「現役並み所得」とは，標準報酬月額が28万円以上の者をいう。

2 社会保険

社会保険（社保）とは，会社や官庁，学校などの職場で働く者（臨時雇いも含む）などが勤務先で加入する健康保険と厚生年金のことです。

社会保険の種類

保険制度		法別番号	負担割合	保険者番号
全国健康保険協会管掌健康保険（協会けんぽ）		01	3割	8桁
船員保険		02		
日雇特例	（一般療養）	03		
	（特別療養）	04		
共済組合	（国家公務員）	31		
	（地方公務員）	32		
	（警察）	33		
	（公立・私立学校）	34		
組合管掌健康保険		06		
自衛官等		07		
特例退職	（特定共済）	72，73，74，75		
	（特定組合）	63		

※一部例外あり（詳細はそれぞれの項目を参照）。

1 全国健康保険協会管掌健康保険（協会けんぽ）

保険者番号：01から始まる8桁

対象者：民間の事業所に従事する事業主，従業員とその家族です。法人事業所[*1]と，法人以外で常時従業員が5人以上の事業所で，組合管掌健康保険に加入していない事業所を適用事業所といい，協会けんぽの加入が義務づけられています（主に中小企業）。

2 船員保険

保険者番号：02から始まる8桁

対象者：海上で働く船員という特定の労働者[*2]とその扶養家族です。

[*1] 株式会社，有限会社，財団法人など。適用事業所以外の事業所は，厚生労働大臣の認可を受けて全国健康保険協会管掌保険に加入が可能です。

◆船員保険の独自・上乗せ給付
健康保険，労災保険に上乗せされる船員保険独自の給付があります。
・労災保険制度に同趣旨の給付がないもの
●下船後の療養補償：雇入契約存続中に職務外の事由による傷病を負った場合，下船後3ヵ月以内において船舶所有者の療養補償として給付されます。
●行方不明手当金：職務上の事由により1ヵ月以上行方不明になった時，3ヵ月を限度に行方不明期間中に支給されます。
●休業手当金（1日目〜3日目）

・労災保険制度に同趣旨の給付はあるが，水準が同制度の給付を上回るもの
●休業手当金（4日目〜4月目）：1年6月以降につき，労災保険の給付単価を超える部分が給付されます。障害手当金労災保険の給付日数を超える部分が給付されます。
●障害手当金：労災保険の給付日数を超える部分が給付されます。
※下船後3ヵ月の療養補償
　船員保険では雇入契約存続中に発生した職務外の病気やケガについて，下船日（療養を受けることができる状態になった日）から3ヵ月目の末日までの間は，医療機関に「船員保険療養補償証明書」を提出することにより，自己負担なしで療養を受けることができます。

3 日雇特例
保険者番号：一般療養→03から始まる8桁　特別療養→04から始まる8桁
対象者：日雇い労働者[*3]とその扶養家族です。
特徴：日雇い労働者は就労が継続的ではないため，保険料は月額ではなく，日額で定められています。日雇い労働者が事業所に雇用される際に交付された「日雇特例被保険者手帳」に，事業主が印紙を貼ることによって保険料を納付したことが証明されます。日雇い労働者が保険診療を受けるには，診療を受ける月の前2ヵ月間に26日分以上の保険料を納付している，または前6ヵ月間に78日分以上の保険料を納付していることが前提となります（それを証明するのが被保険者手帳です）。条件を満たしていれば，住所地を管轄する日本年金機構にて「受給資格者票」の交付を受けます。条件を満たさないうちに病気になった場合は，「特別療養費受給者票」が発行され，保険診療が受けられます。

4 共済組合（国家公務員，地方公務員，警察，公立・私立学校教員）
保険者番号：国家公務員→31から始まる8桁　地方公務員→32から始まる8桁
　　　　　　警察→33から始まる8桁　公立・私立学校教員→34から始まる8桁
対象者：国家公務員，地方公務員，警察，公立・私立学校の教員とその扶養家族です。

[*2] 5トン以上の船舶の船長，乗務員，30トン以上の漁船予備船員をいいます。ただし，湖，川，港のみを運行する船は含みません。

[*3] 2ヵ月以内の期限を定めて雇用される，継続して4ヵ月を超えない期間を定めて使用される人，継続して6ヵ月を超えない期間を定めて臨時的事業に使用される人など，就労が継続的でない労働者のことです。

5 組合管掌健康保険

保険者番号：06 から始まる 8 桁

対象者：民間の事業所に従事する事業主，従業員とその家族です（主に大企業）。

6 自衛官等

保険者番号：07 から始まる 8 桁

対象者：自衛官，訓練招集中の予備自衛官，防衛大学の学生などです。基本的には駐屯所の医師や提携病院を受診しますが，帰省中や専門病院での診察が必要な場合は，一般の病院や薬局を受診することがあります。被保険者（本人）だけを対象としており，被扶養者は国家公務員共済組合の扶養家族（法別番号 31）として扱われます。

7 特例退職

保険者番号：特定共済→72，73，74，75 のいずれかから始まる 8 桁
　　　　　　特定組合→63 から始まる 8 桁

対象者：厚生労働大臣の認定を受けた健康保険組合に一定期間以上勤めていた人（定年後）で，老齢年金を受け取っている人とその扶養家族です。

※特例退職者制度とは？

厚生労働大臣の認可を受けた特定健康保険組合が運営する制度で，定年などで退職した人が，後期高齢者医療制度がスタート（75 歳）するまでの間，健康保険の保険料と同程度の負担で，在職中と同様の保険給付や健康診査等を受けることができる制度のことです。

3　国民健康保険

国民健康保険（国保）は，日本の社会保障制度の 1 つで，加入者が病気やケガ，出産，死亡した場合に，必要な医療費が保険料から支払われる制度です。また，国民健康保険は各市区町村が運営しており，加入や脱退などの手続きは住所登録のある市区町村役場で行います。市区町村ごとに運営しているため，保険料の計算方法も住む場所によって多少異なります。

国民健康保険の種類

保険制度	法別番号	自己負担割合	保険者番号
国民健康保険（市町村）	なし	3 割	6 桁
国民健康保険組合	なし		6 桁
退職者被保険者等*	67		8 桁

*退職者被保険者等：平成 20 年 4 月以降は原則廃止。経過措置として，平成 26 年度（平成 27 年 3 月末）までの間は，65 歳未満のこの制度の該当者が 65 歳になるまで存続。

1 国民健康保険

保険者番号：6桁

対象者：商店主，農業従事者などの自営業者と，小さな商店や工場の従業員，無職者，日本に居住する外国人などが加入する公的医療保険制度のことです。「一般国保」，「市町村国保」と呼ばれます。

2 国民健康保険組合

保険者番号：6桁

対象者：同業者の人たちが，15人以上の発起人による規約を作成し，組合員となるべき300人以上の同意の下に，都道府県知事の許可を得て国民健康保険組合を設立することができます（「組合国保」と呼ばれます）。

例：医師国保組合，理容業国保組合，食品販売国保組合，浴場国保組合，芸能人国保組合など

3 退職者被保険者等

保険者番号：67から始まる8桁

対象者：会社や役所を退職して国民健康保険に加入した者のうち，被用者年金（厚生年金や共済年金など）を受給している65歳未満の者とその被扶養者です。

※平成20年4月以降は原則廃止。

※国民健康保険の場合は「世帯主」と「その他」に分かれ，「世帯主」を被保険者，その他を「被扶養者」と呼びます。

4 高齢者医療制度（前期高齢者（高齢受給者））

　平成20年4月より，従来の老人保健制度が全面的に改正され，新たに高齢者医療制度が創設されました。高齢者医療制度は，年齢により2つの制度に区分され，65～74歳の者は「前期高齢者」，75歳以上（65～74歳で一定の障害のある者を含む）の者は「後期高齢者」となります。

　70歳以上の前期高齢者は高齢受給者証を持っており，そこに患者負担割合が記載されています（保険者番号は社保，国保などに準じます）。

	平成26年4月から
負担割合	・65～69歳　→　3割 ・70～74歳　→　一般：2割（誕生日月の翌月より2割） 　　　　　　　　　現役並み所得者：3割 ※平成26年3月末日までに70歳になっている場合は1割のまま（一般のみ）。
対象年齢	65～74歳

5　後期高齢者医療制度（長寿医療制度）

	平成20年4月から
保険者番号	39＊＊＊＊＊＊
負担割合	・一般：1割 ・現役並み所得者：3割
対象年齢	・75歳以上の者 ・65～74歳で一定の障害が認められた者
対象時期	・75歳の誕生日の当日から ・65～74歳で，一定の障害があると認められた者は認定日から

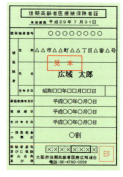

後期高齢者医療被保険者証

6　高額療養費

　高額療養費とは，同一月（1日～月末まで）にかかった医療費の自己負担額が高額になった場合，一定の金額（自己負担限度額の超過分）が後で払い戻される制度です。

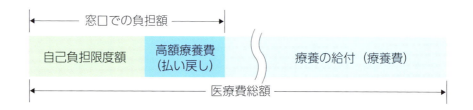

　平成24年4月1日から，外来診療，保険薬局においても「限度額適用認定証」などを提示すれば，自己負担限度額の超過分を窓口で支払う必要がなくなりました。

1 高額療養費の給付条件

・限度額適用認定証を持っていること（70歳未満の者）
　※限度額適用認定証は，患者等による保険者への申請が必要。
　※限度額適用認定証が交付されていない（所持していない）場合は，従来どおりの償還払いとなる。
・高齢受給者証または後期高齢者医療被保険者証（65～74歳で，一定の障害があると認定された者も含む）を持っていること
・限度額適用・標準負担額減額認定証を持っていること（低所得者に当てはまる場合）
　※限度額適用・標準負担額減額認定証は，患者等による保険者への申請が必要。

2 自己負担限度額

　自己負担限度額は，年齢および所得に応じて適用区分が設定されています。

第6章 調剤報酬の算定

70歳未満の者

所得区分	限度額適用区分	自己負担限度額
上位所得者（月収53万円以上の者など）	A	150,000円＋（医療費－500,000円）×1％ 多数回該当：（該当4回目以降）83,400円
一般	B	80,100円＋（医療費－267,000円）×1％ 多数回該当：（該当4回目以降）44,400円
低所得者（住民税非課税）	C	35,400円 多数回該当：（該当4回目以降）24,600円

70歳以上の者

所得区分		限度額適用区分	自己負担限度額（外来）	自己負担限度額（入院）
現役並み所得者（月収28万円以上などの窓口負担3割の者）		3割	44,400円	80,100円＋（医療費－267,000円）×1％ 多数回該当：（該当4回目以降）44,400円
一般		1割	12,000円	44,400円 多数回該当：適用なし
低所得者（住民税非課税）	Ⅰ（年金収入のみの者の場合，年金受給額80万円以下等，総所得金額がゼロの者）	区分Ⅰ	8,000円	15,000円 多数回該当：適用なし
	Ⅱ（Ⅰ以外の者）	区分Ⅱ	8,000円	24,600円 多数回該当：適用なし

3 多数回該当とは

　多数回該当とは，直近の1年間ですでに3回以上の高額療養費の支給を受けている場合，4回目から自己負担限度額が軽減される制度のことです。また，70歳以上の者は，現役並み所得者の入院の場合のみ適用となります。

　なお，保険者が変更になると，たとえ3回以上であっても回数がリセットされてしまいます。最終判断は保険者になりますので，多数回該当になるかが不明の際は，保険者に確認してください。

※70歳以上の高齢者は，必ず限度額認定対象になる。

受診者	事前の手続き	病院・薬局での手続き
・70歳未満の者 ・70歳以上で，非課税世帯等の者	「限度額適用認定証」等の交付を申請	「限度額適用認定証」等を窓口に提示
・70～74歳で，非課税世帯等ではない者	必要なし	「高齢受給者証」を窓口に提示

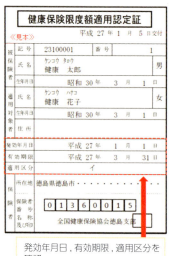

発効年月日，有効期限，適用区分を確認

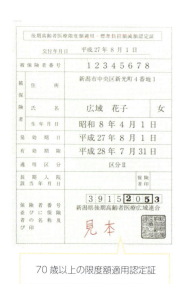

70歳以上の限度額適用認定証

7 公費負担医療制度

　国や地方自治体が税金などの財源を基礎として，医療に関する給付を行う制度をいい，医療費の全部または一部を，特定の疾病を対象として公費で負担する制度と，社会福祉制度として，医療費の自己負担分を公費で負担し，経済的弱者を救済する制度に大別されます。なお，この公費負担の医療費は，すべて健康保険の例に準じて算定されます。

（例）結核患者適正医療の場合

かかった総医療費

医療保険分（70％）	公費（25％）

患者自己負担分（5％）

8 国の公費

法別番号	種類	負担割合	対象者	備考
10	結核	0.5割	通院可能な結核患者	・結核に直接関わる薬のみ対象。 ・副作用対策の薬は対象外。
11	結核（入院中）	0割	入院中の結核患者	・外来なし。
12	生活保護	0割	低所得者，働けないなど	・働いていても，低所得で身内の援助も受けられないなど，条件を満たせば対象者となる。 ・医療保険優先。
13	戦傷病者療養給付	0割	軍人軍属などであった者の公務上の疾病	・指定医療機関での受診であり，主に国立病院が指定される。 ・公傷病は全額公費だが，その他（風邪など）は医療保険のみ。
14	戦傷病者厚生医療	0割		
15	自立支援（厚生医療）	1割	18歳以上の身体障がい者	・所得により負担上限額あり。 ・患者が医療機関を指定。 ・医療保険優先。
16	自立支援（育成医療）	1割	18歳以下の身体障がい者	
17	療育医療	所得による	18歳未満の隔離が必要な結核患者	・外来なし。
18	原爆（認定医療）	0割	被爆により対象疾患にかかった者	・対象者のほとんどが広島，長崎。 ・直接被爆した者の他，2週間以内に指定区域に入った者，被爆者を救護搬送した者，胎児であった者も含まれる。 ・19は医療保険優先。
19	原爆（一般医療）	0割	被爆により対象疾患以外の負傷，疾病にかかった者	
20	措置入院（精神）	0割	自傷他害のおそれがある精神患者	・外来なし。
21	自立支援（精神通院）	1割	通院可能な精神疾患患者	・所得により自己負担上限額あり。 ・患者が医療機関を指定。 ・医療保険優先。
22	麻薬入院措置	0割	麻薬，大麻，あへんの慢性中毒者	・外来なし。
23	養育医療	所得による	未熟児	・外来なし。
24	自立支援（療養介護）	1割	入院中の常時介護を必要とする18歳以上の障がい者	・外来なし。
25	中国残留邦人	0割	要件に該当する中国残留邦人等とその配偶者	・所得が一定の基準に満たない者。 ・取扱いは生活保護とほぼ同じであるが，請求先が患者住所の地区と異なる場合がある。
28	1類，2類，指定感染症	所得による	ペスト，エボラ，ポリオ等	・原則入院のため，外来なしと考えられる。
29	新感染症	0割	応急対応する感染症	・原則入院のため，外来なしと考えられる。

法別番号	種類	負担割合	対象者	備考
30	心神喪失	0割	心神喪失状態で重大な他害行為を行った者	・指定薬局は全国で2500程度（平成26年12月）あるが，バラつきがある（指定薬局がない都道府県あり）。
38	肝炎	主保険	B型肝炎，C型肝炎	・主保険の自己負担割合が適応され，所得に応じて上限額が設定されている。
51	特定疾患	0割	3疾患のみ	・医療保険優先。 ・患者が医療機関を指定し，その指定医療機関のみ助成対象。
52	小児慢性特定疾患	2割	14疾患群（704疾病）	・医療保険優先。 ・所得に応じて上限額あり。 ・患者が医療機関を指定。
53	児童福祉施設措置	0割	児童福祉施設や里親に措置している児童	・医療保険優先。
54	難病医療	2割	306疾病	・70歳以上は1割。 ・所得に応じて上限額あり。 ・患者が医療機関を指定。
62	特定B型肝炎	0割	昭和23〜63年までに集団予防接種などで注射器の連続使用により感染した者と，それによる母子感染	・母子感染の場合は償還払い。 ・患者が国を提訴し，和解，認定後に初めて対象となる。
66	石綿健康被害	0割	石綿関連疾患で労災補償対象外の患者	・毎年1000人ほどが新規で認定されている。
79	障害児施設医療	1割	障がい児	・外来なし。

※青色部分の公費の処方箋を取り扱う場合は，事前に薬局が許可を受ける必要あり。
※灰色部分は外来での取扱いがないもの。

1 結核医療費負担制度

　　結核で治療を受けている者の医療負担の軽減と，安心して厳正な医療が受けられることを目的として，公費による負担制度が設けられています。
　　申請先：患者住所地を管轄する保健所か，公費負担制度の申請窓口

感染度が高い場合（喀痰塗抹陽性患者の場合）

　　　公費負担者番号：11から始まる8桁
　　感染症法に基づき，入院勧告（措置）を受けた患者に対する公費負担は，感染症法第37条により，入院勧告（措置）受けて入院してから病状が消失し，勧告が解除されるまでの期間です。

第6章　調剤報酬の算定

◆自己負担額

世帯員の総所得税の合計額（年額）	自己負担額（月額）
147万円以下	0円
147万以上	2万円

◆申請時に必要な書類
　・結核患者医療費公費負担申請書
　・X線写真（申請前3ヵ月以内のもの。入院延長3回ごとに前回のものと最新のもの）
　・世帯全員の住民票の写し
　・世帯全員の前年の所得税額を証明する書類

■ 感染度が低い場合（喀痰塗抹陽性患者以外の場合）
　　公費負担者番号：10から始まる8桁
　一般患者に対する公費負担は，感染症法第37条の2に基づき，6ヵ月を超えない期間で，必要な費用の一部が公費で負担されます。
◆自己負担額
　・対象となる医療費の5％
◆申請時に必要な書類
　・結核患者医療費公費負担申請書
　・X線写真（申請前3ヵ月以内のもの。ただし，継続申請時は前回のものと最新のもの）
◆結核公費対象医薬品
　都道府県により交付される患者票に記載されている抗結核薬，ステロイドのみとなります。ただし，これらの化学療法にともなう副作用を抑えるための薬剤については，公費負担の対象外となります。
◆公費適用上の注意点
　結核公費対象医薬品の投与にともなう調剤基本料・調剤料・調剤技術料は結核公費対象ですが，薬学管理料については結核公費対象外となります。

2 生活保護制度
　　公費負担者番号：12から始まる8桁
　資産や能力など，すべてを活用しても生活に困窮する者に対し，困窮の程度に応じて必要な保護を行って，健康で文化的な最低限度の生活を保障するとともに，自立を支援することを目的としています。
　生活保護の患者で働けない者の場合，通常の公費と違い，健康保険なしで公費のみの公費単独という区分に分類されます。ただし，働いていても収入が最低生活費に満たない者の場合は，社会保険と併用することがあります（国民健康保険との併用はありません）。
　また，生活保護の患者は保険証を持っていないため，市役所や区役所等で発行される調剤券が必要です。調剤券は患者本人が医療機関にかかるたびに市役所に取りに行くのではなく，毎月患者ごとに1医療機関につき1枚ずつを薬局から各市町村に発行依頼します（調剤券発行依頼書

を使用します）。

◆調剤券の請求方法

　毎月18〜20日の間に，市役所や区役所等から調剤券が送られてきますので，当該月の生活保護の患者リストをレセコンから出力します。調剤券と患者リストを照合して，受給者番号に変更がないかを毎回必ず確認します。75歳以上，または65〜74歳の障がい者には「後保」の表示があるかどうかも確認します。調剤券が届いていない患者については，調剤券発行依頼書をFAXするか郵送します（地区によって方法が異なります）。すべての患者の調剤券が届いたら，再度患者リストをレセコンより出力し，新たに増えている患者の調剤券について発行依頼します。

　これを月末までくり返し，翌月1日以降（レセプト請求するまで）に患者リストを発行し，最終確認をします。足りない調剤券があれば，遅くとも7日ごろまでにはすべてそろえましょう。

3 原子爆弾被爆者（「原子爆弾被爆者に対する援護に関する法律」（被爆者援護法））

　原子爆弾被爆者とは，昭和20年8月に広島市と長崎市に投下された原子爆弾によって被害を受けた人たちのことです。被爆者援護法に定める「被爆者」とは，次のいずれかに該当し，被爆者健康手帳を所持している者をいいます。

> ① 原子爆弾が投下された際，特定の区域において直接被爆した者
> ② 原子爆弾が投下されてから2週間以内に，救援活動，医療活動，親族探し等のために，広島市内または長崎市内（爆心地から約2kmの区域内）に立ち入った者
> ③ 原子爆弾が投下された際，またはその後において，身体に原子爆弾の放射線の影響を受けるような事情の下にあった者（被災者の救護，死体の処理などをした者等）
> ④ 上記①〜③に該当する者の胎児であった者（広島にあっては，昭和21年5月31日まで，長崎にあっては，昭和21年6月3日までに生まれた者）

◆被爆者公費の医療の給付

　医療の給付とは，国の負担で医療を受けることができる制度です。被爆者援護法に基づいて行われる医療の給付には，一般疾病に対する医療の給付と，認定疾病に対する医療の給付の2つの制度があります。医療の給付の範囲は，通院や入院して病気やケガの治療を受けたり，必要な処置をしてもらったりすることの他，治療上使用するコルセット，義手，義足等の購入費用や，訪問看護の基本利用料，入院中の食事療養費も含まれます。

◆認定疾病に対する医療の給付（公費負担者番号：18から始まる8桁）

　被爆者として厚生労働大臣の認定を受けた者は，その認定を受けた疾病やケガについて，厚生労働大臣の指定した医療機関等で，全額国費での医療を受けることができます。なお，この場合には，認定書と被爆者健康手帳を提示する必要があります。

◆一般疾病に対する医療の給付（公費負担者番号：19から始まる8桁）

　被爆者は，原子爆弾による放射線を浴びたことの影響により，次のようなおそれがあるため，一般疾病に対する医療の給付の制度が設けられています。

　・病気やケガにかかりやすいこと
　・病気やケガをした時，それが治りにくいこと
　・病気やケガをしたことによって，認定疾病を誘発する場合があること

ただし，故意または重大な過失によるものや，遺伝や先天性，被爆以前からの精神疾患などについては給付されません。

◆医者にかかった費用を本人が支払った場合の取扱い

被爆者が認定疾病や一般疾病について医療を受ける際は，認定書や被爆者健康手帳を，指定を受けた医療機関等へ持参することが原則ですが，緊急を要する場合や，指定を受けている医師の承認を得て，医師以外から灸，マッサージなどを受けた場合は，払い戻しが可能です。

4 中国残留邦人

公費負担者番号：25 で始まる番号（受給者番号は原則として毎月変更）

◆中国残留邦人に対する支援給付制度

第二次世界大戦では，満州（現在の中国東北部）などにおいて，戦闘に巻き込まれたり，飢餓疾病等のため，多くの日本の民間人が犠牲となりました。肉親と離別し，戦後の混乱の中，国外に残留することを余儀なくされた中国残留邦人および樺太等残留邦人のうち，厚生労働大臣が認定した「特定中国残留邦人等」が支援の対象となります。日本へ帰国した後も，安定した生活を送ることができるよう，新たな支援策として制定されました（「中国残留邦人等の円滑な帰国の促進並びに永住帰国した中国残留邦人等及び特定配偶者の自立の支援に関する法律」）。

◆支援給付の種類（生活保護に準じた取扱い）

・生活支援給付
・住宅支援給付
・医療支援給付
・出産支援給付
・生業支援給付
・葬祭支援給付
・介護支援給付

※医療支援給付は，生活保護法の医療扶助に準じ，本人負担はありません。

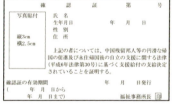
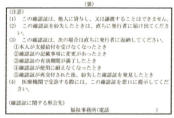

本人確認証（ラミネート加工してあります）

◆来局時の対応

「本人確認証」を確認します。再発行の場合は，再発行と表示してあります。

◆調剤券の発行依頼

発行依頼は生活保護と同様で，調剤券発行依頼書を使用します。

5 特定疾患治療研究事業

公費負担者番号：51 から始まる 8 桁

特定疾患治療研究事業とは，原因が不明であって治療法が確立していない，いわゆる難病と呼ばれる疾患のうち，特定の疾患について治療研究事業を推進することにより，医療の確立，普及を図るとともに，患者の医療費の一部を公費で負担し，患者の負担の軽減を図ることを目的とし

ています。

　また，平成27年には難病対策を見直した「難病の患者に対する医療等に関する法律」（新難病法）が施行され，対象疾患の範囲が拡大したことにともない，ごく一部の疾患以外は難病医療へと移行しました。

◆特定疾患の対象となる疾患
　・スモン病
　・プリオン病（ヒト由来乾燥硬膜移植によるクロイツフェルト・ヤコブ病に限る）
　・難治性の肝炎のうち，劇症肝炎
　・重症急性膵炎

◆公費負担の対象となる医療の範囲
　対象疾患医療処置のうち，医療保険（入院時食事療養費を含む）および介護保険法の規定による訪問看護，訪問リハビリテーション，居宅療養管理指導ならびに介護療養型施設サービスの自己負担分が公費負担となります。いずれも受給者証の有効期間内の各医療行為等に限られます。

◆公費負担の対象外となる医療の範囲
　入院時の差額ベッド代および差額食事代，臨床調査個人票・重症患者認定診断書等の文書料，保険外診療に係る費用，特定疾患以外の病気で治療を受けた場合の医療費，指定介護療養施設サービスを利用した際の食費などが該当します。
※他の医療給付制度を受けている患者については，原則として特定疾患の公費の対象外となります。

◆特定疾患の公費適用上の注意点
　対象疾患医療処置のため，厳密な公費対象薬の指定等はありませんが，特定疾患の薬とはあまり関係ないと思われるような薬（風邪薬等）が特定疾患公費で処方されているような場合は，医師に疑義照会し，確認することが望ましいといえます。
　また，緊急時であれば，受給者証に記載されている指定医療機関以外の指定医療機関での診療なども助成の対象になりますが，指定医療機関でなければ助成されず，また償還払いなども原則対象外となります。基本的に，受給者証に記載されている指定医療機関を受診してもらうようにしましょう。

◆自己負担上限額管理表
　特定疾患では，自己負担の限度額が定められているため，それらの管理は「自己負担上限額管理表」で行います。患者には受給者証と一緒に交付されているので，利用の際は受給者証とあわせて窓口に提出してもらい，医療機関側で必要事項を記載します（自己負担限度額管理表については，自立支援医療の項で詳述します）。

6 小児慢性特定疾患治療研究事業

　　　公費負担者番号：52から始まる8桁
　小児慢性特定疾患治療研究事業とは，子どもの慢性疾患のうち，小児がんなど特定の疾患（小

児特定疾患）では治療期間が長く，医療費負担が高額となるため，児童の健全育成を目的として，疾患の治療方法の確立と普及，患者家庭の医療費の負担軽減につながるよう，医療費の自己負担分を補助するものです。

◆対象年齢
・18歳未満（ひき続き治療が必要であると認められる場合は，20歳未満）の児童

◆小児慢性特定疾患の対象となる疾患

> 悪性新生物（神経芽腫等），慢性腎疾患群（微小変化型ネフローゼ症候群等），慢性呼吸器疾患症候群（気管支拡張症等），慢性心疾患群（心室中隔欠損症等），内分泌疾患群（成長ホルモン分泌不全性低身長症等），膠原病（全身性エリテマトーデス等），糖尿病（1型糖尿病等），先天性代謝異常（ウィルソン病等），血液疾患群（血友病等），免疫疾患群（後天性免疫不全症候群等），神経・筋疾患群（先天性水頭症等），慢性消化器疾患（胆道閉鎖症等），染色体または遺伝子に変化を伴う症候群（13トリソミー症候群等），皮膚疾患群（色素性乾皮症等）
> 14疾患群（704疾病）

◆公費負担の対象となる医療の範囲
　承認疾患および当該疾患に付随して発現する傷病について，診察・医学的処置・治療・投薬・治療用装具などの医療の給付が入院，通院ともに受けられます。
　※血友病などの疾患については，自己負担なし（0円）。

◆公費負担の対象外となる医療の範囲
　健康保険給付対象外の自費検査・診療，または承認疾患と医学的因果関係のない病気・ケガの治療は対象となりません。承認疾患に付随して発現する傷病とは，その傷病の発現が承認疾患と医学的に因果関係を有するものをいいます。なお，治療や薬剤の副作用による傷病は対象とすることはできません。

◆小児慢性特定疾患の公費適用上の注意点
　特定疾患治療研究事業の場合と同様です。

◆自己負担上限額管理表
　特定疾患治療研究事業の場合と同様です。

7 難病医療費助成制度
　　公費負担者番号：54から始まる8桁
　特定疾患治療研究事業の場合と同様です。

◆難病医療の対象となる疾患

> パーキンソン病，ハンチントン病，重症筋無力症，多発性硬化症，もやもや病，プリオン病，全身性アミロイドーシス，表皮水疱症，膿疱性乾癬，スティーブンス・ジョンソン症候群，中毒性表皮壊死融解症，多発血管炎性肉芽腫症，悪性関節リウマチ，バージャー病，全身性エリテマトーデス，皮膚筋炎／多発性筋炎，シエーグレン症候群，ベーチェット病，特発性拡張型心筋症，肥大型心筋症，再生不良性貧血，自己免疫性溶血性貧血，突発性血小板減少性紫斑病，IgA 腎症，後縦靱帯骨化症，多発性囊胞腎，広範脊柱管狭窄症，クッシング病，家族性高コレステロール血症，甲状腺ホルモン不応症，アジソン病，特発性間質性肺炎，肺動脈性肺高血圧症，自己免疫性肝炎，クローン病，潰瘍性大腸炎など
> 約 300 種類の疾患

◆公費負担の対象となる医療の範囲

　対象疾患医療処置のうち，保険診療，保険調剤，入院時食事療養費および入院時生活療養費，訪問看護利用料，訪問介護利用料，または指定介護療養施設サービスを利用した場合の利用者負担額が公費負担の対象となります。

◆公費負担の対象外となる医療の範囲

　特定疾患治療研究事業の場合と同様です。

◆難病医療の公費適用上の注意点

　特定疾患治療研究事業の場合と同様です。

◆自己負担上限額管理表

　特定疾患治療研究事業の場合と同様です。

8 自立支援医療

◆制度の目的

　更生・育成医療
- 更生医療：18 歳以上の身体障がい者の障害を除去または軽減することにより，日常生活活動や職業能力を回復または向上させることを目的とした医療給付です。身体障がい者更生相談所の判定により，指定医療機関で公費による治療を受けることができます。
- 育成医療：18 歳未満の児童で，現在身体上に障害があるか，または現在患っている病気を放置することにより，将来において障害を残すと認められる者を対象として，確実な治療効果が期待できる医療について費用の給付を行うものです。ただし，医療保険の給付または他の公費負担制度の適用がある場合は，その残額（本人負担分）を給付の対象とします。

第 6 章　調剤報酬の算定

精神通院医療
　精神疾患の治療のために通院する者の医療負担を軽減し，継続して治療を受けやすくするものです。なお，この制度は入院治療には適用されません。

※自立支援医療の有効期間は受付日から 1 年間です。
※期間を延長する場合は，期限の 3 ヵ月前から更新手続きが必要です。
※期限が切れた後で申請する場合は，再申請となります。

◆対象となる疾患
更生・育成医療
・腎臓機能障害：人工透析療法，腎臓移植およびこれに伴う医療
・心臓機能障害：心臓疾患に対する手術およびこれに伴う医療（内科的治療のみは除く）
・肢体不自由：整形外科的治療と医学的リハビリテーション（神経外科的治療や形成外科的治療も含む）
・視覚障害：永続する視覚障害に対して効果的手段となるもの
・聴覚・平衡機能障害：耳介の変形，外耳道狭窄に対する形成術，人工内耳等
・音声・言語・咀嚼機能障害：唇顎口蓋裂の歯科矯正，精神的ショック等により生じた機能性言語障害の治療
・小腸機能障害：中心静脈栄養法およびこれに伴う医療費等
・肝臓機能障害：肝臓移植術，肝臓移植術後の抗免疫療法
・その他の先天的内臓障害
・免疫機能障害

※その他にも対象となる医療があるので要相談。

精神通院医療
・病状性を含む器質性精神障害
・精神作用物質使用による精神および行動の障害
・統合失調症，統合失調症型障害および妄想性障害
・気分障害
・てんかん
・神経症性障害，ストレス関連障害および身体表現性障害
・生理的障害および身体的要因に関連した行動症候群
・成人の人格および行動の障害
・精神遅滞
・心理的発達の障害
・小児期および青年期に通常発症する行動および情緒の障害

自立支援医療受給者証（見本）

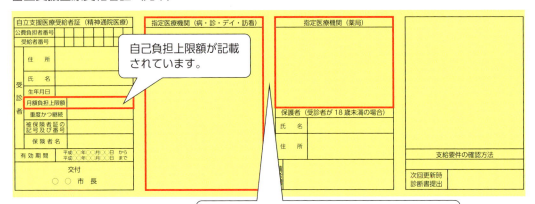

自己負担上限額が記載されています。

指定医療機関が記載されています。
※ここに記載のない医療機関は自立支援医療での請求はできません。

自治体によっては，自立支援医療の助成で患者負担金が０円になることもあるので注意‼

自立支援医療自己負担上限額管理票（見本）

平成　　年　　月分自己負担上限額管理票

下記のとおり月額自己負担上限額に達しました

日付	医療機関名・薬局名	確認印
月　日		

月額自己負担上限額			
2,500円	5,000円	10,000円	20,000円

日付	医療機関名・薬局名	自己負担額	月間自己負担額累積額	自己負担額徴収印
月　日		円	円	
月　日		円	円	
月　日		円	円	
月　日		円	円	
月　日		円	円	

※指定医療機関を利用した際に医療機関が記載します。
　（利用した日付，医療機関名，自己負担額，月間自己負担額の累計額，自己負担額徴収印）
※上限に達した時点でその月の医療費の自己負担が発生しなくなります。
※上限に達した後も上限額管理票は提出する必要があります。提出されない場合は，１割負担となりますので，忘れないよう注意を促しましょう。

第6章　調剤報酬の算定

9 都道府県・市町村の公費

　公費には各都道府県や市町村が管轄するものがあります。各都道府県，市町村により種類や負担割合，番号などが異なりますので注意が必要です。また，県外の医療機関を受診する場合，現物給付（医療機関等の窓口において，保険証と一緒に受給者証を提示することで，保険診療の自己負担分の助成を受けること）ができないため，いったん医療保険の自己負担分を支払い，後日，患者自身が役所などで払い戻しの手続きをすることとなります。その際必要なもの（領収書や調剤報酬明細書など）も役所によって異なりますので，医療機関側で確認し，患者に教える形が良いといえます。

　また，これらの公費情報をまとめたものは，レセコンの取扱い会社が配布してくれることがありますので，自局の地域の公費の確認に利用できます（不明点等については公費の受給者証に記載されている問い合わせ先に連絡してください）。

◆都道府県や市町村が管轄する公費の例

> 老人医療，乳幼児医療，重度障がい者（心身）医療，こども医療，重度障がい者（精神）医療，母子医療，難病医療，高齢重度障がい者医療　等

10 公費の優先順位

　公費には次に示したように優先順位があり，2つ以上の公費がある患者については，その公費の優先順位に従う必要があります。

> ① （13）戦傷病者療養給付
> ② （14）戦傷病者更生医療
> ③ （18）原爆認定医療
> ④ （30）心神喪失
> ⑤ （10）結核医療
> ⑥ （21）自立支援医療（精神通院医療）
> ⑦ （15）自立支援医療（更生医療）
> ⑧ （16）自立支援医療（育成医療）
> ⑨ （24）自立支援医療（療養介護医療）
> ⑩ （17）療育医療
> ⑪ （79）障害児施設医療
> ⑫ （19）原爆一般医療
> ⑬ （23）養育医療
> ⑭ （51）特定疾患・（54）難病医療
> ⑮ （38）肝炎治療特別促進事業
> ⑯ （52）小児慢性特定疾患
> ⑰ （53）児童福祉施設措置医療
> ⑱ （66）石綿健康被害救済制度
> ⑲ （25）中国残留邦人
> ⑳ （12）生保（医療扶助）
> ㉑ （－）地方自治体の公費

※（　）内は公費の法別番号。

6 レセプト作成

通常，レセプトの請求はオンラインで行います（オンライン請求）。ほとんどの場合，医療事務担当の者が行いますが，簡単な仕組みや意味は管理薬剤師でも理解しておく必要があります。

1　オンライン請求に必要なもの

- パソコン（PC）1台　→　一定のスペックがあるもの（レセプト請求専用が望ましい）
- LANケーブル　→　PCとモデムを接続
- ハブ　→　ネット用PCが別にある場合は必要
- ネット回線契約　→　オンライン請求のみに使用する（インターネットに接続しない）場合，プロバイダは不要

2　オンライン請求の流れ

　保険医療機関・保険薬局では，レセプト電算処理システムで請求するレセプトデータをオンライン請求で使用するパソコンに取込み，オンライン請求センタに送信します。送信用のソフトウエアは，社会保険診療報酬支払基金（支払基金）から無償で配布されます。支払基金では，保険医療機関・保険薬局からオンライン請求センタに送信されたレセプトデータを，webサーバで受け付け，既存のシステムに接続し，業務処理を行うこととなります。

　支払基金で審査した結果は，増減点連絡書データ等として，webサーバを介し，保険医療機関・保険薬局へ配信されます。オンライン請求は，レセプト電算処理システムによるレセプトデータを送信する仕組みですから，保険医療機関・保険薬局は，前提としてレセプト電算処理システムを導入する必要があります（レセプト電算処理システムで請求している保険医療機関・保険薬局については，レセコンを改修する必要はありません）。

　受付・事務点検ASPとは，保険医療機関・保険薬局が支払基金の事務点検プログラムを利用して，患者氏名の記録漏れなど，事務的な誤りがあるレセプトを事前に確認し，すみやかな修正を可能とするサービスです。これにより，保険医療機関・保険薬局では，エラーをすみやかに訂正し，当月のうちに訂正したレセプトを提出することが可能となり，支払基金としても業務処理の効率化が図られています。また，支払基金では，エラーとなったレセプトのうち，資格関係のエラーについては，web上でレセプトデータを訂正することができる機能も提供しています。

第6章　調剤報酬の算定

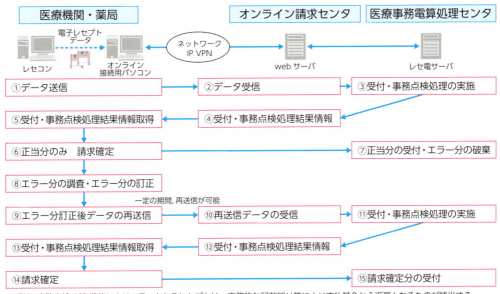

※受付・事務点検 ASP 機能によりエラーとなるレセプトは、事務的な記載誤り等により支払基金から返戻となるものが該当する。

3　オンライン請求の期日

保険医療機関・保険薬局がオンライン請求を開始する際，届出書類を支払基金に提出します。支払基金では，届出を毎月20日限りで取りまとめ，オンライン請求を行うための設定ツール等を翌月の15日までに送付します。保険医療機関・保険薬局は，これらの設定ツール等を用いて，設定作業および電子証明書のダウンロードを行います。設定作業が終了後，ネットワークにつながるかの導通試験を行い，届出の翌々月からオンライン請求を開始します（確認試験は導通試験後に自由に実施することができます）。

N－2月	N－1月		N月
20日まで	12～15日まで	15日～月末	5～10日
届出書類の提出	設定ツール等到着	設定作業	オンライン請求開始
		確認試験（任意）	

4　紙媒体での請求とオンライン請求の違い（オンライン請求のメリット）

・受付時間が延長されます。
・レセプトの事前チェックが可能です。特に受付・事務点検 ASP の利用により，不備のあるレセプトデータを事前にチェックし，修正のうえ，当月のうちに（12日まで）請求することができます。
・安全性が確保されます（搬送時における破損や紛失などの問題が解消されます）。
・審査後の増減点連絡書データをダウンロードできます。また，紙による連絡書とあわせて，CSV 形式のデータを提供してもらえます。
・審査後の返戻レセプトデータをダウンロードできます。また，返戻レセプト（再審査返戻レセ

プト）については，紙による送付とあわせ，CSV 形式のデータも提供してもらえるので，レセコンに取り込み，訂正のうえ，翌月に請求することができます。なお，返戻内訳書についても，CSV 形式のデータを提供してもらえます。
・確認試験を月に複数回実施できます。電子媒体による確認試験は，月に1回の実施ですが，オンライン請求の確認試験は，実施できる期間中（毎月5日から月末）は何度でも実施できます。

※オンライン請求のくわしい操作方法については，次の web サイトからダウンロード可能です。
　http://www.ssk.or.jp/rezept/iryokikan/download/download_03.html

5　返戻

提出したレセプトの内容が間違っており，国保連合会や支払基金などの支払審査機関から薬局にレセプトが戻されることを返戻といいます。返戻には紙媒体によるもの（紙返戻）と，データ媒体によるもの（オンライン返戻）の2種があります（内容はどちらも同じです）。

紙返戻
・すべて（100％）返ってくる
・請求書，総括表が必要
・郵送受付

オンライン返戻
・すべてが返ってくるわけではない
・請求書，総括表は不要
・オンライン受付

返戻に対する作業は，オンライン返戻の方が簡単ですが，すべてがオンラインで返戻されてくるとは限らないので，紙返戻のみのものは紙媒体で対応する必要があります。
　また，紙返戻では次に示す請求書，総括表が必要となります。

国保	後期高齢	社保	公費単独
国保請求書（黄色の紙）	後期高齢請求書	請求書	請求書
総括表			

◆請求書・総括表の注意点（返戻時のみ）
　・国保＆後期高齢
　　●請求書は保険者ごとに何ヵ月分あっても1枚にまとめる
　　●総括表は国保，後期高齢ともに何ヵ月分あっても1枚にまとめる
　・社保＆公費単独
　　●請求書は何ヵ月分あっても1枚にまとめる

6　突合点検と縦覧点検

支払基金では，平成 24 年 3 月の審査分から，「突合点検」と「縦覧点検」を開始しました。

1 突合点検

突合点検とは，電子レセプトで請求された，同一保険医療機関・同一患者に係る同一調剤月における，医科レセプト，歯科レセプト，調剤レセプトの組み合わせを対象とし，医科または歯科のレセプトに記載された傷病名と，調剤レセプトに記載された医薬品の適応，投与量，投与日数を電子的に照合して，院内と同じ観点により点検を行うものです。

2 保険者等への請求額

突合点検により，医薬品が査定となった場合，査定後の決定点数により算出した額を請求します。

3 保険医療機関および保険薬局への支払い

突合点検によって査定となり，減額となった場合は，当月請求分に係る支払額については調整を行わず，診療報酬および調剤報酬を支払います。

4 突合点検のポイント

突合点検の査定結果に関し，保険医療機関から処方箋の内容と不一致である旨の申し出を受けた場合は，保険薬局から処方箋の写しを取り寄せ，保険医療機関の処方箋の内容が不適切であったことによるものか，または，処方箋の内容と異なる調剤を保険薬局が行ったことによるものかを確認（責別確認）します。責別確認によって決定した支払額は，原則として，請求翌々月に保険医療機関または保険薬局から調整することとなります。

5 縦覧点検

同一保険医療機関に係る同一患者において，当月請求分の医科レセプトまたは歯科レセプトと，直近 6 ヵ月分の複数月のレセプトの組み合わせを対象とし，診療行為（複数月に 1 回を限度として算定できる検査，患者 1 人につき 1 回と定められている診療行為など）の回数などについて電子的に照合し，点検を行うものです。

また，同一年月，同一保険医療機関および同一患者の医科および歯科の入院レセプトと入院外レセプトの組み合わせを対象とし，月 1 回の算定である検体検査判断料などの点検を行います。

7　月遅れ

何らかの事情で請求できない患者の当月のレセプトを外すことです。

8　取り下げ

間違えて請求してしまった調剤報酬（レセプト）について，レセプト返戻前に薬局側で気づき，それを国保連合会や支払基金に取り下げてもらうことです。国保連合会および支払基金にはそれぞれ専用の様式があるので，必要事項を記入後，郵送します（薬局保管用に1部コピーしておきます）。

7　交通事故

交通事故に遭い，来局された患者については，自費処方箋と同様で自由診療となります（一部例外あり）が，状況によって患者への対応が異なってきます。

1　交通事故と保険

大きく分けて2種類あります。

- **自賠責保険**＊：自動車・原動機付き自転車・二輪車の所有者と運転者が，必ず加入しなければならない保険で，強制保険とも呼ばれています。
- **任意保険**：自賠責保険だけでは不足する補償を補填することを目的としています（加入する・しないは自由です）。

2　請求方法

請求方法も大きく分けて2種類あります。

- **加害者請求**：加害者側が保険金を保険会社に請求し，それを被害者へ支払うように手続きすることです。事故の加害者は，相手の治療費などの損害賠償金を支払う必要があるので，加害者側が保険金を請求するのが一般的となっています。先に一定の金額を立て替えて被害者に支払った場合は，その立て替えた部分は加害者に支払われ，残りの差額が被害者に支払われます。

＊自動車損害賠償責任保険

第6章 調剤報酬の算定

> ・**被害者請求**…加害者がケガの治療費などの損害賠償金を支払わない場合や，過失を受け入れず，請求手続きをしない場合には，加害者が契約している自賠責保険会社へ，被害者が直接請求する方法です。これにより，被害者に限度額内の保険金が支払われます。

　自賠責保険は，被害者をすみやかに救済することが目的であるため，被害者自らが請求することも認められています。

　すでに加害者から保険金が支払われている場合は，保険金からその分が控除されるようになっています。また，交通事故では基本的に健康保険を使わず，自動車保険を使いますが，第三者行為のように健康保険を使う場合もあります。

> ・**第三者行為**：第三者（当事者）の行為が原因で病気やケガをした時は健康保険が使えます。この場合の患者負担分は，患者（被害者）からではなく，第三者（当事者）の加入している保険会社に請求します。

3　窓口対応・請求業務（マリーングループの場合）

1 新患対応（保険会社が決まっている場合）

- 保険会社が決まっているか確認する（この場合は「決まっている」）。
  - ●初回は，患者自身どうなるか分からないことがほとんどなので，丁寧に説明すること。
- 損害保険会社名，部署名，部署の電話番号，事故担当者名を患者または病院に確認する。
  - ●保険会社が決まっている場合でも，上記の赤字部分がわからなければ決まっていないことになる（特に事故担当者名）。
- 薬代はいただかず，薬歴には「預かりなし」と記入する。
  - ●レセコンの頭書きメモ欄に，損害保険会社名，部署名，部署の電話番号，事故担当者名を入力。
  - ●頭書き（薬歴）の備考欄に，損害保険会社名，部署名，部署の電話番号，会社住所，事故担当者名を記入。

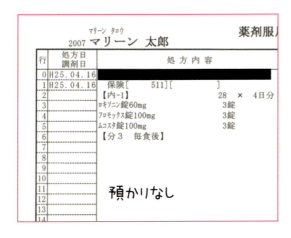
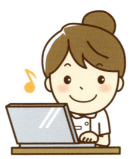

2 新患対応（保険会社が決まっていない場合）

・保険会社が決まっているか確認する（この場合は「決まっていない」）
・「交通事故で来局された患者さまにお知らせ内容」に沿って，今後の流れを説明する。

> ≪交通事故で来局された患者さまにお知らせ内容≫
> ① 損害保険会社が決まるまで，薬代は<u>毎回</u>10割負担であること。
>   ※その際，領収証を発行すること。
> ② 損害保険会社が決まったら，連絡いただくようお願いする（病院と薬局は別請求のため，必ず薬局にも連絡させること！）。また，これまでの領収証については，持参した場合は全額返金する。
>   ※領収証を忘れた，あるいは紛失した場合は，原則として返金不可。
>   ※任意保険会社を使わない，<u>自賠責保険</u>のみの場合については，原則として返金不可。
>   ※自賠責保険のみの場合は，患者自身で損害保険会社に請求するようお願いする。
>   ※自賠責保険のみの場合で，患者自身が請求手続きをするにあたり，月単位での調剤報酬明細書（レセプト）を希望した時は発行する。

・薬代を10割負担でいただく。
  ●手書き領収証の発行（レセコンが0円になるため）
  ●薬代を支払った人が患者以外であれば，患者との関係（家族，当事者，会社関係）を確認する。
  ●当事者に対しては，氏名，連絡先（電話番号），住所（必須ではない）を必ず確認する。
  ●薬歴に「○○様より××××円預かり」と記入する。
  ●窓口収支明細表に「○○（氏名） 事故 預かり××××（金額）」を記入する。

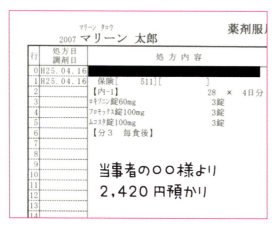
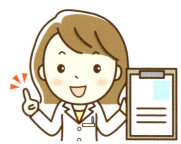

3 再来患者対応（保険会社が決まっている場合）

・薬歴の備考欄，レセコンの頭書きメモ欄に保険会社名等が記載されているか確認する（この場合は「記載されている」）。
・記載されていれば薬代はいただかず，薬のみ渡す。

第 6 章　調剤報酬の算定

4 再来患者対応（保険会社が今回決まった場合）
- 薬歴の備考欄，レセコンの頭書きメモ欄に保険会社名等が記載されているか確認する（この場合は「記載されている」）。
  - ●この時，薬歴を確認し，前回，前々回等，過去に預かりがあれば，患者に領収証を持っているか確認し，持っていれば返金する（持っていない場合，領収証を持ってくれば返金する旨を伝える）。
- 薬代はいただかず，薬のみ渡す。
  - ●返金した場合は，薬歴に返金した旨を記載し，今回の処方の下に「預かりなし」と記入する。

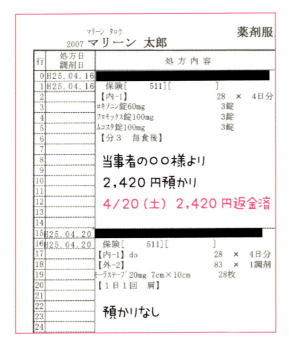
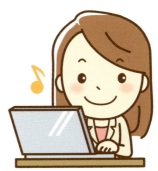

5 再来患者対応（2回目以降の来局だが，保険会社が決まっていない場合）
- 薬歴の備考欄，レセコンの頭書きメモ欄に保険会社名等が記載されているか確認する（この場合は「記載されていない」）。
- 薬代を10割負担でいただく。
  - ●手書き領収証の発行（レセコンが0円になるため）
  - ●薬代を支払った人が患者以外であれば，患者との関係（家族，当事者，会社関係）を確認する（2回目以降は，当事者や代理人が来局することは少ない）。
  - ●薬歴に「○○様より××××円預かり」と記入する。
  - ●窓口収支明細表に「○○（氏名）　事故　預かり××××（金額）」を記入する。
  - ●保険会社が決まり，その旨を連絡すれば，返金することを伝える（初回の時よりも簡便に）。
    ※保険会社を使わない患者や自賠責保険の患者には，返金に関することは伝えなくてOK。

6 特殊な患者対応（保険会社は決まっているが，第三者請求の場合）
- 薬代はいただかず，薬のみ渡す。

- ●第三者請求の場合，健康保険を使って患者負担金分のみを保険会社に請求するため，薬代はいただかない（保険会社が決まって1回目の来局の際は，薬歴に「預かりなし」と記入する）。
- ・窓口収支明細表に記入するとともに，レジ金表の未収表にも入力
- ●健康保険を使うため，レセコンは0円にならない。
- ●通常の未収の患者と同様に，窓口収支明細表に記入し，レジ金表の未収表にも入力する必要がある。

7 請求業務（交通事故）

　マリーングループの場合，任意保険への請求のみを行い，自賠責保険は基本的に請求しません。また，交通事故の場合は，文書料もあわせて請求します。第三者請求であれば保険診療になりますので，1点あたり10円で計算します。

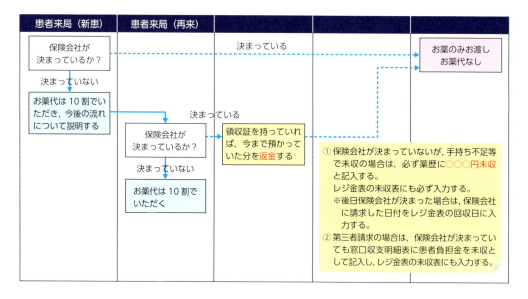

8　労災（労働者災害補償保険）

　勤務中，通勤中のケガや病気には健康保険は使えず，業務災害または通勤災害に該当します。

1　労災保険とは

1 労災保険の目的

　労災保険とは，労働者災害補償保険法（労災保険法）に基づく制度で，「業務災害」（仕事が原因となって生じた負傷，疾病，身体障害，死亡）や，「通勤災害」（通勤が原因となって生じた負傷，疾病，身体障害，死亡）を被った労働者やその家族（遺族）を保護するために必要な保険給付を行う制度のことです。

　この他にも労災保険は被災労働者やその家族（遺族）に対して，社会復帰の促進，家族（遺族）の援護等を行っています。

第 6 章　調剤報酬の算定

※仕事中にケガをした者は原則として労災保険が優先されます。

2 労災保険の対象者
・正社員
・アルバイト・パート職員など
・人材派遣職員
・自営業者　　　　　　　　　　　　　　　｜
・一人親方（個人タクシーのドライバー等）｜特別加入が必要

> 労働者を1人でも使用する事業（個人経営の農業，水産業で労働者数5人未満の場合，個人経営の林業で労働者を常時には使用しない場合を除きます）は，適用事業として労災保険法の適用を受けることになります。そのため，加入の手続をとり（保険関係成立届の提出），保険料を納付しなければなりません。保険料は全額事業主負担とされています。
> また，加入は事業場ごとに行うもので労働者ごとではありません。したがって，適用事業場に使用されている労働者であれば誰でも，業務上災害または通勤災害により負傷等をした場合は保険給付を受けることができます。

3 労災保険の給付
労働者が業務上の災害（業務災害）や通勤途上の災害（通勤災害）によって負傷したり，疾病にかかったり，死亡した場合には次のような保険給付が行われます（「業務災害」，「通勤災害」と，名称は異なりますが，保険給付の内容に違いはありません）。

労災保険の給付（労災保険法）

業務災害給付	療養補償給付（第13条）	通勤災害給付	療養給付（第22条）
	休業補償給付（第14条）		休業給付（第22条の2）
	障害補償給付（第15条）		障害給付（第22条の3）
	遺族補償給付（第16条）		遺族給付（第22条の4）
	葬祭料（第17条）		葬祭給付（第22条の5）
	傷病補償年金（第18条）		傷病年金（第23条）
	介護補償給付（第19条の2）		介護給付（第24条）

　また，被災労働者の社会復帰の促進，被災労働者やその家族（遺族）への援護，労働者の福祉の向上を図ることを目的に，労災保険では附帯事業として次のような事業を行っています。
・アフターケア
・労災病院等の設置および運営
・外科後処置
・義肢その他の補装具の支給
・温泉保養

- 特別支給金の支給
- 労災就学等援護費の支給
- 年金担保融資制度
- その他各種援護措置

2　労災の取扱い（薬局での具体的な対応）

　労災保険は指定薬局，非指定薬局によって対応が異なります。

◆指定薬局
　・労災を証明する用紙の提出
● 療養補償給付たる療養の給付請求書（様式第5号）
● 療養給付たる療養の給付請求書（様式第16号の3）
● 療養補償給付たる療養の給付を受ける指定病院等（変更）届（様式第6号）
● 療養給付たる療養の給付を受ける指定病院等（変更）届（様式第16号の4）

※上記の赤字で示したものは，指定医療機関等で療養の給付を受けている者が他の医療機関等に変更する時に提出する届出（薬局にはこれらを初回に提出する場合があります）。

　労災を証明する用紙は，初めて受診する指定医療機関に原本を提出します。例えば，A病院の労災の処方箋において，A病院が労災指定医療機関であれば，労災を証明する用紙はコピーでも可です。ただし，A病院が労災非指定医療機関であれば，必ず原本を提出する必要があります。

※労災を証明する用紙の提出があった場合，患者から薬代はいただきません（都道府県の労働局に請求します）。

※患者から労災を証明する用紙が提出されるまで，薬代については患者の10割負担となります。

◆非指定薬局
　・労災を証明する用紙を提出してもらい，必要事項を記入します。
● 療養補償給付たる療養の費用請求書（様式第7号（2））・・・業務災害
● 療養給付たる療養の費用請求書（様式第16号の5（2））・・・通勤災害

※非指定医療機関は労働局への請求ができません。

　・患者から10割負担で薬代をいただきます（その際は，「労災で来局された患者様へお知らせ」を渡します）。

　・様式第7号（2），様式第16号の5（2）の場合，請求は患者自身で行います。様式に薬局側が必要事項を記入し，患者に返却します。

※この様式の患者が何度も来局することはまれです（2回目以降も来局する場合でも，同様の対応となります）。

第 6 章　調剤報酬の算定

9　アフターケア

1　アフターケア

　アフターケアとは，労災での傷病が症状固定（治癒）した後，1ヵ月に1回程度，診察，保健指導および検査等といった保健上必要な措置を一定の範囲内で行うものです。アフターケアは，労災病院，医療リハビリテーションセンター，独立行政法人労働者健康安全機構総合せき損センター，労災保険法施行規則第11条の規定による病院または診療所もしくは薬局で行うことができますが，各対象傷病に対して定められた範囲内の措置に限られています。

2　対象者

　業務災害または通勤災害により被災し，症状固定後においても，後遺症状に動揺をきたしたり，後遺障害に付随する疾病を発症させるおそれがある者となります。

3　健康管理手帳

　アフターケアを受ける場合は，健康管理手帳を医療機関に提示しなければなりません。

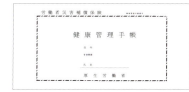
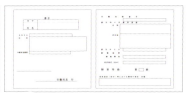
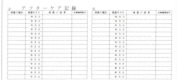

対象傷病（全20傷病）

① せき髄損傷
② 頭頸部外傷症候群等（頭頸部外傷症候群，頸肩腕（けいけんわん）障害，腰痛）
③ 尿路系障害
④ 慢性肝炎
⑤ 白内障等の眼疾患
⑥ 振動障害
⑦ 大腿骨頸部骨折及び股関節脱臼・脱臼骨折
⑧ 人工関節・人工骨頭（こっとう）置換
⑨ 慢性化膿性骨髄炎
⑩ 虚血性心疾患等
⑪ 尿路系腫瘍
⑫ 脳の器質性障害

⑬　外傷による末梢神経損傷
⑭　熱傷
⑮　サリン中毒
⑯　精神障害
⑰　循環器障害
⑱　呼吸機能障害
⑲　消化器障害
⑳　炭鉱災害による一酸化炭素中毒

4　アフターケアにおける注意点

　検査や措置範囲，薬剤などが労災よりも細かく決まっています。そのため，アフターケアの傷病とは関係がないと思われる薬剤が処方されている場合，請求後に減点になってしまうこともありますので，投薬前に医師へ疑義照会することが望ましいといえます。また，アフターケアの有効期限は傷病によって異なります。
※健康管理手帳は必ずコピーを提出してもらいましょう（レセプト請求の際に傷病コードの確認等で必要になります）。

第7章

実　務

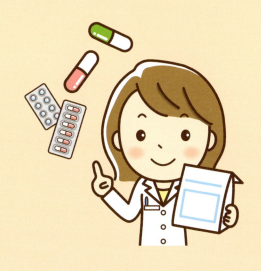

1　処方箋受付

1　受付で行うこと

- 処方箋を患者より預かる。
「処方箋お預かりします。1名様分で3枚ですね。お薬をご用意いたしますのでどうぞおかけになってお待ちください」
- レセコンで新規患者（新患）かどうかを確認する（新患であれば保険証を預かり，コピーをとることと，問診票への記入をお願いする）。
「こちらの薬局のご利用は初めてのようですので，保険証をお預かりしてコピーを1部いただいてもよろしいでしょうか？」
「お薬を安全に使用していただくためにも，お手数ですがお待ちの間にこちらの問診票にご記入をお願いします」
- 新患でなければレセコンで入力済みの患者情報と処方箋を照らし合わせる（保険証番号の変更があれば保険証を預かり，コピーをとる）。
「以前いらした時と保険証の内容が変わっていますので，新しくコピーを1部いただいてもよろしいでしょうか？」
- コピーしたら，保険証を患者にお返しする。
「（（問診票に）ご記入中失礼いたします）。お先に保険証お返しさせていただきます。ありがとうございます」
- 問診票をお預かりする（記載漏れがあれば口頭で確認する）。
「ご記入ありがとうございます。お預かりいたします。もうしばらくお待ちください」

2　注意点

<u>保険証の預かりは義務ではありません（患者への強制はできません）</u>が，処方箋への記載内容のみでは確認しきれない事項や，病院で最新の保険証を提示していない可能性もあるため，なるべく預かり，コピーをとらせてもらいます（コピーする際は，患者から許可を得ましょう）。

コピーが終わった保険証をコピー機に置きっぱなしにしないようにしましょう（必ず患者にお返ししましょう）。

3　ポイント

受付は薬局の顔です！作業の途中であっても，きちんと相手の顔を見て，笑顔でハキハキとした挨拶を心がけましょう。

足の不自由な方や，具合の悪い方，小さい子供をお連れの方には，なるべく自分から伺いましょう。

それでは，実際に受付をやってみましょう♪

第 7 章　実務

2　処方箋監査

1　監査で行うこと

■ 記載事項に漏れや誤りがないか，不明点や疑問点がないかを確認する（あれば疑義照会）。
「お薬について先生から何か説明がありましたか？」
特に医師から説明がなかった場合
「お薬の内容で，少し先生へ確認させていただくことがありますので，お待ちください」
外用薬等で使用部位が抜けている場合
「本日は湿布薬が出ていますが，どのようにお使いになるか先生から説明はありましたか？」

■ 後発医薬品への変更意思を患者へ確認する（問診票記載歴の確認，もしくは患者本人へ傾聴して確認）
「本日のお薬で，後発医薬品（ジェネリック医薬品）に変更できるお薬がありますが，ご希望されますか？」
後発医薬品について説明が必要な場合
「ジェネリック医薬品とは，〜というお薬です。いかがいたしますか？」

■ 薬局に在庫がない場合，患者と相談する。
「本日のお薬で，薬局に在庫のないものがあります。入荷にしばらくお時間をいただくことになりますが，よろしいでしょうか？」
定期薬の場合
「ご自宅には何日分かございますか？」
「入荷の予定は本日の午後 4 〜 5 時です。予定の変更時や入荷が完了した際はご連絡させていただきますので，連絡先の番号のご確認をお願いします。（郵送，配達の場合）住所のご確認をお願いします。マンション名や部屋番号もよろしくお願いします」
「お電話の際，薬局名を出してご連絡させていただいてもよろしいですか？（郵送の場合）差出人に薬局名を記載してもよろしいですか？」

※急性疾患の場合で，服用に急を要する処方薬（抗生物質など）が不足し，近隣店舗からの分譲や卸からの急配が難しいことがあります。そのような場合は，他局への誘導も考慮しましょう。その際，「うちでは無理」と突っぱねるのではなく，「お薬や病気の特性上，なるべく早く飲んだ方が良いのですが，うちではお時間がかかります。お薬の揃う薬局をこちらでお調べして，そちらでお薬を出していただくこともできますが，いかがいたしましょうか？」と，情報提供を行ったうえで，相手に判断を委ねましょう。

2　特に注意が必要な患者

1　小児

小児の処方箋監査で特に気をつけるべき点は，年齢と体重です。年齢により適応の用量が変わることや，体重により細やかな用量調整が必要な場合もあります。元の適応用量が少ない薬では，体重での目安量より多少異なるだけでも，効果が不十分，あるいは副作用が起こることがありま

す。また，年齢でおおまかな量が決まっている薬では，その平均体重と比較して，適宜増減する必要があるかもしれません。

監査を簡便にするためにも，体重別のおおまかな用量を一覧表にしておくと便利です（監査の結果，疑義照会する場合も，一覧表からすぐに導けます）。

小児用量一覧表

薬効	分類	医薬品名	用法（1日量）		未熟児	新生児	6カ月	1	2	3	4	5	6	7	8
				年齢											
				体重kg		3	8	10	12	14	16	18	20	22	24
		フロモックス細粒100	分3		△		0.7	0.9	1.1	1.3	1.4	1.6	1.8	2.0	2.2
	セフェム系	フロモックス錠100													
		メイアクトMSDS100★	分3	通常量	△		0.7	0.9	1.1	1.3	1.4	1.6	1.8	2.0	2.2
				重症倍量			1.4	1.8	2.2	2.5	2.9	3.2	3.6	4.0	4.3
		メイアクト錠100★													
抗生物質		セフゾンDS★	分3	上限	△		1.4	1.8	2.2	2.5	2.9	3.0	3.0	3.0	3.0
				下限			0.7	0.9	1.1	1.3	1.4	1.6	1.8	2.0	2.2
	ペニシリン系	ユナシン細粒100	分3	上限	△		2.4	3.0	3.6	4.2	4.8	5.4	6.0	6.6	7.2
				下限			1.2	1.5	1.8	2.1	2.4	2.7	3.0	3.3	3.6
		クラバモックスDS★	分2	食直前	△		1.2	1.5	1.8	2.1	2.4	2.7	3.0	3.3	3.6
		ジスロマック細粒小児用	分1 3日間		△		0.8	1.0	1.2	1.4	1.6	1.8	2.0	2.2	2.4
		ジスロマック小児用カプセル						1	1	1	1	1	2	2	2
	マクロライド系	クラリスDS★	分2〜3		△		1.2	1.5	1.8	2.1	2.4	2.7	3.0	3.3	3.6
							0.8	1.0	1.2	1.4	1.6	1.8	2.0	2.2	2.4

※PLは2歳未満には使用しないこと。
2008/2/16改

2 妊婦

妊婦の処方箋で気をつけるべきことは妊娠週数です。薬により，妊娠初期は比較的安全でも，妊娠後期では禁忌になる薬などがあります。妊婦に対し，安全性が高いとされている薬には次のようなものがあります。なお，安全性のより高い薬が代替薬としてある場合は，処方提案をしても良いでしょう。

◆解熱鎮痛薬

第一選択はアセトアミノフェンです。今までに胎児に影響があったという報告がなく，PG（プロスタグランジン）合成抑制作用による胎児の動脈管収縮が少ないので，新生児遷延性肺高血圧症（PPHN）を起こす可能性も低いです。

NSAIDsは基本的に妊娠初期では催奇形性はみられず，安全とされていますが，動脈管収縮や羊水減少の報告もあるため，全期間禁忌とされるものもあります。

◆アレルギー薬

外用剤の使用が第一選択ですが，使用できない場合や効果不十分の場合は，内服も考慮します。内服の第一選択はクロルフェニラミンです。海外ではロラタジンやセチリジンがよく使われます。

◆感冒薬

PL配合顆粒が第一選択です。産婦人科でも風邪の時はPLを処方する率が高く，安心できます。鎮咳薬の第一選択はデキストロメトルファンです。ただし，リン酸コデインは安全というデータと，催奇形性を疑うデータの両方があるので注意が必要です。去痰薬ではブロムヘキシンになります。

◆喘息薬

妊娠中でもあっても治療方法は変わりません。喘息のコントロールが良くない妊婦の場合，胎児に悪影響があるため，喘息治療を続けることが大切です。第一選択は外用剤の吸入ステロイドになります。特にブデゾニドが使用経験も多く安全です。重症度によっては内服薬も追加されますが，ほとんどの場合，胎児へのリスクが上がるといった報告はありません。

第 7 章　実　務

◆抗生物質

　第一選択はペニシリン系，セフェム系，エリスロマイシンです。ホスホマイシンは△ですが，今のところ胎児への影響の報告はないため，比較的安全と考えられます。抗結核薬も△ですが，薬の影響を恐れて結核治療を行わない方が胎児や妊婦へのリスクが大きいため，使用されています。

◆胃薬

　第一選択はスクラルファート，水酸化アルミニウムゲル，水酸化マグネシウム，胃粘膜防御因子増強薬です。

　H_2拮抗薬（ヒスタミンH_2受容体拮抗薬）やPPI（プロトンポンプ阻害薬）は妊婦に対する安全性がまだ確立されていませんが，オメプラゾールは安全性について複数報告されています。また，他の薬も海外では催奇形性との関連に否定的な疫学調査の結果が出ています（必要に応じて使用可能です）。

　吐気にはメトクロプラミドや五苓散が比較的安全です。抗コリン薬ではブチルスコポラミンになります。過敏性腸症候群ではポリカルボフィルカルシウムであれば消化管吸収されないので安心です。

◆便秘・下痢

　便秘の第一選択は酸化マグネシウムになります。難治性の便秘の場合，原則禁忌ですがセンナも用いられます（通常使用量であれば危険はないという報告があります）。大腸刺激下剤ではピコスルファートが比較的安全に使用できます。

　下痢の第一選択は整腸剤，天然ケイ酸アルミニウム，タンニン酸アルブミンになります。ロペラミド塩酸塩も使用されますが，感染性の下痢の場合は悪化するので注意しましょう。

◆漢方

　妊婦に禁忌の生薬が配合されている医療用漢方製剤はありませんが，子宮収縮作用や胎盤充血作用をもつ生薬が配合されているものがあります。特にダイオウ含有の漢方製剤は数が多いため，注意が必要です。

　妊婦では，瀉下作用や利尿作用，発汗作用のあるものは基本的に避けることとされています。瀉下作用は子宮収縮を起こす可能性が高く，利尿作用や発汗作用は体液が減ってしまうからです。風邪の際，葛根湯や麻黄湯を処方されることがありますが，マオウには発汗作用があるため，可能であれば桂枝湯などが良いといえます。インフルエンザなどで高熱が出た場合，マオウとケイシを1：1で混ぜると良いです。

　当帰芍薬散には補血作用があるため，不妊の体質改善や，妊娠中の貧血に伴う諸症状の他，産後の授乳による血液減少に有効であり，重宝されています。

3 授乳婦

　授乳婦で気をつけるべきことは，母乳中への薬剤の移行率や乳児への影響です。乳児への影響が大きい薬剤で，授乳婦が授乳の継続を強く望む場合には，医師へ処方変更の提案を行います。代替薬がなく，服用しないと患者への影響が大きい疾患の場合であれば，授乳を中止してもらい，母乳保存パックを活用します。

4 高齢者

　高齢者は，薬物の代謝機能が衰えていることに加え，既往歴，併用薬が存在する可能性が高いため，注意しなければなりません。また，用量を減らして投与すべき薬の場合，認識の差や言い忘れのため，既往歴や併用薬について医師や薬剤師に正確な情報が伝わっていない場合なども考慮します。

　特に，緑内障は高齢者に多いに疾患ですが，「眼圧が高いと医師に言われているが，緑内障とは言われていない」という，医師の伝達不足の場合や，内服薬等の他の薬の処方に関し「目薬は影響がない」または「目の病気なので，この薬とは関係ない」と考え，患者が言わない場合があります。禁忌症のある薬や併用禁忌のある薬では，改めて患者に確認する必要があります。

5 疾患・既往歴

　多くの禁忌薬がある疾患や既往歴には，特に注意が必要です（緑内障，前立腺肥大，気管支喘息，血栓，塞栓，脳梗塞，心筋梗塞などが当てはまります）。

　それでは，実際に処方箋を監査してみましょう♪

3 疑義照会

1　疑義照会で行うこと

　疑義照会を行う時は，簡潔で理路整然とした情報提供を心がけ，医師の指示を仰ぎます（ロールプレイでそれらのコツをつかみましょう）。医師へ伝えたい内容，医師の指示が欲しい内容，予測される医師の質問とその返答内容等をまとめ，準備します。

　また，疑義照会する場合には，患者へ時間をいただくことを説明し，処方箋や薬歴，添付文書，医薬品集などの資料を手元に揃えます。
- ケース1：「今日は頓服の痛み止めも欲しいと先生に伝えたのに…」と患者から訴え。
- ケース2：アリセプト初服用の患者に5 mg，1Tが処方されている。
- ケース3：本日の処方はムコスタ錠100 mgだが，併用薬にレバミピド錠100 mgが処方されている。
- ケース4：前立腺肥大症の患者に，PL顆粒が処方されている。

2　注意点

　患者へ疑義照会の時間をいただくことを説明する時，医師を非難するようなことを口にしてはいけません。患者が不安に思い，医師への信頼を失って，治療拒否につながるおそれもあります。また，「先生が間違えたみたいですので確認します」ではなく，「先生とお薬の内容で確認したいことがありますので，少しお待ちください」と伝えましょう。

3 ポイント

医師からの質問にすぐ返答できない時は，調べて折り返し連絡する旨を伝えましょう（わからないのに適当なことや曖昧なことを言うと信用を失いかねません）。

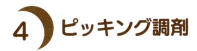

4 ピッキング調剤

1 ピッキング調剤で行うこと

錠剤や，ヒート包装の粉薬をピッキングする際，処方箋には1日服用量や1回服用量，処方日数が記載されていますが，合計必要量が記載されていることはまずありませんので，自分で計算する必要があります（医師は1ヵ月単位（30日）や，1週間単位（7日）で処方することが多いです）。間違いを起こさないように電卓を用いるのも良いですが，患者の多い店舗では，長く待たせないために調剤にスピードも必要です（暗算に慣れるようにしましょう）。

合計必要量の計算例

	7日分	14日分	21日分	28日分	35日分
1T	7T	14T	21T	28T	35T
2T	14T	28T	42T	56T	70T
3T	21T	42T	63T	84T	105T
4T	28T	56T	84T	112T	140T
5T	35T	70T	105T	140T	175T
6T	42T	84T	126T	168T	210T

※処方は1週間単位で行われることが多いので，7の倍数で暗算できるようにしておくと良いでしょう。

2 ポイント

・1錠ずつの切り離しは避ける（患者が紛失しやすいことや，誤ってヒートごと服用してしまうのを避けるため）
　※お薬BOXやお薬カレンダーを使用している患者の中には，自分で切り離して保管している人も多いので，高齢者や幼児の誤飲防止のためにもなるべく避けてもらいましょう。
・爪で破らないようにする（爪は短く整える）

※切り取る時に包装を破ってしまうことがあるので，爪は定期的に切り，ヤスリをかけましょう。
・他規格と取り違えない（mgなどの確認）
・漢方製剤（下1桁が同じものは，帯の色が同じなので取り違えに注意）
・日数がバラバラ（残薬調整などにより，すべてが同じとは限らない）
・タグを取るか残すか
　　※錠剤を切り取る時，新しいヒートとの見間違いを避ける目的で，タグ付きの方を先に取る場合（そうするとヒートの長さが変わる）や，あるいはロット番号から期限などを辿る目的で，タグ付きの方を最後まで残しておく場合があります（どちらも間違いではないので，管理薬剤師の判断に任せましょう）。

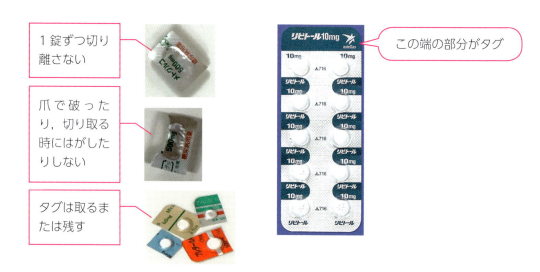

・ヒート単位（10錠，14錠，21錠で計算間違いや，取り違えのないように）
　　※次の調剤必要量をそれぞれのヒート単位でピッキングする場合，どのように組み合わせれば良いか考えてみましょう（解答は次頁を参照）。
　　　●1T　分1　14日分
　　　●2T　分2　21日分
　　　●3T　分3　50日分
・1錠あるいは1包であっても，使った場合は束ねているセロハンを取る
　　100錠あるいは21包ごとにセロハンで束ねている錠剤や包装が多いですが，例えば，束ねたままの状態で10錠だけ取り出した場合，これを100錠だと見誤ることが起こります。1錠あるいは1包であっても使用したのであれば，束ねているセロハンを剥がし，捨てるようにしましょう（特にホクナリンテープや漢方製剤はわかりにくいので気をつけましょう）。

　それでは，処方箋を元にピッキングをしてみましょう♪

組み合わせ解答

処方＼ヒート	10T	14T	21T
1T 分1 14日分	1ヒート ＋ 4T	1ヒート	1ヒートのタテ2列分
2T 分2 21日分	1ヒート×4 ＋ 2T	1ヒート×3	1ヒート×2
3T 分3 50日分	1ヒート×15	1ヒート×10 ＋ 10T	1ヒート×7 ＋ 3T

5 散剤の計量調剤

1 散剤の計量調剤で行うこと

　散剤の計量調剤では，調剤に必要な量を計算したり，分包数を計算したり，また，それを基に分包機を使って撒きます*。分包機には全自動のものや，手技（手動）で均す必要のあるものの他，右撒きや左撒きなどがあり，少しずつ使い方が異なりますが，基本的な要領は同じです。また，次の点に注意する必要があります。

- 薬によっては配合変化が起こるため，一緒に撒けないものがあること
- 飛散しやすい薬（ロートエキス散など）や，1包が少量過ぎる薬については，賦形するなどの工夫が必要であること

2 賦形とは

　賦形とは，医薬品や農薬などの取扱い，あるいは成形の向上や服用を便利にするために添加剤を加えることを指します（賦形に用いる添加剤を賦形剤といいます）。薬との相互作用を起こしにくく，人体への影響も起こりにくい乳糖やデンプンがよく用いられます。散剤では，一包が0.3g程度となるよう賦形します。賦形剤で希釈した散剤を倍散といい，その倍率により10倍散，100倍散，1000倍散などがあります。1回あたりの微量な飲み残し中にある有効成分の含量を下げる意味や，手技で均しやすいようにする意味があります。

*1 回用量分ごとに分包すること。

1 賦形しない薬剤（単味で分包する薬剤）

次に示した薬剤は，混和時に特殊コーティングが破壊されてしまい，製剤の安定性が損なわれるものや，あるいは均一に混和できないなどの理由から，賦形あるいは他剤とは混合せずに調剤します。

- ・顆粒剤（均一に混和できず分離する）
- ・ドライシロップ剤（混和時，コーティングの破壊により，製剤の安定性が損なわれる）
- ・フィルムコーティング剤（混和時，コーティングの破壊により，刺激性・苦みなどが高まる）
- ・酸化マグネシウム（均一に混和できず分離する）
- ・抗生物質製剤（混和時，コーティングの破壊により，製剤の安定性が損なわれる）
- ・医師より賦形不可のコメントのある薬剤

2 賦形方法・注意点

賦形方法には，大きく分けて「賦形剤を加えて全量を規定する方法」（グラフ1）と，「一定量の賦形剤を加える方法」（グラフ2）があります。

グラフ1では，患者側から見ると0.3g以降は自然にカサが増えることがわかりますが，薬剤師側から見ると，薬剤量が0.3gになるまで見た目のカサは変わらないため，薬剤が正しく量られているのかがわかりません。グラフ2では，監査の際に総重量から0.3gを差し引くことによって薬剤量がわかりますが，患者側から見ると，例えば，薬剤量が0.25gから0.3gに増えた場合，カサが減って不自然に見えるため，患者に対し，投薬時に説明する必要があります。

1包が0.3g未満の時に賦形して0.3gとする			1包が0.3g未満のときに0.3gを賦形する		
薬剤量(g)	賦形剤(g)	1包の重量(g)	薬剤量(g)	賦形剤(g)	1包の重量(g)
0.05	0.25	0.3	0.05	0.3	0.35
0.1	0.2	0.3	0.1	0.3	0.4
0.15	0.15	0.3	0.15	0.3	0.45
0.2	0.1	0.3	0.2	0.3	0.5
0.25	0.05	0.3	0.25	0.3	0.55
0.3	0	0.3	0.3	0	0.3
0.35	0	0.35	0.35	0	0.35
0.4	0	0.4	0.4	0	0.4
0.45	0	0.45	0.45	0	0.45

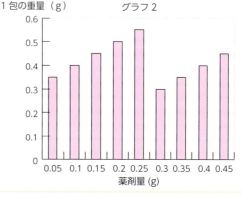

※監査する薬剤師や，患者の混乱を生まないように，どちらの方法を選択するのかルールを決めておき，統一するようにしましょう。

3 散剤の計量調剤に必要な機器，器具

1 電子秤

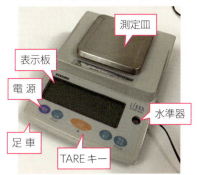

電子秤の各部位名称

測定皿
表示板
電源
水準器
足車
TAREキー

◆**使用方法（くわしくは取扱説明書を参照）**
・天秤の底の足車を回して，水準器の気泡が円の中心にくるように調節します。
・測定皿やその周囲が汚れていないか確認します。
・電源を入れ，表示板にゼロが表示されていることを確認します。
・測定皿に薬包紙を載せます。
　※薬包紙は四辺に折り目をつけておくと粉がこぼれにくくなり，また，分包機に落とす時も飛び散りにくくなります。
・表示板の表示が安定してから［TARE］を押すと，ゼロ調節されるので，表示板にゼロが表示されていることを確認します（薬包紙の重さが計測値に含まれなくなります）。
・静かに必要量の散剤を測定皿に載せます。
・表示が安定したら，その値を読みとります。
・開局時間終了後は，電源を切り，掃除をします。

◆**使用上の注意**
・精密機械なので取扱いは慎重に行います（振動を与えたり，測定皿に衝撃を与えたりすると壊れやすい）。
・設置場所は，温度変化が少なく，湿度が低く，直射日光の当たらない場所が望ましいです。また，設置台は振動がなく，台上が水平のものを選びましょう。
・測定上限より重いものを載せないようにしましょう。
・濡れたものや汚れのつきやすいものを直接測定皿に載せないようにしましょう。
・測定皿の掃除をする時は，電源を切りましょう（汚れたまま放置せず，掃除はこまめに行いましょう）。

2 分包機

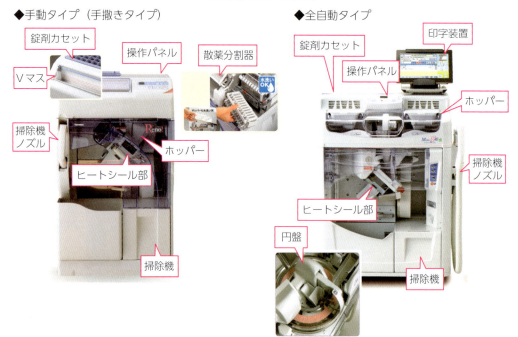

分包機の各部位名称

◆使用方法（くわしくは取扱説明書を参照）
- 電源を入れます（ヒートシール部が熱されるまでに時間がかかるため，朝一番に電源を立ち上げます）。
- 錠剤カセットやＶマスなどを掃除機ノズルで清掃します。
- 手動タイプはＶマスの目盛を必要分包数に合わせます。全自動タイプは操作パネルで分包数を入力します。
- 分包パターン（錠剤のみ，散剤のみ，錠剤＋散剤，錠剤後に散剤など），分包紙ヒートシールの幅，分包速度などを操作パネルで設定します。
- 錠剤カセットへ錠剤をセットします。
  ※手動タイプはＶマスへ散剤を入れて均等にし，散薬分割器へ落とします。全自動タイプはホッパーへ散剤を入れます。
  ※複数同時に分包する場合は，この作業をくり返します。
- すべてセットしたらスタートボタンを押します。
- 出てきた分包紙の中身を監査します。
- 散剤使用後であれば，重曹を撒いて掃除します（使用した包数分（＋3包ほど））。その後，Ｖマスを掃除機ノズルで清掃します。
- 開局時間終了後，電源を切り，掃除をします。

第 7 章 実務

3 その他の器具の名称

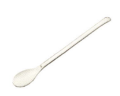

- 名称：薬さじ，スパチュラ，スパーテル
- 金属製のものが多く採用されている
- 散剤を秤にすくい取るのに使用

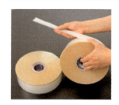

- 名称：分包紙
- 紙のタイプとセロハンのタイプがある
- 散剤を包む袋

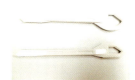

- 名称：分包機用ヘラ
- プラスチック製で，いろいろな大きさのものがある
- Ｖマスに入れた散剤を均等にするのに使用

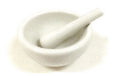

- 名称：乳鉢（容器），乳棒（棒）
- 磁器製
- 複数の散剤を混和したり，錠剤をすり潰す（粉砕）のに使用

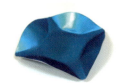

- 名称：秤量皿
- プラスチック製やアルミ製などがある
- 散剤を秤量する時に使用（プラスチック製は静電気に注意）

- 名称：薬包紙
- パラフィン紙製（つるつるした素材）
- 散剤を服用 1 回分，分包する
- 散剤を計量する際に，秤量皿を汚さない目的でも使用

薬包紙の折り方

※薬包紙の中央に散剤を置き，図のように包み折ります。

4 注意点

- 散剤は秤量時に多く取ってしまっても，秤量皿に接触していない部分（散剤の山の上の部分）であれば元の散薬瓶に戻してOKです（ただし，他剤と混合しうる状況であれば不可です）。
- 散薬瓶の蓋を設置台の上に置かないようにしましょう。
- スパーテルやヘラは使用前と使用後に消毒します。また，乳鉢はガーゼで清掃しましょう。
- 散薬瓶は，手にとる前，秤量する前，棚に戻す際にラベルを確認しましょう。

5 ポイント

- 蓋の開け方

　散剤を量る時の蓋の持ち方はいくつかあります。写真①のように蓋を回して開封する場合は，スパーテルを握りこんで蓋を開け，そのまま手のひらと中指，薬指，小指で蓋を挟み込んで計量する方法があります（写真②）。

　また，蓋が簡単に開く散薬瓶の場合であれば，写真③のように，瓶の口を小指と薬指で支え，親指と人差し指で蓋を持って計量する方法もあります。

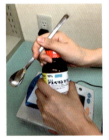
写真①

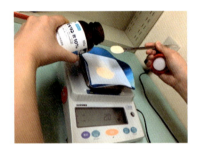
写真②

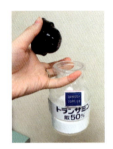
写真③

- スパーテル，Vマスヘラ，乳棒の持ち方

　スパーテル，Vマスヘラ，乳棒などの器具は，鉛筆握りで持ちます（写真④）。

- 複数の散剤の混和

　混和する薬剤を量り，乳鉢へ入れます。乳鉢の淵に指がかからないように気をつけて固定し，乳棒をらせん状に回します（写真⑤）。右に10回，左に10回を3セット行うと，ほぼ均一になります。顆粒剤と散剤など，粒子の大きさが異なるものは均一に混ざらないため混和しません。そのような場合は，それぞれVマスで均し，数回に分けて分包機に落とします。

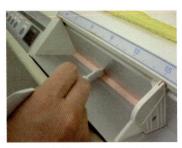
写真④（Vマスヘラ）

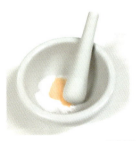

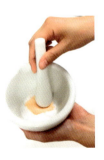
写真⑤

第 7 章 実 務

それでは，実際に散剤を計量し，分包機に撒いてみましょう♪

6 掃除

1 分包機の手入れ

分包機の掃除を怠ると，コンタミネーション（本来混入するべきではない物質が混入すること。「コンタミ」と略称される）の原因になります。分包機の手入れ方法については，機種によって異なる点もありますが，ほとんど共通です（取扱説明書に従って掃除をしましょう）。

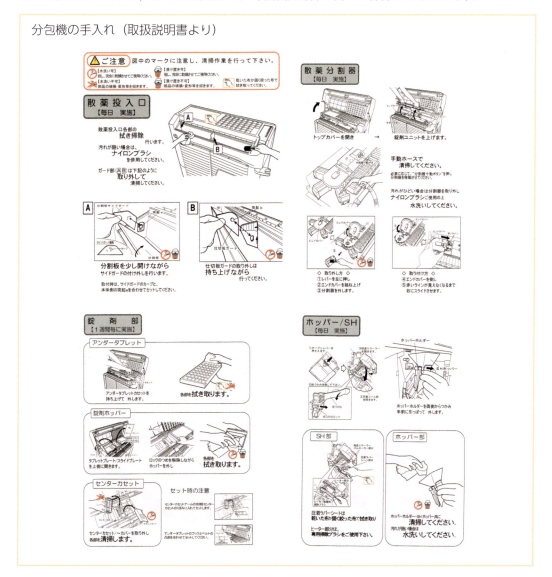

分包機の手入れ（取扱説明書より）

機種によっては散薬分割機やホッパーの水洗いがOKのものもあります。ただし，水洗いの場合は，完全に乾くまでに時間がかかります。なお，1人分撒き終わった後は，掃除機ノズルで吸引清掃し，使用した包数分（+3包ほど）の重曹を撒いて掃除します（重曹で洗うともいいます）。

2 分包紙の交換

　分包機の本体には，分包紙の交換方法が記載されている場合が多いです（記載されていないようであれば，取扱説明書で確認します）。機種により方法は異なりますが，おおむね写真のとおりです。

　しっかりと奥まで差し込みができていなかったり，順番が間違っていたり，蓋の閉め忘れがあったりすると，センサーが反応してエラー音が鳴る場合や，きれいに分包されず，分包紙が「ぐちゃぐちゃ」になる場合があります。

　特に分包紙を接着するためのヒートシール部はかなりの高温になっており，少し触れただけでも火傷をするおそれがあります。また，分包紙の交換は電源を切らずに行うので注意が必要です。

分包紙の交換方法とヒートシール部

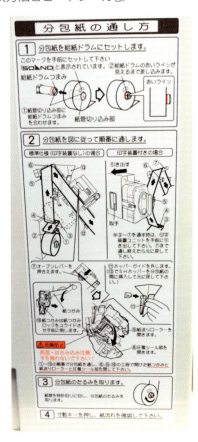
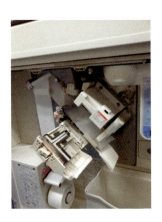
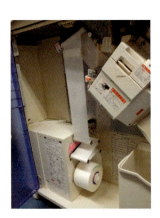

第 7 章　実務

6　水剤の計量調剤

1　水剤の計量調剤で行うこと

　水剤の計量調剤では，調剤に必要な量や，合計の服薬回数を計算したり，それを基に水薬瓶を選び，調製を行います。服薬回数に合わせて水で希釈する場合もあり，その際は１週間くらいを消費期限の目安とします。

　水薬の調剤を行う水場は，生活用の水場とは別に設置してあり，水薬瓶やメートルグラスを洗浄するのに適した装置がついています。また，粘度の高い医薬品を水場で流した後は，なるべく大量の水を流し，水道管が詰まらないようにしましょう。

　なお，点鼻剤を調剤することもありますが，その場合は，内服用水剤の調剤器具ではなく，別の調剤器具を使用します。

2　水剤の計量調剤に必要な機器，器具

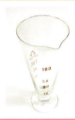

・名称：メートルグラス
・ガラス製が多い
・水薬を計量するための器具

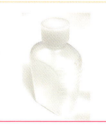

・名称：投薬瓶
・プラスチック製が多い
・水薬を入れて患者に渡すための容器

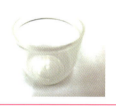

・名称：計量カップ
・プラスチック製が多い
・患者の服用を補助する器具

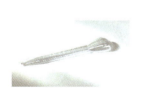

・名称：スポイト
・プラスチック製
・少量の水薬を服用するための補助器具

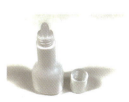

・名称：点鼻瓶
・プラスチック製
・点鼻用の溶液の容器（トラマゾリン＋精製水など）

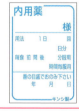

・名称：投薬瓶シール
・紙製
・水薬の容器に直接貼付するシール

◆水剤の計量調剤

- 必要な調剤量の全量を計算して,投薬瓶の大きさを決定します。
- 投薬瓶を洗浄して,しき水＊をします。
    - ＊しき水:原液シロップの混合による配合変化（相互作用）を防ぐため,あらかじめ投薬瓶に水を入れておくことです。

    散薬と水薬を混合する場合などにも,先にしき水をすることで散薬が投薬瓶の壁面に付着しないようにします。
- 洗瓶装置でメートルグラスを洗います。
- 調剤棚から水薬瓶を取り出し,蓋を開けます。
- 水薬をメートルグラスへ量り取り,水薬瓶に蓋をして薬品棚へ戻します。
- メートルグラスから投薬瓶に慎重に注ぎます（複数あれば続けて行います）。
- 希釈水は最小になるように目盛りをとり（メスアップ）,水を加えます。
- 投薬瓶の蓋を閉め,軽く振り混ぜます。
- 投薬瓶,または計量カップやスポイトに,1回服用量の目安となる印を油性マーカーでつけます。

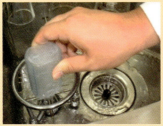
投薬瓶の洗浄

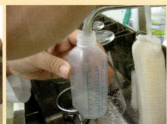
しき水

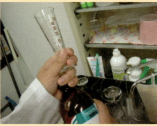
水薬瓶とメートルグラス（蓋の開け方）

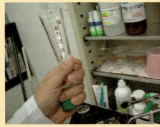
メートルグラスと水薬瓶の蓋

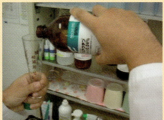
メートルグラスへの量り取り

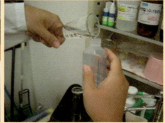
投薬瓶に薬品を注ぐ

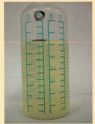
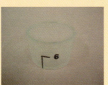
1回服用量の印（投薬瓶・計量カップ）

3　注意点

　水を加えた水薬は，細菌の繁殖が起こる可能性があるため，長期処方においては希釈せずに何本かに分けて原液を渡し，患者に服用の直前に希釈してもらうなどの工夫が必要です（その際は，冷所に保存し，1週間程度で使い切ることが望ましいです）。また，コンタミや細菌繁殖を防ぐため，取りすぎた水剤は水薬瓶に戻しません。

　水薬瓶の蓋およびメートルグラスは手に持ったまま調剤し，メートルグラスに水薬瓶や投薬瓶の口が触れないように気をつけましょう。メートルグラスを持った方の手の平で水薬瓶の蓋を開けて握り，水薬を量り取ったらすぐに蓋をして薬品棚に戻します。

　メスアップを行う時は，シロップを量り終わったメートルグラスを洗わずに使います。そうすることでメートルグラスに残っていたシロップも投薬瓶に入ることになり，より正確な調剤となります。

4　ポイント

　シロップには粘度が高く，計量器具への残存率が高い薬剤もあります。それを秤量する時は，時間をかけてしっかりと移したり，メートルグラスを特に傾けるなど慎重に行う必要があります。複数のシロップを混合する場合は，最後に調剤すると良いでしょう。

・残存率が高いシロップ：アスベリン，アタラックス，単シロップ，ムコソルバン

　懸濁液の場合，調剤する前や服薬する前にしっかりと振とうする必要があります。振とうとは，薬品瓶の正立と倒立をゆっくり，数回くり返すことです。複数のシロップを混合している場合もしっかりと振とうします。なお，強く振とうすると，発泡による秤取困難を起こすことがあるので注意が必要です。

・しっかりと振とうするシロップ：アスベリン，ポンタール

　1回の服用量が多いため，少々の差で効果の増減に影響しない薬や，逆に1回の服用量が非常に少なく，専用のスポイトが添付されているような薬は，一般的に希釈をしません。服用量が多い薬は，計量カップの目盛に印をつけておき，服用時に患者が秤量します。

・一般的に希釈を行わないシロップ：モニラック，ファンギゾン，アルロイドG，ラクツロース，アラミック液，アルファロール液，ガスコンドロップ，キシロカインビスカス，ケイツーシロップ，D-ソルビトール液

　乳児等は1回の服用量が少ない場合が多く，目盛り投与では患者が正しく1回量を量れないことがあります。その場合，スポイトを添付することや，希釈水を多く使ってメスアップするなどの工夫が必要となります。どのような方法で調剤したら薬が飲みやすいのかは一概にはいえませんので，患者の家族と相談して調剤方法を検討すると良いでしょう。

※計量の際には，メニスカスの面と目の高さをそろえることも忘れないように気をつけましょう。

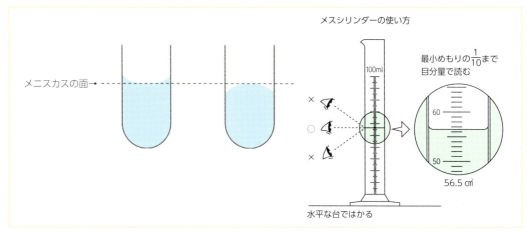

 それでは，実際に水剤を計量してみましょう♪

5　掃除

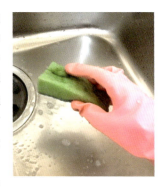

　水場の掃除は，家庭の台所のシンクと特に変わりはありません（重曹を使用するのも良いでしょう）。ステンレスの曇りは，水道水中の成分から発生する水垢が原因なので，スポンジにクリームクレンザーをつけて磨き，水拭きをした後，仕上げに空拭きをします。手荒れ防止のため，ゴム手袋を使用しても良いでしょう。また，排水口の流れが悪くなってきたら，排水管（パイプ）が詰まっている可能性があります。その時はパイプ洗浄剤などを使用し，常に清潔な状態に保ちましょう。

　メートルグラスの掃除は，使用後に洗瓶装置で水洗いします。ただし，メートルグラスは測定容器であり，傷がつくと秤量誤差の原因となりますので，ブラシで洗ったりせず，何回も水を通して綺麗にします。試験管やフラスコと素材は同じですが，取扱いが異なるので注意しましょう。

7　軟膏等の計量調剤

1　軟膏等の計量調剤で行うこと

　軟膏等の計量調剤では，調剤に必要な量を計算し，それを基に軟膏壺を選んで秤量します。複数の軟膏やクリームを混合する場合もありますが，混ぜると分離する組み合わせもあるので注意が必要です。また，大量の軟膏を複数混合する場合はかなりの労力を要するため，手技ではなく，機械（軟膏調剤・製剤機）で行うこともあります。

2 軟膏等の計量調剤に必要な機器，器具

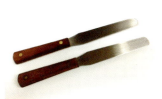

- 名称：軟膏ヘラ
- ステンレス製（持ち手は木製）
- 軟膏等を練る，または秤量するための器具

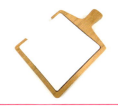

- 名称：軟膏板
- 磁器（枠は木製）
- 複数の軟膏等を混合する台

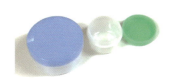

- 名称：軟膏壺
- プラスチック製
- 軟膏等を入れる容器（大きさや蓋の色の種類が豊富）

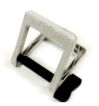

- 名称：チューブ絞り器
- プラスチック製
- チューブに入った薬を絞り出す器具

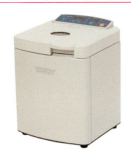

- 名称：電動軟膏練り機
- 大量の軟膏等を複数混合できる

◆軟膏等の計量調剤
- 軟膏板，軟膏ヘラ，軟膏壺など，使用する器具をアルコールで消毒します。
- 単品の秤量であれば，軟膏壺の重さが計測されないよう電子秤をゼロ合わせし，直接軟膏壺に量り取ります。
- 複数を混合調剤する場合は，それぞれを薬包紙で量り取り，軟膏板へ載せます。
- チューブから直接出す場合は，チューブ絞り器を使います。
- 軟膏ヘラで波を打つように練り合わせながら混合します（均一になるまで何度も行います）。
- 混合したら，軟膏壺の内壁に擦りつけるようにして隅から充填していきます（適宜タッピングして空気を抜きます）。
- 充填後，軟膏ヘラを用いて表面を綺麗に整えます。
- 軟膏壺の縁や外側をアルコールで湿らせたティッシュで拭きます。
- 必要により，軟膏壺の蓋などに薬剤名，用法，使用部位を記載します。
- 使用した器具を清掃します。

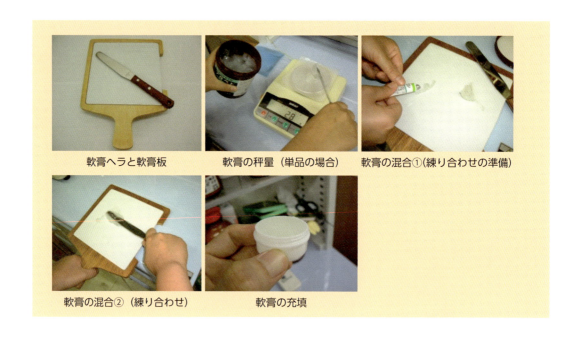

| 軟膏ヘラと軟膏板 | 軟膏の秤量（単品の場合） | 軟膏の混合①（練り合わせの準備） |

| 軟膏の混合②（練り合わせ） | 軟膏の充填 |

3　注意点

　混ぜムラがあると，使用しているうちに分離し，クレームの原因になります。均一に混ざっていない場合，期待する薬効が得られないことや，副作用を誘発することにもつながるので，十分に混合してから充填しましょう。

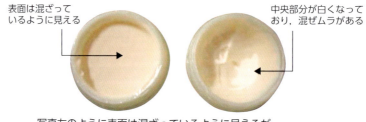

表面は混ざっているように見える　　　中央部分が白くなっており，混ぜムラがある

写真左のように表面は混ざっているように見えるが，
実際は写真右のように混ぜムラがあり，均一に混ざっていない。

4　ポイント

　クリーム同士など，混ざりの良いものであれば，直接軟膏壺の中で混合する方法もあります。その際は軟膏壺の隅からしっかりと混ぜることでムラが起こりにくくなります（軟膏板から移し替える手間も省け，時間の短縮にもなります）。

 それでは，実際に軟膏を練ってみましょう♪

5 掃除

軟膏の秤量後や混合後は，ヘラや軟膏板はベタベタです。そのままでは雑菌やカビの繁殖の元にもなりますので，使用後はすぐに掃除をして清潔な状態にします。

軟膏板の場合，大まかな汚れをペーパータオルで拭き取り，その後アルコールで湿らせたペーパータオルで拭いていきます。枠から中心へ向かって拭くと，枠に軟膏がつきにくいです。ヘラも同様に，柄の部分から刃先に向かって拭いていきます。掃除が終わったら自然乾燥して元の場所に戻します。

ただし，調剤のたびに掃除をするとなると，手間も時間もかかります。軟膏の混合が頻繁である場合，剥離紙がついた軟膏板（滑り止めのついた台の上に，剥がして捨てられる紙がついているもの）を使用するのも良いでしょう。

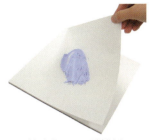

軟膏板用の剥離紙

8 その他，特別な調剤

1 半錠調剤

1回の服用量によっては，錠剤を半分に割って分包する必要があります。多くの場合は半錠はさみで切れますが，糖衣錠や割線のない錠剤を割る時には，錠剤半錠器や半錠カッターを使います。また，割線のある錠剤であれば，薬さじ（スパーテル）の背を用いて手で割ることも可能です。少し押しつけるようにすれば綺麗に割れ，錠剤の破片も出にくいです。

硬い錠剤の場合，ヒート包装の上から指で押さえつけると半分に割れるものもあります。最適な方法は錠剤の種類によって異なりますので，いろいろと試してみましょう。

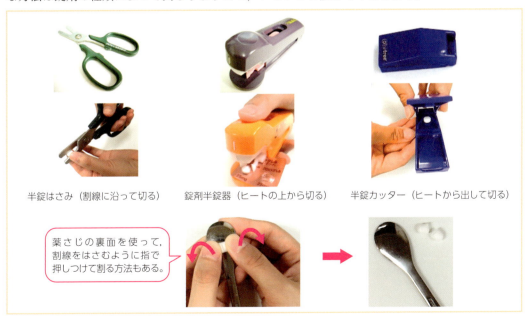

2 粉砕調剤

小児や高齢者などの場合，錠剤が飲めないまたは服用量の調整が必要等の理由で，錠剤やカプセル剤の粉砕が行われることがあります。しかし，処方箋に粉砕指示があるからといって，むやみに粉砕してはいけません。粉砕しても問題がないか，製剤学的に考える必要があります。個々の薬剤の粉砕情報については「錠剤・カプセル剤粉砕ハンドブック」（じほう）に掲載されています。

1 乳鉢，乳棒を使った粉砕（錠剤数が少ない時）

- ヒートに入った状態のまま，乳棒の逆側で錠剤を砕きます。
- アルコールで手を消毒した後，砕いた錠剤をヒートのガラが入らないように乳鉢に入れます。カプセル剤の場合は，カプセルを開封して内容物を取り出します。
- 乳棒を使って錠剤をすり潰します。
- フィルムコートなどのガラや異物を除去するために，目の細かい漉し器でふるいにかけます。
- 薬剤の量が少なすぎて分包が困難であれば，乳糖等の賦形剤を加えて分包します。

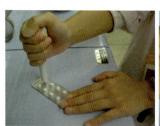
ヒートに入ったまま錠剤を砕く

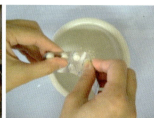
砕いた錠剤を乳鉢に入れる

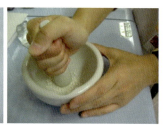
錠剤をすり潰す

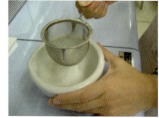
漉し器でふるいにかける

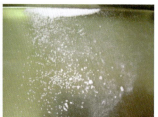
漉し器に残ったガラ

2 粉砕機（ミル）を使った粉砕（錠剤数が多い時）

- 1種類ずつ粉砕します。ヒートから錠剤を必要量出し，カップ（粉砕機の上部分）へ入れます。
- カップを粉砕機にセットしてスイッチを入れます。連続使用すると粉砕機が加熱し，錠剤が変性してしまうおそれがあるので注意が必要です（少しずつ回します）。
- ガラや異物を漉し器で取り除き，分包します（乳鉢，乳棒を使った粉砕方法の手順と同様です）。

第7章 実務

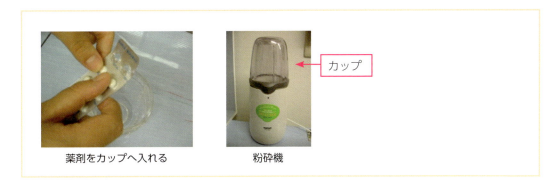

薬剤をカップへ入れる　　粉砕機

3 簡易懸濁法

　簡易懸濁法は，嚥下障害のある患者や，経管栄養チューブが施用されている患者への薬剤投与法として考案されました。錠剤・カプセル剤の粉砕や脱カプセルをせずに，そのまま温湯で崩壊・懸濁して経管投与することで，従来の粉砕調剤での問題点が解決され，多くの医療機関で導入されています。最近では，在宅医療を取り扱う薬局からのニーズも高まっています。簡易懸濁法が可能な医薬品については「内服薬 経管投与ハンドブック」（じほう）に掲載されています。

1 調剤方法
・錠剤やカプセル剤を約55℃の温湯に10分程度入れます。
・崩壊・懸濁させた液を注入器で吸い取り，経管投与します。
※そのままの状態で崩壊・懸濁しない錠剤などは，錠剤に亀裂を入れてから崩壊・懸濁します。

2 簡易懸濁法の注意点
　お湯の温度は厳密に55℃にする必要はありませんが，熱すぎると固まる薬剤もあり，また，安定性を損なうおそれがありますので注意してください。
　錠剤を崩壊させる時間は，最長10分です。崩壊時間が長くなると，徐放製剤の徐放性が破壊されたり，配合変化が起こりやすくなります。

倉田式経管投与法

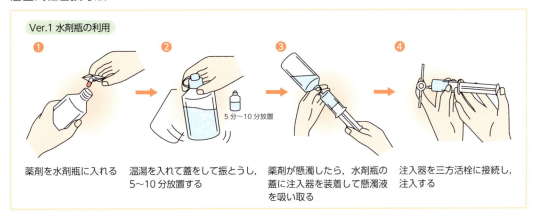

Ver.1 水剤瓶の利用

① 薬剤を水剤瓶に入れる
② 温湯を入れて蓋をして振とうし，5～10分放置する
③ 薬剤が懸濁したら，水剤瓶の蓋に注入器を装着して懸濁液を吸い取る
④ 注入器を三方活栓に接続し，注入する

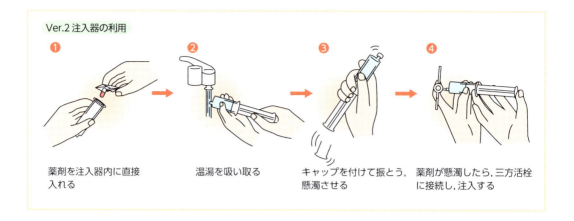

簡易懸濁法のメリット

① 薬でチューブが詰まることがないため，細いチューブ（8Fr.）の使用が可能で，患者のQOLが向上する。
② 簡易懸濁法では錠剤を粉砕しないため，投与薬品量のロスや安定性を損なうなどの粉砕調剤時，投与時の問題が解決できる。
③ 錠剤のまま保管するため，粉砕した薬を混ぜて保管するときに起こる配合変化を避けることができる。
④ 薬剤を粉砕する場合にくらべて，経管投与に使用できる薬品数がはるかに多くなり，治療の幅が広がる。
⑤ 錠剤を粉砕した粉末では何の薬品か確認ができないが，簡易懸濁法では錠剤の識別コードで薬品を確認できる。
⑥ 中止変更の際，見た目の似ている散剤と間違って処理してしまうなどのリスクが回避できる。
⑦ 散剤の場合，中止変更指示があるとすべて廃棄して再処方することになるが，錠剤のままである簡易懸濁法では，中止変更処理は不要な錠剤を抜くだけであるため，経済ロスが少ない。

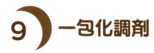 一包化調剤

1 一包化調剤とは

　処方薬の種類，用法が多過ぎて正しく服用できない，自分でヒートから薬を出せない，施設に入居中で薬の管理を看護師が行っているなど，特殊な事情がある時は，錠剤等を用法ごとに分包します。これを一包化といい，医師の指示により一包化調剤を行います。なお，一包化加算は医師の指示がない場合は算定できないので，処方箋に指示がない時は確認しましょう。

　また，初めて一包化する場合，ヒートと製剤の色が異なる医薬品については，投薬時に患者に説明して，誤解のないようにしておきます。

第 7 章　実務

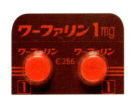 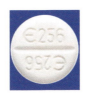 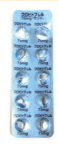

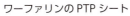

ワーファリンのPTPシート　　ワーファリン　　ヒートのガラは監査へまわす

2　注意点

　一包化せずにヒートのまま交付する薬もあります。添付文書（適応上の注意，取扱い上の注意）やオレンジブック等で確認してから一包化にあたりましょう。特に見慣れないヒートの場合は要注意です。

　また，ヒートのまま渡した薬剤に飲み忘れが多いようであれば，一包化したものにヒートを貼り付ける，あるいは「別薬あり」のスタンプを押すなどの工夫が必要です。可能であれば一包化できる代替薬への処方提案を行うのも良いでしょう。

　なお，粉と錠剤はなるべく分けて一包化します（監査も行いにくく，薬同士の影響で変質する可能性もあります）。

3　ポイント

　分包機の性能によっては，ラベルに患者名や日付，用法，薬品名などを印刷できるものもあります。印字装置がなくても，用法がわかりやすいようにマーカーでカラーリングする場合が多いです。特に取り決めはありませんが，朝は赤色，夕は青色など，患者がイメージしやすい色の方が良いでしょう。

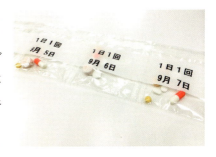

　また，バラ錠を取り扱う場合には床に落とさないよう，清潔なカゴの上で調剤を行います。

4　予製

　予製とは，来局予定患者の定期薬や，半錠での処方が多く出る医薬品を，処方箋が出る前にあらかじめ作っておくことです。

　予製している場合，自家製剤加算や計量混合調剤加算などの調剤報酬点数が一部減点されます。しかし，作業の効率化の他，患者を長時間待たせないため，あるいは時間をかけて監査を行うためにも予製は必要です。なお，予製にあたっては，作成日時を記録し，古い薬を投薬しないように気をつけてください。

10 調剤後監査

1 監査方法

　錠剤などをピッキングしたら，必要量がきちんとあるか，数量の監査を行います。その際には数だけではなく，ヒートに穴が空いていないかなどもきちんとチェックします。100錠ごとにセロハンで括られている場合でも，それを全面的に信用するのではなく，きちんと100錠あるかを確認することが必要です。また，水剤や散剤ではコンタミがないかを確認し，電子秤でグラム監査をします。

　監査にあたっては，理論値との誤差は1日分5％以内，全量2％以内が基準となります。それ以上の誤差がある場合は，調剤をやり直した方が良いでしょう。

　一包化の場合，薬の数と種類を間違えていないかを確認します。薬品コードをチェックすることにより，似た外観の薬が誤って混ざることを防げます。最初はかなり時間がかかりますが，慣れてくるとスピードも上がってきます（慣れないうちは丁寧に確認しましょう）。また，マーカーで線をひいているものであれば，用法と色の組み合わせが間違っていないかを確認し，ラベルに印字しているものであれば，その内容が間違っていないかを確認します。

2 自己監査・二重監査

　1人薬剤師の店舗では複数人での監査が困難です。その場合，自己監査後，ひと呼吸おいてから（薬袋を書く，薬歴を確認する等の他の作業後），再度自己監査します（二重監査）。渡し間違いによるトラブルが起きやすい薬剤では，患者本人と一緒に確認するということも大切です。

それでは，実際に監査してみましょう♪

11 服薬指導

　先述した情報提供のコツなどを確認しながら行うと，より良い服薬指導になります。わかりやすい言葉でハキハキと，そして堂々とした話し方ができれば患者も理解しやすいでしょう。また，患者に関しては，服薬コンプライアンスの悪い人や，前向きに治療しない人，過去にトラブルがあって薬剤師に悪いイメージをもっている人など，さまざまなタイプがいます。いろいろなケースを想定するとともに，実際に経験してみましょう。

それでは，実際に服薬指導してみましょう♪

12 在庫管理

薬の在庫管理は非常に重要な業務の一つです。薬が不足すれば，その分患者を待たせてしまい，治療が遅れることもありますし，再来局や郵送など，お互いにとって手間にもなります。

医師が急に採用薬以外の薬を事前連絡なしで処方する場合や，遠方の病院の処方箋が初めて持ち込まれた場合では，薬が不足してもやむを得ません。しかし，普段からよく出る薬の在庫を切らしてしまうのは信用問題にも関わりますので，在庫は定期的にチェックし，必要があれば発注を行うよう心がけましょう。また，季節によって回転率が異なる医薬品（インフルエンザ薬やアレルギー薬など）では，特に注意が必要です。

薬の在庫管理方法は薬局によって異なりますが，主に次の3パターンであるといえます。

1 発注カードを用いる方法

医薬品それぞれに発注用のカードを作り，入庫・出庫があるたびに記録する方法です。麻薬などの管理方法を，すべての医薬品に適用するといった感じです。発注点を設定し，在庫数がそれを下回った段階で発注をかけますが，手間がかかります。

2 空箱を用いる方法

医薬品の箱を開封した時点で発注箱（発注カゴ）に入れておき，まとめて発注する方法です。その薬局の医薬品の使用状況などを知らなくても，箱が開けば発注という単純なルールのため，取り入れやすい方法といえます。ただし，在庫，回転率が犠牲になりやすいので注意が必要です。

3 使用量を参考にする方法

1ヵ月の使用量を過去のデータから推測し，月初めに1ヵ月分を発注する方法です（期間中に足りなくなった薬があれば追加発注します）。1ヵ月分を在庫するため，店舗面積がある程度広くなければなりません。

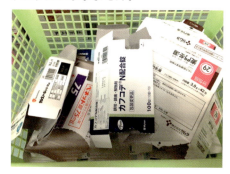

※マリーングループの場合，空箱を用いる方法を採用している店舗が多いです（空箱発注では，常勤の薬剤師でなくても発注漏れが起こりにくいためと考えられます）。

13 発注

医薬品の発注方法には次のようなものがあります。緊急性などに応じて使い分けましょう。

1 インターネットでの発注

よく利用する発注方法といえます。医薬品卸売企業（卸）が運営するサイトからバーコードリーダーを用いて発注表を作成し，送信します。

データに起こしてくれたり，予約発注ができたりと，便利な機能も多いです。納品時間については，発注受付に締め切りがあるので注意が必要です（卸によってそれぞれ異なります）。ただし，卸に在庫がない医薬品でも発注できるため，急いでいる場合には不向きかもしれません。

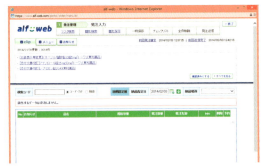

医薬品卸売企業（アルフレッサ株式会社）のwebサイト

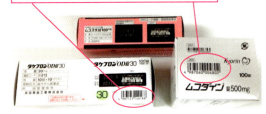

医薬品の外箱のバーコードを読み取れば，瞬時にその医薬品が発注リストに加わります。

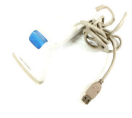

バーコードリーダー

2 電話での発注

緊急の際などは電話による発注となります。口頭での発注となるため，伝達ミスが起こりやすく，通常の発注には不向きです。しかし，在庫を調べてもらって納品日時の予測を立てたり，急な配達を依頼する際には，確実な方法といえます。

第7章　実務

> **電話発注の際に伝えること**
> ・薬局名
> 　「いつもお世話になっております。A薬局の○○と申します」
> ・用件
> 　「急配をお願いしたいので，在庫の確認をお願いできますでしょうか？」
> ・薬品名，規格，発注単位，数量
> 　「○○錠500mg，100錠包装を1つ，以上1点をお願いします」
> ・納品希望日時
> 　「本日の夜7時までに配達可能でしょうか？」

3　FAXでの発注

　FAXは，特別な医薬品の発注や特別な配送ルートを依頼する際に活用します。特に麻薬医薬品の場合，間違えて発注してしまうと返品ができないため，使用品目ごとにFAX注文用紙を作成しておきます。また，通常は配達のない土曜日配送を依頼する時などにもこの方法を用います。

数量を書き込むだけでOK！

14 レセプトの基本入力方法

1　Pharnes（ファーネス）（パナソニックヘルスケア株式会社）の場合

1 基本入力方法（内服薬）

薬剤コード（3〜4桁）＊錠数＋用法コード（4桁）＊日数

例：ロキソニン錠60 mg　3錠　分3毎食後　4日分

　　➡ ﾛｷｿ＊3＋2220＊4

2 用法コード

"○○○○"＝"朝昼夕寝"（基本的に4桁で入力）

0…なし　1…食前　2…食後　3…食間

例：朝食後…2000　朝夕食後…2020　毎食後…2220　寝る前…0001　毎食前…1110
　　毎食間…3330　等

※ただし，起床時は「ｷｼﾞｮｳ」等の例外もあり。

3 基本入力方法（頓服薬）

＊薬剤コード（3〜4桁）＊錠数＋摘要コード（3〜6桁）＊回数

例：ロキソニン錠60 mg　1錠　疼痛時　4回分

　　➡ ＊ﾛｷｿ＊3＋ﾄｳﾂｳ＊4

※頓服薬の場合，薬剤コードのアタマに「＊」をつけるのを忘れずに！

例：疼痛時…ﾄｳﾂｳｼﾞ　腹痛時…ﾌｸﾂｳｼﾞ　下痢時…ｹﾞﾘｼﾞ
　　発作時…ﾎｯｻｼﾞ　胸痛時…ｷｮｳﾂｳｼﾞ　等

4 基本入力方法（外用薬・注射薬）

薬剤コード（3〜4桁）＊総量＋摘要コード（3〜6桁）＊日数

例：モーラステープ20mg　70枚　1日1回　腰・肩

　　➡ ﾓｰﾗｽ＊70＋ﾁｮｳﾖｳ

例：1日＊回＊＊＊…ｲﾁﾆﾁ　1日＊回＊＊＊塗布…ﾄﾌ
　　朝＊単位・昼＊単位・夕＊単位…ﾁｭｳｼｬ　1日＊回＊＊＊に貼用…ﾁｮｳﾖｳ　等

5 入力方法における注意点

　　自由に入力できるコードは，次に示したものを使用します。また，薬剤コードの促音や拗音（っ，ぁ，ゃ等）は，そのままではなく，文字を大きくして入力して下さい。

例：＊＊＊＊＊…ﾅｲﾌｸ
　　　　　　　ﾄﾝﾌﾟｸ
　　　　　　　ｶﾞｲﾖｳ
　　　　　　　ﾁｭｳｼｬ
　　　　　　　など，該当するものを使用する

2 調剤 Melphin(メルフィン)(三菱電機インフォメーションシステムズ株式会社)の場合

1 基本入力方法(薬剤検索)
薬剤コード(3桁)
※「゛」(濁点),「゜」(半濁点),「・」(中黒),「ー」(オンビキ線)は入力しない。
例:マーズレン顆粒 → ﾏｽﾚで検索して選択し,分量欄に1日量,数の欄に処方日数を入力
　　【般】一硝酸イソソルビド錠 → /ｲﾁｼﾞで検索して選択し,分量欄に1日量,数の欄に処方日数を入力
※分量欄:内服は1日量,頓服は1回量,外用などは全量を入力

2 用法コード(内服)
外用 → 「.0」　内服 → 「.1〜.6」　頓服 → 「.7」　内滴 → 「.8」
注射 → 「.9」　医療材料 → 「.ｻﾞｲ」
例:分1 → 「.1」　分2 → 「.2」　分3 → 「.3」等で検索して選択

3 用法コード(外用など)
「.4」
例:1日○回腰に貼付 → 「.4」で検索して選択
※自由に文章を入力したい場合も,「.4」で入力可能

3 Recepty(レセプティ)(株式会社EMシステムズ)の場合

1 基本入力方法(薬剤検索)
薬剤コード(3桁)
※「゛」(濁点),「゜」(半濁点)は入力しない。促音・拗音(「っ,ぁ,ゃ」)は文字を大きくして入力)
例:バップフォー → hatuhuで検索して選択し,使用量欄に1日量と処方日数を入力
　　ツムラ葛根湯エキス顆粒 → katukoで検索して選択し,使用量欄に1日量と処方日数を入力(漢方製剤の場合,製薬企業(メーカー)名を除いて入力する)
※使用量欄:内服は1日量,頓服は1回量,外用などは全量を入力

2 用法コード(内服)
頓服 → 「.0」　内服 → 「.1〜.6」　外用 → 「.7」　注射,内滴 → 「.9」
例:分1 → 「.1」　分2 → 「.2」　分3 → 「.3」等で検索して選択

3 用法コード(外用など)
「.」
例:1日○回腰に貼付 → 「.」で検索して選択

各システムにはマニュアルがあるので，参照すれば基本的な入力は可能です。ただし，入力が困難なものや各種設定変更など，操作方法についてわからない事項に関しては，製造元か販売代理店に問い合わせます。電話での操作案内や，出張による技術指導などを行ってくれます。

15 薬局トラブル集～こんな時どうする？～

1 薬の不足

　在庫管理を行っていても，薬が不足してしまうことがあります。そんな時はどうしたら良いでしょうか？近隣の患者か遠方の患者か，急を要する薬（臨時薬）か定期薬か，ケースはさまざまですが，一般的には次のように対応します。

◆近隣の患者
　・臨時薬：患者に再来局をお願いする
　・定期薬：自宅（職場）に届ける（残薬に余裕があれば郵送する）

◆遠方の患者
　・臨時薬：患者に再来局をお願いするか，自宅近くで在庫のある薬局を紹介する
　・定期薬：残薬に余裕があれば自宅に郵送する

　臨時薬のように，すぐに服用が必要な薬（抗生剤や抗ウイルス剤など）の場合であれば，郵送などの手段は避けた方が良いでしょう。なるべく早く入手できるよう，近隣の店舗から分譲してもらったり，卸に急配をお願いする形が良いといえますが，どうしても時間がかかってしまう場合は，患者にその旨を説明し，患者の自宅近くの薬局など，別の薬局を紹介します。

　定期薬であれば，余っている薬（残薬）があるかを患者に確認しましょう。余りがあれば飲みきる前に渡せるよう手配します。また，余りがなければ臨時薬と同様の対応となります。定期薬の不足は薬局の在庫管理不足ですので，できる限り配達や郵送で対応するようにしましょう。

　ただし，これらは絶対ではありません。患者の好意で再来局が可能であればお願いし，時間内の来局が難しいようであれば配達や郵送にしてください。郵送の場合，基本的に送料は薬局負担としますが，それが患者の都合（例えば，「重たいから郵送して」など，在庫の不足とは関係ない場合）によるのであれば，患者に送料の負担をお願いしましょう。

・お渡し方法の相談
　「誠にすみませんが在庫が不足しており，○○という薬が○日分お渡しできず，入荷待ちとなります」
　「入荷予定日を調べますので，少しお時間をいただいてもよろしいでしょうか？」
　「入荷は○日頃になりますがよろしいでしょうか？入荷次第ご連絡いたしますので，受け取りに来ていただけますか？」

・再来局の場合
　「○日の○時に入荷予定です。入荷次第ご連絡いたします。お電話番号はこちらでよろしいでしょうか？」

第7章　実務

「お電話の際，薬局名でご連絡させていただいてもよろしいでしょうか？」
「ご来局時には，お名前をおっしゃっていただければすぐにお薬をお渡しできるよう，ご用意してお待ちしております」
・配達あるいは郵送の場合
「○日の○時頃に入荷予定です。配達（郵送）はそれ以降になりますので，○日頃を予定しております」
「ご住所とご連絡先はこちらでよろしいでしょうか？」
「配達の際，チャイムを鳴らします（郵便ポストへ投函します）」
「封筒は薬局名のあるものを使用させていただいてもよろしいでしょうか？」

2　薬の損失・紛失

薬を取り扱っていると，誤って砕いてしまうことや，紛失することもあると思います。その場合，どうしたら良いでしょうか？

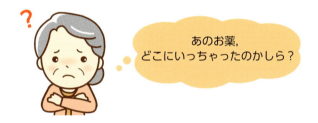

◆薬剤師の場合

　薬の種類によっては半錠にする際に砕けてしまいやすいものがあります。また，吸湿性が高い薬をバラ錠で置いていたら変質してしまった，一包化の際に薬を誤って床に落としてしまった，薬を棚の隙間に落として紛失してしまった等，さまざまなトラブルが起こりえます。
　そういう時は，デッドストック・廃棄リストへ記帳します（これは月間業務の一つです）。その後，スタッフ内やグループ内で情報を共有し，同じことが起こらないような対策を考えます（例えば，床に落として廃棄になるのであれば，床に落とさないような方法（清潔なカゴの上で錠剤をバラす等）を徹底します）。

◆患者の場合

　患者が薬をこぼしたり，紛失した場合，どのように対応したら良いでしょうか？それが薬局の中で，薬剤師の目の前で起こった場合は，全額患者の自己負担（薬価のみならず，調剤基本料などを含めた全額）にて薬を再調剤，再投薬します。これについては，処方箋がなくても患者に再調剤した薬を渡すことができます（調剤録へその旨を記載します）。ただし，麻薬の場合は，処方箋の再発行が必要です。
　なお，患者の自宅など，薬局以外の場所で紛失等が起こった場合は，再調剤，再投薬につき，医師の了解を得る必要があります（これについても，全額患者の自己負担での再調剤，再投

薬となります）。

　しかし，医療機関側に患者が直接「薬をなくした」と言いに行った場合，医療機関側が融通を利かせてもう一度診察し，同じ薬を処方することが多いと思います（特に個人病院ではそのケースが多いといえます）。薬局で仮に患者が「薬をなくしたから，もう一度処方箋を出してもらった」と言ったとしても，医療機関で保険診療を行っているわけですから，薬局は保険請求での対応となります。つまり，医療機関の判断で，保険による再交付か，自費かが変わってくるため，患者に対しては，薬をなくさないように注意を促しましょう。

　患者によっては，薬をなくしてしまったことを薬局の責任する人もいます。日次棚卸をしている店舗でなければ，患者の言うことが本当かどうかはわかりません。また，本当に薬局側のミスである場合も否定できないので，基本的には，お詫びを申し上げて不足分を渡します。しかし，同じことが頻繁に起こる場合や，向精神薬などの不正利用の疑いがある場合は，次回から患者と一緒に数量を確認し，確認した旨の署名をもらうようにしても良いでしょう。

3　期限の切迫，デッドストック，期限切れ

　医薬品の中には，もともと使用期限の短いものや，処方頻度の少ない薬があります。使用期限があまりにも近いものを渡すことはトラブルの原因にもなるため，患者にはなるべく渡さないようにしましょう。特に外用剤は，パッケージに使用期限が記載されているので，短めのものを渡す際は一言声がけをしましょう。

　処方されることが少なく，在庫が動かない薬を「デッドストック」といいます。デッドストックは，なるべく早めに移動先を見つけておくと，期限が迫った時に慌てることがありません。また，開封前であれば卸に返品することも可能ですが，期限が切迫していると返品はできません（冷所保存の医薬品や麻薬は返品不可ですので注意が必要です）。

　たくさんのデッドストックを抱えないためにも，在庫管理は適正に行い，あまり処方されないと思われるものは返品できるよう，少量単位での発注を心がけましょう。

※期限切れの薬を患者に交付してトラブルにならないよう，マリーングループでは半年（3月と9月）に一度，全店で使用期限のチェックを行うようにしています。使用期限が半年を切ったものについては，早急に使用可能な店舗へ移動させます（その際，「マリーングループ　薬剤集計」を活用します）。

　グループ内の他店舗では使用されていない薬の場合や，引き取り可能な店舗がない場合は，その情報をリスト化し，グループ内で共有してお互いに声がけができるようにしておきます。

第 7 章 実 務

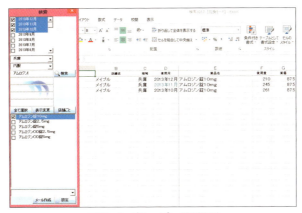

マリーングループ　薬剤集計

4　機材の故障

　調剤薬局には，レセプトコンピュータ（レセコン）をはじめ，通常業務用のノート PC，電話機，プリンター，分包機，電子秤など，さまざまな機材があります。電子機器の寿命はおおむね 3 年といわれていますが，薬局の場合，機材は毎日フル稼働しているため，消耗もより早くなりがちです。機材が故障してしまった時は，上司へすみやかに相談し，急場をしのぐ必要があります。

・プリンターの故障の場合
　プリンター 2 台体制の所も多いため，しばらくはプリンター 1 台の運用に切り替えます。
・電話の故障の場合
　ひとまず頻繁に連絡する病院などに，管理薬剤師の携帯電話の番号を伝えます。
・分包機の故障の場合
　患者から処方箋を預かり，復旧後に薬を配達します。

　上司は多様なトラブルに対応してきた経験があり，いろいろな解決法を知っていますので，困った時は相談しましょう。また，グループ内の他店舗に機材の余剰があれば，それを貸与してもらうことも可能です。
　レセコンであれば販売取扱い会社に，分包機であれば製造会社に不具合を連絡すると，解決法を提案してくれたり，薬局まで出張メンテナンスに来てくれます。なお，修理が必要な時は見積もりをしてもらい，上司へ相談します。

5　高額製品，高額サービスの購入

　レセコンに新しいソフトを導入する場合や，エアコンのクリーニングを業者に依頼する場合などでは，数万円あるいは数十万円といった金額が動きます。高額製品やサービスを購入する際は，許可なく店舗の経費を使わず，まず上司へ相談します。必要な経費であれば許可が出ますが，一度の支払いが高額になるようであれば，書類（稟議書）の提出が必要になることがあります。
　稟議とは，会議を開催する手間を省くため，係の者が案を作成して関係者に回覧し，承認を求めることです（稟議書に必要事項を記入し，直属の上司へ渡します（可決であれば店舗経費で購入できます））。

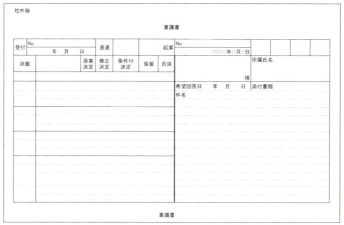

稟議書の例

6　忘れ物，返し忘れ

　患者が忘れ物をしたり，薬局側が保険証のコピーをとった後，患者に返し忘れてしまうことがあります。対応については，薬の不足の場合と同様です。薬局側の不手際で保険証などを返し忘れてしまったのであれば，届けに伺うか郵送します。ただし，保険証は重要なものですので，確実に患者本人の手元に届くよう，返却方法を確認し，手渡しでの返却が原則です（郵送の場合は患者の了解を得たうえで，簡易書留にて送付します）。患者の不注意による忘れ物であれば保管しておき，受け取りに来てもらうか着払いにて郵送します。なお，返し方によっては，クレームにつながるケースもありますので注意する必要があります。

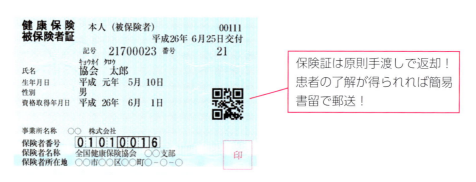

保険証は原則手渡しで返却！
患者の了解が得られれば簡易書留で郵送！

7　処方箋の受付拒否

　薬剤師法の規定により，薬剤師には処方箋の応需義務がありますので，正当な理由がなければ処方箋の受付を拒否することはできません。

◆処方箋を受付拒否できる正当な理由
・薬剤師が急病や冠婚葬祭等で不在の場合

第7章　実務

- 処方医に疑義照会してもなお，薬学的知識により客観的に問題があると判断した場合
- 処方医に連絡がつかず，疑義照会ができない場合
- 処方箋の有効期間が過ぎている場合
- 麻薬小売業の免許を受けていない薬局での麻薬を含む処方箋の場合
- 患者の症状等から早急に調剤薬を交付する必要があるが，医薬品の調達に時間を要する場合（この場合は，調剤可能な薬局を責任をもって紹介すること）
- 災害，事故等により，物理的に調剤が不可能な場合

　　　　　　　※「在庫がない」などの理由は不可

8　未収金の発生

何らかの理由で未収金が発生した場合，上司に報告して指示を仰ぎます。

①手持ち不足等で薬を先に渡す場合，いつ支払いされるかを確認してください。

※身分証（免許証等）のコピーをいただくのも良いでしょう。

②入力ミス等で未収金が発生した場合，薬情等の内容が変わることがありますので，上司あるいは自身が患者宅へ電話しましょう。

③レジ金表と窓口収支明細書

レジ金表の未収表に，「日付」，「未収患者の氏名」，「未収金額」を入力します。また，窓口収支明細表には，未収日の項に「未収患者の氏名」，「理由」，「未収」，「未収金額」を記入します。

④薬歴簿

薬歴簿にも詳細を記入します（入力ミスの場合は，次回来局時にお詫びすることも忘れずに）。

⑤支払いのために来局した場合

患者が支払いのために来局したら，未収金額をいただいて領収証を渡します（入力ミスの場合は，必ずお詫びもしてください）。また，薬歴簿に支払日と金額を記入します。

⑥支払いに来ない場合

万が一，未収患者が支払日を過ぎても来局しない場合，支払予定日から1ヵ月後に電話にて連絡します。それでも来局しない場合や連絡がつかない場合は，上司に相談し，書面（「お薬代お支払いのお願い」）でお知らせしてください。

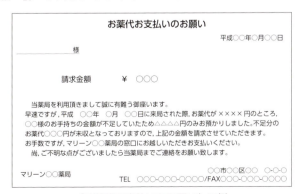

「お薬代お支払いのお願い」の例

16 ファーマシューティカルコミュニケーション

1 ファーマシューティカルコミュニケーションとは

　病気によって病院や薬局にかかるということは，非日常の出来事であるといえます。患者の安全な服薬のためとはいえ，病気やケガで辛い時に話を聴かせていただいたり，疑義照会などでお待たせすることに対し，いたわる気持ちを忘れず，患者に接するようにしましょう。

　ファーマシューティカルコミュニケーションとは，近年導入された新しい薬学教育制度（薬学教育モデル・コアカリキュラム）の基本事項の一つであり，「信頼関係の構築」のために薬剤師が行うコミュニケーションのことです。なお，信頼関係は患者だけではなく，一緒に働く仲間，医師，その他の医療スタッフとの間にも必要です。日常でのコミュニケーションがしっかりとできれば，誤解も起こりにくく，不要なトラブルも避けられます。

2 コミュニケーションの基本

◆挨拶をしっかりする

　きちんとした挨拶をすることで印象はかなり変わります。特に初対面の方や普段あまり関わりのない方の場合，「見た目」や「あいさつ」の印象が心証に大きく影響します。「相手の目を見て」，「ハキハキと」，「笑顔で」を忘れないようにしましょう。

> 「こんにちは，薬剤師の○○です。お薬の説明をさせていただきますがお時間は大丈夫ですか？」

◆スタンスを意識する

　人は見下ろされたり，真正面にいたりされると警戒心を抱きます。説明をする時は斜め（90度）の位置で，相手の目線の高さに合わせます。また，相手のスタンスを意識して行動します。時間がない時や子供が動き回って気持ちが落ち着かない時など，長々と説明されても上の空になってしまいます。その際は重点項目を強調して説明します。

> 「お時間がないようですので重要な部分のみ説明させていただきますがよろしいでしょうか？今日のお薬で重要なのは〜です。説明書きをお渡ししますのでお時間のよろしいときにご確認ください。疑問がありましたらお電話でも結構ですので，お気軽にお尋ねください」

◆共感する

　相手に共感する言葉を返します。肯定すると安心して話してくれます。仮に誤った考えであっても，共感してから少しずつ修正する方が良いでしょう。頭ごなしの批判や否定は反感をもたれてしまいます。とはいえ，ただのオウム返しでは相手に心がこもっていないことが伝わってしまい，逆効果ですので注意してください。相手の考えていることを確認するように共感コメントとして返すと，理解してくれたと安心し，心を開いてくれます。

第7章 実務

患者「風邪薬（抗生剤）を毎日予防で飲んでいるよ」
薬剤師「風邪の予防ですね。良い心がけですね。でも，毎日この薬を飲んでいると菌が慣れて，いざという時に退治できなくなってしまいます。もし予防するなら，ビタミンAやCの方がおすすめですよ」

◆クローズドクエスチョン＆オープンクエスチョンの選択

　クローズドクエスチョンは，話下手な人でも答えやすい点や短時間で行える点が利点ですが，冷たい印象を与えて相手が話しにくいという欠点があります。また，オープンクエスチョンは，相手の考えていることをくわしく聴ける点や質問事項以外の幅広い情報を得られる点が利点ですが，話が脱線しやすく，曖昧な内容の質問では，相手が答えにくいという欠点があります。それぞれの利点を活かし，二つを組み合わせるテクニックが大切です。

薬剤師「余っているお薬はありますか？」（クローズドクエスチョン）
患者「ありますよ」
薬剤師「どういう時に飲み忘れが多いですか？」（オープンクエスチョン）
患者「外食時はうっかり忘れて飲めないことが多いんです」

3　コーチングサポート

　1人の人間の中には，4つの性格タイプが存在しており，どれが強く出るのかは個人によって異なっています。どのタイプかを知ることにより，その人物の考え方や行動の傾向が想像できるので，一番良い接し方を予測するのに役立ちます。また，問題が発生している時，「その人が必要としている答え」を導き出す手助けも可能になります（このことをコーチングサポートといいます）。

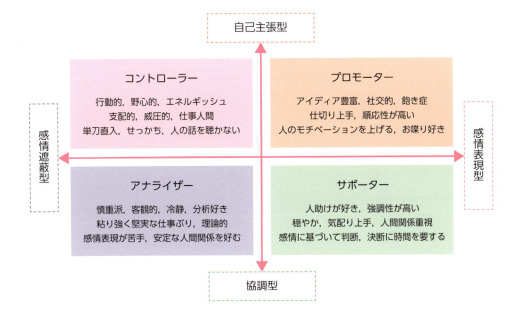

	質問	承認	要望	ポイント
コントローラー	・質問の理由が必要 ・結果から話をする	・ピンポイントかつ行き過ぎない程度にほめる	・話は簡潔に ・自信がない相手にイライラする	・指示，命令，強制はしない ・堂々と話す
プロモーター	・自由な発想を促す ・オープンクエスチョンが有効	・「すごい！」など，感嘆詞でほめる	・すべてを任されたい ・細かい指示は嫌い	・否定などのネガティブアプローチはNG
アナライザー	・具体的な質問内容 ・初対面のオープンクエスチョンは逆効果 ・答えを急かさない	・具体的かつ理論的にほめる ・必要以上にほめすぎない	・内容，目的，段取りなど，事前に十分な説明が欲しい	・ペースを乱さない ・急な変化を求めない ・数値化（見える化）する
サポーター	・安心して答えられるように優しく問いかける	・努力や成果に対してはまめにほめる ・協力には感謝を示す	・NOがなかなか言えない（表情などから察して欲しい）	・威圧しない ・頻繁に声をかける ・共感リピートが重要

◆コーチングサポートのテクニック
・肯定化：「なぜ飲めないのですか？」(責めているように聴こえる)
　→「飲めた日とどこが違いましたか？」(純粋な問いかけ)
・数値化：「よく眠れましたか？」(どの程度なのかがあいまい)
　→「今の睡眠の満足度は100点満点でどれくらいですか？」(改善状況がわかりやすい)
・問題共有：「毎日飲まないと効果が十分に得られないので，飲み忘れないように気をつけて下さい」(患者任せ)
　→「飲み忘れない方法を一緒に考えましょう。タイマーやアラームをセットするのはどうですか？」(協力的)

4 病人心理

　病気になった時，同じ物事であっても，感情の動き方や捉え方は健康な時とは変わります。風邪で寝込んだ時，妙に人恋しい気分になったりした経験は誰にでもあると思います。病人心理を表すものとしては，末期患者のたどる「死の5段階」が有名です。とはいえ，すべての人がこの5段階を経るわけではなく，途中の段階で止まってしまう人や，段階をスキップする人もいるので，あくまでこれを基本とし，患者の段階に応じた接し方を考えることが大切です。

第7章 実務

死の5段階

否認と隔離	・ショックを減らすために現実（病気）を否定する，または他人事のようにふるまう。 ・患者の話をよく傾聴する（この段階では無理に治療内容を納得させようとしない）。
怒り	・「なぜ自分がこんな目に…」という怒りや怨みに感情が変化する。やり場のない想いで八つ当たりをしてしまう。 ・患者は薬剤師に対して怒っているわけではないので，感情的にならないよう注意する。
取引	・神や医師に対して取引をもちかける。良い子になる，「財産すべてをあげるから，何とか助けて欲しい」など。 ・病状が良くなる可能性，努力できる部分にスポットを当てて患者の気持ちを支援する。
抑うつ	・現実（病気）から逃れられないと悟り，絶望感を抱く。身体の衰弱を感じ，無気力な状態になる。 ・感情が閉じないように発散できる環境を作る。泣いたり，黙り込んだりしても自由にさせて，無理に会話を求めない。
受容	・現実を受け入れ，静かな気持ちで自分の現状や将来を見つめる（すでに絶望感や無力感はない）。 ・できる限り患者の望むとおりのことをする（この段階では支える家族のフォローも大切）。

なお，末期患者以外の病人心理では，次のような状態が起こりやすいといわれています。

欲求不満	怒り	不安
・治療のため，生活内容が変わり，食事や運動の制限などでストレスが溜まる。 ・薬の変更などを提案する。話を聴くことで，いくらかはストレスが解消される。	・欲求不満が積もり積もると怒りへ変化する。医師には言えず，薬局で爆発することが多い。 ・怒りの原因を冷静に見極める。話を聴くことで感情を発散させる。	・必要以上に不安になり，神経質に質問をくり返す。 ・不安の内容を聴き出し，協力的な姿勢を見せる。誤解や偏見がなくなれば，不安は解消される。

挫折	依存	抑うつ
・思うように動けず，将来を悲観。意欲をなくした状態。 ・挫折感を認識している姿勢を見せて支援する。同じ病気で悩む人の集いへの参加を勧める。	・病気を理由に，すべてを丸投げ，人任せにする。家族など，特定の相手に出やすい。 ・自立心を育てるため，自主的な行動をほめ，それを習慣化する。	・周囲に頼らざるをえない状況が長びくと，罪悪感で自尊心を失い，抑うつ気味になる。 ・積極的に治療すると，良い状況になるという自信をもたせる。深刻な場合は専門医へ。

5 服薬コンプライアンスの改善

　生活サイクルが合わないことによる飲み忘れ，勘違いによる服薬拒否，服薬意義の理解不足など，さまざまな原因によって服薬コンプライアンスは低下します。いくら「大事な薬なので，先生の言うとおりきちんと飲んでください」と言ったところで，患者の心にある根本的な問題・不安を理解しなければ，心に響かず，行動は変わりません。服薬コンプライアンスが低下する主な原因と，その解決法（コンプライアンス改善法）について考えてみましょう。

◆副作用に対する抵抗

　過去の副作用に対する恐怖や，家族や知人の体験を聴いての不安，QOLの低下が原因。
　例：「血圧の薬を飲んで倒れたことがある」，「ステロイドは怖い薬だとTVで観た」，「利尿薬を飲むとトイレが近くなるので困る」等

➡ 副作用に対する誤解があれば適切な説明によって誤解を解く。また，予防法や副作用が起こった時の対処法，薬を中止したら回復するのかなど，きめ細かな情報提供をすることによって患者が安心し，服用できる場合もある。

◆患者のアドヒアランス不足

　定期薬が初めてであったり，思い込みがあったり，説明が不十分なことが原因。
　例：「良くなればやめていいと思っていた」，「薬は食後に飲むもの」，「今朝は血圧が高くないので飲んでいない」，「頓服を定期服用」　等

➡ 薬を正しく使うために，薬識または病識を高める必要がある。説明の際，重要な部分を強調して話すなどメリハリが必要。患者用指導せんを使用して説明するなど，理解しやすい方法を選ぶ。専門用語はできる限り使わないようにする。

◆複雑な処方内容

　処方内容が複雑なため理解できていない，または生活スタイルと用法が合わないことが原因。
　例：「薬の種類が多い」，「1回に飲む薬の量が多い」，「1日の服用回数が多い」，「食事が不規則」等

➡ 中止できる薬はないか，服用タイミングをまとめられる薬はないか，食事に関係なく服用できる薬への切り替えはできないかなど，処方医に薬剤変更を提案する。

◆不満
医療従事者や薬の味，剤形，処方内容などに不満や不信感をもっていることが原因。
例：「検査値は正常値になっているのに薬が減らない」，「医師の説明と薬剤師の説明が異なっている」，「薬代が高い」，「薬がまずい」等

➡ まず話を十分に聴くことが必要。その際にはすぐに反論せず，また，不必要な賛同も避けるべき。解決できそうなこと（後発医薬品への変更による価格の引き下げや，オブラートなどによる味のマスキング）は行う。また，解決が難しいことに関しても患者の不満は伝わっているという態度と，考慮する姿勢を見せる。

◆知的機能の低下
老化にともなう物忘れの増加，認知症などの疾患による認知能力の低下が原因。
例：「薬を飲んだか，飲んでいないかがわからない」（重複服用もしくは服用せず），「飲んだことを忘れて服用」，「朝，昼などの間隔が不正確な状態で服用」等

➡ 家族の協力を得る，一包化する，用法や服用日を印字する。その他，お薬カレンダーやお薬セット箱を使用するのも有効。それでも間違いが減らないようであれば，できる限り1日の服用回数を減らすように薬剤変更を提案。

◆身体機能の低下
視力の低下，手技の低下，嚥下困難，吸入困難などが原因。
例：「視力が極端に悪く，薬袋の文字が判読できない」，「手が不自由でヒートから薬をうまく取り出せない」，「薬が大きくて飲み込めない」等

➡ マーカーなどで文字を大きく書く，一包化する，補助器具（服薬支援グッズ）を勧める，調剤上の工夫点を見つける（分割・粉砕など）など。補助器具には「らくらくオープナー」，「錠剤オープナー」，「らくらく点眼」など，便利グッズで適したものを紹介する（器具によっては100円ショップでも購入可能）。

6 非言語コミュニケーション

意思や感情は，言葉によってのみ伝わるわけではありません。「目は口ほどにものをいう」ということわざがあるように，言葉よりも表情や声のトーンなどがコミュニケーションにおいて重要な役割を担うことがあります。アメリカの心理学者が報告した「メラビアンの法則」[*]によると，話し手が聴き手に与える印象の大きさは，「言語情報7%，視覚情報55%，聴覚情報38%」とさ

れています。

> **非言語コミュニケーション**
> 身振り，姿勢，態度，表情，視線，服装，髪型，清潔感，声のトーン，声質，話すスピード，声の大きさ，相手との距離など

◆視線によるコミュニケーション

　あまり長く凝視すると，相手に「敵意や疑惑」などマイナスの印象を与えてしまうので，相手の眉間や鼻あたりに視点をおき，たまに視線を外すと良いでしょう。

　視線を合わせない時間が長い，急に視線を逸らしてしまうといったことも，相手に「無関心や拒否」などのイメージを与えるので注意します。また，あえて視線を避け，合わせないことは，相手に「隠しごとをしている」かのような雰囲気を与えます。

　視線を合わせるのは，コミュニケーション時間全体の 50% 前後が適切です。

◆声によるコミュニケーション

　快活な声，聴きとりやすい明瞭な声，温かみのある声，落ち着いた声などは好意的に受け取られます。反対に，ボソボソと聴きとりにくい声，キンキンとうるさい声，口籠るような話し方などは否定的に受け取られがちです。薬局ではプライバシーを保護する必要もあり，通常の話し声よりも少し控えめで，明瞭な話し方を意識します。

　また，早口は相手の意見を拒否しているように聴こえてしまうため，自分が話した後は少し間を開け，相手にも意見が言いやすい状況を作ることが必要です。

◆距離によるコミュニケーション

　人は見下ろされたり，真正面にいたりされると警戒心を抱きます。目線の高さを相手に合わせ，斜め（90 度）の位置で話します。90 度は話し手，聴き手の両者がリラックスできる位置です。

　距離の長さにも心理的な働きがあります。45 cm 以内は親密距離（家族や恋人），45 〜 120 cm は個体距離（親しい友人），120 〜 360 cm は社会距離（知り合い），360 cm 以上は公衆距離（他人）といわれており，必要以上に相手に近づくと，恐怖心や不信感を抱かせてしまうので注意が必要です。

◆服装によるコミュニケーション

　清潔さと，TPO に合っているかが重要です。人は自分と似たものに共感・好感を抱きやすいものです。特に薬局には，病気やケガの人が来局しますので，華美な服装の人は少ないといえます。

　派手なメイクや服装は攻撃的に映ることがあります。また，長い爪，汚れた襟元，ボサボサ頭といった不潔な雰囲気は，それだけで相手に不快感を与えます。

＊アメリカ UCLA 大学の心理学者，アルバート・メラビアンが 1971 年に提唱した概念。

17 薬局と英語

　薬局の所在地にもよりますが，海外から観光や仕事などの目的で来日した方が来局することがあります。当然ですが，日本語を理解できない・話せない方がほとんどであり，国籍も，中国人，韓国人，アメリカ人，フィリピン人，ロシア人などさまざまです。とはいえ，近年では英語を話せる人も増えています（4人に1人はある程度理解できるそうです）。海外の方が来局した場合，発音やリスニングが上手にできなくても，一生懸命に伝えようとする気持ちがあれば，相手も意思を汲んでくれると考えます。

剤形等

英語	日本語	英語	日本語
Capsule	カプセル	Patch	パッチ
Tablet	錠剤	Powder, Granules	粉末, 顆粒
Ointment, Cream	軟膏, クリーム	Sublingual Tablet	舌下錠
Pack	包	Suppository	坐剤
Inharant	吸入	Eardrops	点耳薬
Injection	注射	Eyedrops	点眼薬
Liquid	液体	Lozenges	トローチ
Syrup	シロップ	Gargle	うがい薬

症状・効能効果等

英語	日本語	英語	日本語
Antibiotic	抗生物質	Pruritus	かゆみ
Antiviral	抗ウイルス	Killing pain	鎮痛
Stops coughing	咳止め	Anti pyretic	解熱
Expectoration	去痰	Headache	頭痛
Rhinitis	鼻炎	Stomachache	腹痛
Dermatitis	皮膚炎	Anti inflammatory	抗炎症

症状・効能効果等			
英語	日本語	英語	日本語
Antacid	制酸剤	Steroids	ステロイド
Anti anxiety medicine	抗不安薬	Gouty	痛風の〜
Anticoagulant	抗凝血剤	Diabetic	糖尿の〜
Antifungal medicine	抗真菌剤	Asthmatic	喘息の〜
Blood pressure reducer	降圧剤	Stabilizer	安定剤
Cholesterol medicine	コレステロール治療薬	Hepatic	肝臓の〜
Diarrhea medicine	下痢止め	Kidney	腎臓の〜
Laxative	便秘薬	Heart	心臓の〜
Diuretic	利尿薬	Stomach	胃
Hemorrhoidal	痔核	Intestinal	腸の〜
Hormone therapy	ホルモン療法	Benign prostatic hyperplasia	前立腺肥大
Indigestion medicine	消化剤	Overactive Bladder	過活動膀胱
Antacid	制酸剤	Osteoporosis	骨粗鬆症
Sleeping aids	睡眠薬	depression	うつ

その他			
英語	日本語	英語	日本語
Side effect	副作用	Ophthalmological	眼科
Effect	効果	Dermatology	皮膚科
Generic	後発医薬品	Plastic surgery	整形外科
Medical interview sheet	問診表	Urology	泌尿器科
Insurance certificate	保険証	Obstetrics and gynecology	産婦人科
Internal department	内科	General hospital	総合病院

第 7 章 実務

その他			
英語	日本語	英語	日本語
Children's hospital	小児科	Emergency hospital	救急病院
Otolaryngology	耳鼻科	Ambulance car	救急車

○日分のお薬が処方されています。

These are medicines for ○ days.

このお薬は内服剤です。

This medicine is an internal medicine.

○錠ずつ，□□（いつ）に飲んでください。

Take ○ tablets □□
寝る前：at bedtime　起床時：right after waking up
朝食：breakfast　昼食：lunch　夕食：supper
〜後：after 〜　〜前：before 〜　○時間ごと：every ○ hours
食間：2hours after meals
朝：in the morning　昼：in the afternoon　夕：in the evening

1回○錠，上限は1日△回です。

○ tablet(s) at a time, maximum number of administrations is △ time(s) a day.

お湯に溶かして使用してください。

Dissolve in hot water before use.

よく振ってから使用してください。

Shake well before use.

冷蔵庫の中で保存してください。

Store in the refrigerator.

このお薬は○日以内に服用してください。

These medicines should be taken within ○ days.

眠くなることがありますので，車の運転などの機械操作はしないでください。

Don't drive nor operate machinery as these medicines may cause drowsiness.

お酒と一緒に飲むとお薬の作用が強く現れることがありますので，飲酒は控えてください。
Avoid drinking as the medicines may have strong effects when taken with alcohol.
尿や便の色が変わることがありますが，心配ありません。
The color of your urine and stools may change, but don't worry.
症状が消えても治ったと勝手に判断せず，最後まで飲んでください。
Please continue to use this medication until all prescribed doses completed, even if the symptoms disappear.
お薬を飲んで以下の症状が出たり，体の調子がおかしかったりする時は，服用を中止して医師または薬剤師に相談してください。
Stop taking these medicines and consult your doctor or pharmacist if you have the following symptoms, or if you feel something is wrong while taking them. 胃痛：stomachache　脱力感：inability to make muscle movements　口渇：dry mouth　蕁麻疹：urticaria　頭痛：headache　吐き気：nausea　腹痛：abdominal pain　発疹：rash　火照り：hot flash　めまい：dizziness
そのお薬の購入には処方箋が必要です。
You need a prescription to buy the medicine.
お大事に。
Take care of yourself.
健康保険証をお持ちですか？
Do you have your health insurance card with you?
保険証をお持ちでないと自費になります。
If you don't have a health insurance card, you will have to pay the full fee in cash.
今月中に保険証と領収書をお持ちいただければ返金いたします。
You should have brought this month the receipt and insurance card, I will be refunded to you.
領収書をお忘れになったり，紛失した場合は返金できません。大切に保管してください。
If you lose or if you forget your receipt, you will not get the refund. Please keep it in a safe place.
このお薬が○日分不足しております。□日後には入荷する予定です。
This medicine is not enough ○ days. I think to be able to stock the medicine for □ days later.

第 7 章　実務

お薬が届いたらお電話にてご連絡いたします。
Medicine arrives, I will contact you by phone.
薬局に取りに来ていただけますか？それとも郵送いたしましょうか？
Would you please come to take to pharmacy? Or what I will mail the medicine?
ご自宅までお届けいたします。何時頃ならご在宅ですか？
I will deliver the medicine to your home. What time do you stay at home you?
ポストに入れさせていただいてもよろしいでしょうか？
Can I put the medicine in the post?
近くの薬局にあるか確認いたします。
I will try to ask whether there is a stock of this medicine to the pharmacy nearby.
お薬を取ってきますので、○分くらいお待ちいただければご用意できます。
And I'm going to take the medicine. Please wait for about ○ minutes.
今回の処方について，先生（医師）に確認をとりますので少々お待ちいただけますか。
I will verify the prescription with the doctor. Please kindly wait for a while.
○をお渡しするところ，間違えて□を渡してしまいました。
I should have been a ○ pass to you, I have passed the □ by mistake.
お渡しした説明書きに間違いがありました。
There was a mistake in the written description that you delivery.
お薬の金額の計算に間違いがありました。
I was wrong calculation of your prescription charge.
○○をお渡しするのを忘れておりました。
I forgot pass ○○.
くわしい説明をさせていただきたいので，通訳できる人とお話しさせていただくことは可能でしょうか？
Because we want to the detailed description, Would you please bring the people that can be interpretation?
聴き取りが苦手ですので，こちらに書いていただけませんか？
Because it is not good at listening English, Would you please wrote here?

18 医療用医薬品以外の医薬品など

1 セルフメディケーション

　セルフメディケーションとは，自分の健康に責任をもち，それを管理することです。セルフメディケーションによって，医療機関を受診する手間と費用を軽減することができます。また，保険医療費が抑制される効果も期待されています。

　超高齢化社会の到来は，患者の増加と医師不足を招き，それによって生じるいわゆる「3分間診療」や，医師の過労など，医療機関にかかる負荷は相当なものです。医療機関にとって，セルフメディケーションによって来院する患者の数が適切なレベルにまで減少すれば，本当に医療を必要としている人に医師のマンパワーや医療資源を提供することができます。

　軽度のケガや身体の不調の多くは，身体が本来もっている自然治癒力で回復します。十分な休養と栄養によって自然治癒力を高めれば，わざわざ人工的なことをしなくても良いといえます。これはすでに古代ギリシャの時代から，医学の父とも称されるヒポクラテスが説いていたことで，現代にいたるまでこの基本は変わっていません。

　健康維持のため，あるいは軽度の不調を回復する助けとするため，市販薬（一般用医薬品）やサプリメントを用いることがあります。これらの知識を得る方法は，適宜，薬剤師や登録販売者に問い合わせることです。また，以前は処方箋を必要とした薬で，現在では処方箋なしで購入できるようになったもの（市販薬になったもの）もあります（スイッチOTC薬と呼ばれています）。

◆セルフメディケーションの利点
・日常的な健康管理へとつながる
・医療機関利用のための手間と費用の軽減
・保険医療費を抑制
・医療機関に対する負荷の軽減
・他の患者のウイルスなどに感染するリスクなどの減少

◆セルフメディケーションの注意点
・「自分の健康状態は自分で責任をもつ」という自覚が必要
・生活習慣や食習慣が健康維持の基本。薬に頼りきるような考えから抜け出す
・医学・薬学的知識も必要となる場合があるため，学習する努力は必要
・一部に高価なサプリメントなどもあるので，費用については注意が必要
・健康食品では，効果の証明されていないものを販売する業者や，悪質な業者もいる
・不十分，あるいは誤った知識によるセルフメディケーションは，かえって悪い結果を招くおそれがある
・医療機関を受診しないことにより，重大な疾患などの発覚が遅れる場合がある

2　一般用医薬品・要指導医薬品

　一般用医薬品とは，処方箋を必要とせずに購入できる医薬品のことです。市販薬，家庭用医薬品，大衆薬などとも呼ばれます。また，カウンター越し(Over The Counter)に売買されることから，OTC医薬品とも呼ばれています。

　規制緩和による2009（平成21）年施行の改正薬事法（当時）により，一般用医薬品は主に消費者に対する情報提供の必要性の程度によって，「第一類医薬品」，「指定第二類医薬品・第二類医薬品」，「第三類医薬品」という3種のカテゴリーに分類されることになりました。また，2014（平成26）年の医薬品医療機器法の施行にともない，スイッチ直後品目や劇薬などについては，新たに「要指導医薬品」というカテゴリーが設けられました。

	要指導医薬品	第一類医薬品	指定第二類医薬品 第二類医薬品	第三類医薬品
販売者	薬剤師	薬剤師	薬剤師・登録販売者	薬剤師・登録販売者
相談対応	薬剤師	薬剤師	薬剤師・登録販売者	薬剤師・登録販売者
情報提供	義務あり	義務あり	義務なし	義務なし
購入者	本人のみ	代理OK	代理OK	代理OK
販売記録作成	義務	義務	努力義務	努力義務
販売記録保管	義務	義務	努力義務	努力義務
通販	不可	可	可	可

※販売記録の内容は，品名，数量，販売日時，薬剤師名，情報提供した内容などを購入者が理解した旨の確認です（保存期間は2年）。

1　スイッチOTC薬

　これまでは処方箋によらなければ使用できなかった医療用医薬品のうち，使用実績や副作用の心配が少ないなどの要件を満たしたものについては，一般用医薬品として薬局などで処方箋なしに購入できることとされました。このような医療用医薬品から一般用医薬品に切り替わった（スイッチした）医薬品をスイッチOTC薬といいます。

　スイッチ直後品目や劇薬などは要指導医薬品に分類され，一般用医薬品とは取扱いが異なります。また，要指導医薬品については，薬剤師が対面販売することとされています。なお，スイッチ直後品目は，原則3年で一般用医薬品へ移行されます。

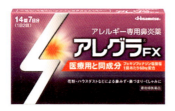
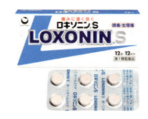

2 ダイレクトOTC薬

　ダイレクトOTC薬とは，国内で医療用医薬品としての使用実績がない医薬品を，そのまま一般用医薬品として販売するものです。現在，生活改善薬である発毛剤のリアップシリーズ（ミノキシジル）と，アンチスタックス（赤ブドウ葉乾燥エキス）が該当します。購入および使用上の注意については，スイッチOTC薬とほぼ同じです。

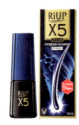
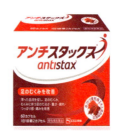

3　薬局製剤

　薬局製造販売医薬品（薬局製剤）とは，薬局開設者が当該薬局における設備および器具をもって製造し，当該薬局において直接消費者に販売し，または授与する医薬品であって，厚生労働大臣の指定する有効成分以外の有効成分を含有しない医薬品のことです。

　薬局製剤を製造，販売するためには，製造，販売しようとする薬局ごとに，薬局製剤の製造販売業許可，製造業許可および製造販売承認が必要となります。また，承認不要品目については，製造販売届出が必要となります。薬局製剤の範囲と基準については，昭和55年9月30日に「薬局製剤指針」が定められており，新たに承認を取得できる薬局製剤は，この「薬局製剤指針」に適合するものに限定されています（最新のものは平成28年3月28日に発出）。

　また，平成26年の医薬品医療機器法の施行により，薬局製剤の販売時にも要指導医薬品や第一類医薬品と同様に販売記録が必要となりました。

※薬局製剤製造販売業者は，次のことを遵守しなければなりません。

・製造販売する医薬品への記載事項を記載すること（直接の容器と添付文書）
・製造販売する医薬品の成分・分量・品質などが承認事項に適合していること
・製造販売する医薬品の容器または被包に封を施すこと
・製造，試験等に関する記録を作成し，3年間保存すること
・副作用等の報告（厚生労働大臣あて）
・回収の報告（都道府県知事あて）

第7章 実務

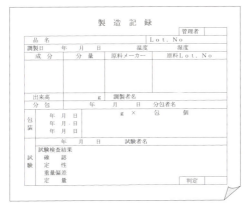

薬局製剤の製造，試験等に関する記録様式

4 健康食品

　健康食品の包装を見ると，栄養成分が表示されています。しかし，購入する前に「本当にその健康食品が必要かどうか」を冷静に考えることが大切です。バランス良く食事を摂っていれば，栄養がそれほど不足することはありません。足りない栄養素を気にするよりも，食事全体のバランスをチェックしましょう。厚生労働省と農林水産省が共同で作成した「食事バランスガイド」を参考にしてください。

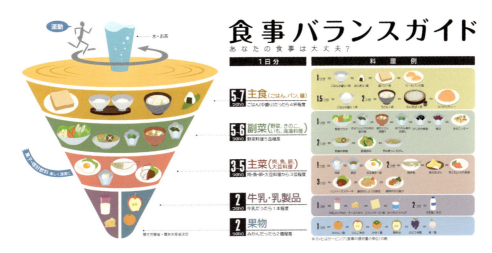

　健康食品は，「国が特定の機能の表示などを許可したもの（保健機能食品）」と，「そうでないもの（一般食品）」の2つに大きく分けられます。また，保健機能食品には「特定保健用食品（トクホ）」と，「栄養機能食品」，「機能性表示食品」の3種類があります。

1 特定保健用食品（トクホ）

　健康の維持増進に役立つことが科学的根拠に基づいて認められています。また，トクホは製品ごとに有効性と安全性が審査されていることが特徴です。「コレステロールの吸収を抑える」などの表示が可能です。

251

2 栄養機能食品

　栄養機能食品は，表示できる栄養成分と量に基準があります。ただし，トクホのように個別製品ごとの審査はなく，製造者が基準を満たしたという自己認証によっています。届出をしなくても国が定めた表現によって機能性を表示できます。

3 機能性表示食品

　事業者の責任において，科学的根拠に基づいた機能性を表示した食品です。トクホとは異なり，個別製品ごとの審査はありません。

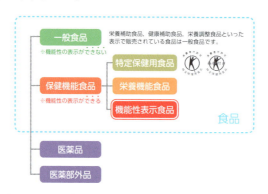

　健康食品の中で注意しなければならないのが，故意に薬の成分を添加した製品です（無承認無許可医薬品となります）。「食品です」と宣伝しながら，製品中には薬の成分が含まれているので，添加された薬の含有量や種類によっては，重大な健康被害を受ける可能性があります（過去には，中国製ダイエット食品により，健康被害事例が100件以上，死亡事例が4件というものがありました）。

　また，薬の成分が添加されていなくても，「○○に効く」，「△△が治る」など，「薬のような表示・表現」をしているものは医薬品医療機器法に違反します。

　このような「無承認無許可医薬品」は，もはや食品ではありませんが，表示はともかく，外見からは内容物の判断がつきません。こうした違法品から身を守るポイントは次の2点です。

> ✕　海外からの輸入品に注意する（特にインターネットを介した個人輸入）
> ✕　錠剤・カプセル状の健康食品を薬と混同しない

　過去に健康被害を起こした製品のほとんどが「海外からの輸入品」，「錠剤・カプセル状の食品」です。

　インターネットを介した購入だけでなく，海外旅行のおみやげ品も個人輸入に該当します。これらをあげたりもらったり，軽い気持ちでやりとりしないように気をつけましょう。また，海外から個人輸入した医薬品等については，PMDAの「医薬品副作用被害救済制度」の対象にならないことも覚えておきましょう。

　※くわしくは厚生労働省のwebサイトを参照してください。
　　http://www.mhlw.go.jp/kinkyu/diet/musyounin.html

第 8 章

地域医療

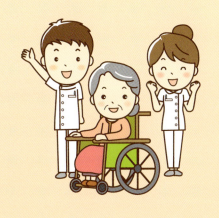

1 薬局の在宅医療への参加

1　在宅医療とは

　薬剤師の在宅業務は，患者宅へ訪問して薬を届けるだけではなく，薬剤の管理や服薬指導，注射剤の取扱い，緩和ケアまで多方面におよび，幅広い経験ができます。医師・看護師・介護スタッフと連携をとりながら，地域医療を担う，やりがいのある仕事です。

　わが国は，超高齢化社会に突入しましたが，医療費の適正化のために「病院から在宅・介護施設」という方針を打ち出しました。事実，病院の病床数は減少しています。その一方で，疾患の多くは感染症のような急性疾患がメインではなく，がんを含めた生活習慣病や，動脈硬化が進行した状態の脳梗塞および心筋梗塞の後遺症であり，長期療養が必要な患者が大勢います。しかし，このような方々が医療機関に入院したり，自らの足で受診に出向いたりすることが難しくなっています。医師，薬剤師をはじめとする医療・介護従事者が「在宅」にシフトしつつあるのは，そこに患者がいるからです。

2　在宅業務を行うための準備

①エリアマネージャー（エリマネ）に報告して在宅開始の了承を得る
②在宅の請求が行えるレセコンか確認する
③必要書類や道具を揃える（詳細については後述）

3　必要書類の提出

①すべて手数料なし
②在宅患者訪問薬剤管理指導に係る届出書

> ※必要事項の記入の他，社長印が必要なものもあるため，押印をエリマネにお願いしたり，郵送などに時間がかかるので，早めに準備を進める。基本的に役所などは月半ばに締め切りがあり，その翌月に指定がなされるため，月末に届出申請した場合はその翌々月に指定となる可能性もある。
> ・手続き期間：約2週間〜1ヵ月
> ・提出先：管轄都道府県の地方厚生局

> ※介護保険の患者への訪問指導がある場合必要
> ・介護給付の請求及び受領に関する届
> ・手続き期間：約2週間〜1ヵ月
> ・提出先：管轄都道府県の国保連合会

> ※生活保護および介護保険の患者への訪問指導がある場合必要
> ・生活保護法指定介護機関申請書
> ・手続き期間：約2週間～1ヵ月
> ・提出先：薬局所在地により異なる

③居宅管理指導・介護予防居宅管理指導事業所の規定に係る記載事項（保険薬局はみなし規定があるので届出不要）
④在宅患者調剤加算の施設基準に係る届出（算定可能な薬局のみ（要件については p.151 参照））
　・手続き期間：2週間～1ヵ月（提出した月の翌月より算定可）
　※必要書類は2セット送付する。

4　掲示が必要なもの

①医療保険の訪問患者がいる場合
　・訪問薬剤管理指導の届出を行っている旨の掲示
②介護保険の訪問患者がいる場合
　・運営規定の概要の掲示
　・介護保険サービス事業者としての掲示
　※薬局内外の両方への掲示が必要。

5　患者へ渡すもの

①契約書（介護保険利用者のみ必須）
②重要事項説明書（介護保険利用者のみ必須）
　※これらについては，患者用と薬局保管用のそれぞれが必要。
　※会社印が必要となるので用意する。
③患者への在宅患者訪問薬剤管理指導の説明書（訪問料金や交通費など）
　→ 必須ではない
④自動車交通費は常識の範囲内で請求可能（タクシー代くらい？）
⑤利用料などの領収書（訪問，会計後）

6　記録・保管が必要なもの

①訪問薬剤管理指導記録簿（訪問のたびに記入して薬局で保管）
②医師およびケアマネへの報告書（訪問のたびに記入して関係先へ提出後，保管（ただし保管は必須ではない）
③薬学的管理指導計画書（月末に当月分の評価を行い，翌月分の指導計画を作成して関係先へ提出後，薬局で保管）
④介護保険証のコピー（介護保険利用者のみ（薬局保管））

⑤訪問薬剤管理指導依頼書・情報提供書（医師に月1回発行してもらい，薬局で保管（病院はこの書類の発行で月1回情報提供料を算定できる））

2　在宅医療開始時に行うこと

1　医師からの依頼の場合

①医師より訪問の相談を受ける（通院困難でなければ在宅算定不可）
↓
② OKかNGかをスケジュールや人手で判断
↓
③在宅業務が初めての場合，上司に相談のうえ，在宅業務の準備（届出，掲示など）
↓
④患者の情報入手（医師より訪問薬剤管理指導依頼書・情報提供書を発行してもらう）
↓
⑤ケアマネに連絡して訪問日や訪問頻度，他関係者の訪問状況，患者の訪問に対する意向や患者の特性，介護保険や生活保護の有無を確認

> （例）
> ・毎週土曜日午前9～10時訪問
> ・コンプライアンスの改善・副作用発現やADL（日常生活動作）への影響の確認を目標
> ・現在は看護師が火・金曜，ヘルパーが月・水・金曜，医師が水曜に訪問
> ・医療関係者同士はなるべく訪問日をずらす
> ・患者は一人暮らしで，認知・難聴あり（鍵は玄関横のポスト内にあるので訪問時はそれで入室）
> ・介護度2，生活保護，親族は遠方に甥が一人
> ・薬の管理は本人がお薬カレンダーで保管　など

↓
⑥訪問指導内容・スケジュール決定
↓
⑦初回訪問日の前（もしくは初回訪問日）に患者本人宅を訪問。訪問にかかる料金や目的，予定日について説明。
※介護保険の患者であれば，契約書・重要事項説明書に署名・押印をお願いする
↓
⑧連絡ノートなどがあれば，他関係者へ連絡先（名刺など）を示しておく。
↓
⑨次回以降の訪問計画を立て，関係者へ連絡

2　本人・家族・他関係者からの依頼または薬剤師からの訪問の提案の場合

①本人・家族・他関係者からの訪問依頼または薬剤師が訪問の必要性ありと判断（通院困難でなければ算定不可）
　↓
②本人以外の場合，本人の訪問への意向確認
　↓
③在宅業務が初めての場合，上司に相談のうえ，在宅業務の準備（届出，掲示など）
　↓
④医師に訪問依頼が来ていることを伝え，了承を得る（訪問薬剤管理指導依頼書・情報提供書を発行してもらう）
　↓
⑤ケアマネに訪問依頼が来たこと，医師より指示を受けたことを伝え，訪問について相談（訪問日，頻度等）
　↓
⑥その後の流れは医師からの依頼の場合と同様

> ・通院困難には多忙や用事があるなどといった理由は含まれず，疾病やケガ，後遺症などの理由により，1人で病院や薬局まで通うのが困難な場合をいう。なお，病院へはタクシーなどで通院していて医師の往診がなくても，医師の「病状による通院困難」との判断があれば算定OK。
> ・届出書類の整備や，役所からの返答には時間がかかるので，先に在宅業務が始まることもある（溯っての算定も可能）。
> ・訪問日が6日以上空いていない場合，在宅患者訪問薬剤管理指導料が算定できないため，その際の訪問行為はサービスとなる。

3　薬局で行うこと・患者宅で行うこと

1　【薬局】訪問の準備

①持ち物の確認（筆記具・携帯電話・訪問薬剤管理指導記録簿・薬・名刺・名札・交通費の請求領収書など）
②本日の指導内容の確認（前回記録簿や計画書を参考に，本日の重点指導項目を確認（副作用確認・病状経過確認など））

2 【患者宅】訪問

次の事項は，すべて行う必要はなく，個々の患者に合わせた形で実施する。
①服薬コンプライアンス，薬の管理状況などの確認
②連絡ノートの記入事項確認
③バイタルサインのチェック
④服薬指導
⑤服薬支援
⑥体調・副作用発現の有無，ADL の低下の有無，認知機能の低下の有無などの確認
⑦連絡ノートへ指導内容，連絡事項を記入
⑧管理指導記録簿にメモ書き
⑨各種費用の請求（薬代，訪問代，交通費）
⑩領収書の発行
⑪緊急を要する事態（倒れていた・具合が悪いなど）があれば，医師へ連絡して指示を仰ぐ

3 【薬局】訪問記録および報告書

①管理指導記録簿の作成・保管
②医師およびケアマネへの報告書の作成・送付・保管
③患者データの修正や更新（必要な場合）

4 介護保険

介護が必要な人に介護サービスを提供するのが介護保険です。財源は国，都道府県，市町村からの公費（税金）と，国民が納める介護保険料です。

1 介護保険料を支払う人

40 歳から支払いの義務が発生します。年齢や健康保険の種類，収入，市町村によって支払い額が変わります。

2 介護保険のサービスを受けることができる人

第 1 号被保険者で介護が必要な人（65 歳以上）
第 2 号被保険者で介護が必要な人（40 ～ 64 歳で，老化が原因の特定疾患の場合）

3 介護サービスを受けるために必要なこと

介護が必要であるとの認定を受けることが必須です。認定は調査員によって行われますが，介

護を受ける本人が認知症であったり，見栄を張って嘘をついたりすることもあるため，日常生活をよく知る人（家族など）が立ち会い，ありのままを伝えることが正しい認定を受けるためにも大切です。

申請書類（介護保険証等）を役所に提出後，調査員が訪問して質問などによる1次判定が行われます。その後，申請書に記入されたかかりつけの医師に役所から連絡が行き，医師の意見書が提出され，それを基に2次判定が行われます。

原則として30日以内に結果が本人に通知されます。そのため，申請から結果が通知されるまでの期間は，仮の保険証で介護サービスを受けることが可能です。申請の手続きについては本人以外でも可能ですから，家族やケアマネ，介護保険施設や社会保険労務士にお願いしても良いでしょう。

4　介護認定の分類

介護認定の分類は，その必要度によって区別されています。

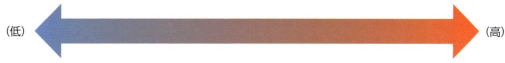

介護認定の有効期間は通常6ヵ月のため，半年ごとに認定の更新が必要です。ただし，6ヵ月が経過する前に病状が進行し，介護の必要度が上がった場合は，6ヵ月を過ぎていなくても更新の申請ができます。なお，要支援者と要介護者との大きな違いですが，要支援者は介護保険施設の入所サービスを受けられないことにあります（ショートステイは可）。

5　サービスの利用料

どの認定段階であっても，サービス料金の1割は自己負担となります。

ただし，低収入の人の場合，さまざまな制度により自己負担は軽くなります。また，介護認定の種類によってサービスを受けられる上限が異なっており，それを超えたサービスを受ける場合，超過分は全額自己負担となります。

薬局や医師による訪問管理指導料は，支給限度額の中に含まれないため，サービス限度額ギリギリまで使っている人が，初めて訪問管理指導の利用を開始する場合，その自己負担額は1割となります。

6　ケアプランの作成

ケアプランとは，「介護サービスの何をどれだけ使うか」という計画です。介護認定の種類によってサービスの上限が異なるため，気をつけないと自己負担額が大きくなります。自分で作成する

ことも可能ですが，ケアマネと呼ばれる介護支援専門員にお願いすることが無難です（ケアプランの作成自体は無料です）。

　ケアプラン作成時には，サービスを受ける本人の希望を伝えることが大切です。訪問介護をして欲しいのか，介護保険施設に介護を受けに行きたいのか，介護系サービスを受けたいのか，医療系サービスを受けたいのか，困っていることや月々の予算等，きちんと伝えることで満足のいくサービスが受けられます。

7　介護保険のサービス内容

　次のようなものなどがあります。
①福祉用器具のレンタル・販売
②住宅のバリアフリー改修工事
③紙おむつの給付
④美容サービス
⑤訪問管理指導
⑥訪問介護
⑦訪問看護
⑧デイサービス
⑨ショートステイ
⑪グループホーム
⑫有料老人ホーム

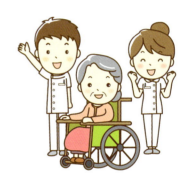

8　介護保険のサービスの請求先

　医師や薬剤師などが行う居宅管理指導などは，薬局所在地の国保連合会の介護保険課に月1回，個人ごとに請求します。提出にあたっては，原則としてコンピュータ利用で伝送，または磁気媒体を用います。

　器具のレンタルや改修工事，デイサービスなどは市町村の介護保険課に請求します。

　また，おむつ代は医療費控除に含まれるため，「おむつ利用証明書」（医師が発行）と領収書（商品がおむつである旨と購入者の氏名が明記されているもの）を税務署に送ることもできます。

　その他にもさまざまな助成がありますので確認してください。

9　介護保険外のサービス

　それぞれの市町村によって内容は変わりますが，介護保険外でのサービスを各自治体で行っています。マリーングループのある神戸市では「あんしんすこやかプラン」という名称で，内容によって対象者は異なりますが，介護保険ではない人も受けられるプランがあります（介護保険の上限支給額には入りません）。

介護保険外のサービス（神戸市の場合）
◆介護予防サービス

サービス名	内容	対象者
生きがい対応型デイサービス	地域福祉センターなどでのデイサービス	運動・栄養・口腔機能の向上などの介護予防が必要な高齢者など
配食サービス	自宅への昼食配達と栄養改善相談	栄養改善が必要な高齢者など
介護予防訪問指導	必要に応じて保健師などが訪問して行う，生活や療養上に関する相談	うつや認知症などで介護予防が必要だが，通所サービスが利用困難な高齢者
リハビリテーション専門相談	保健福祉部などによる運動機能向上のための運動・リハビリの相談	運動機能向上の取組みが必要だが，通所サービスが利用困難な難病の高齢者

◆生活環境改善支援サービス

サービス名	内容	対象者
住宅改修助成・貸付	介護保険の限度額を超える工事費の一部を，最高100万円を限度に助成・貸付	要支援・要介護認定あり（生計中心者の所得制限あり）
電磁調理器の給付	介護保険対象外の電磁調理器の給付	心身機能の低下により，防火などの配慮が必要な一人暮らしの高齢者

◆家族介護・生活支援サービス

サービス名	内容	対象者
生活支援ショートステイ	養護老人ホームなどの短期利用	介護保険非認定，要支援1・2認定で，一時的に在宅生活が困難な高齢者
家族介護用品の支給	おむつなどの介護用品の支給	要介護4・5に認定された市民税非課税世帯の，ねたきりの高齢者を介護している家族 ※えがおの窓口へ相談
訪問理美容サービス	訪問して行う調髪・カット	要介護4・5認定で，理容所・美容院へ出かけることが困難な高齢者など
認知症高齢者訪問支援員派遣	認知症患者見守りのための支援員の派遣	要介護・要支援認定で，身体介護を必要としない認知症高齢者（一定の要件あり） ※担当ケアマネへ相談

※表中において赤字で指定がないものは「あんしんすこやかセンター」へ相談。「あんしんすこやかセンター」および「えがおの窓口」は，地域によって問い合わせ先が異なります。

あんしんすこやかセンター問い合わせ先一覧
http://www.city.kobe.lg.jp/life/support/carenet/ansuko-center/index.html

えがおの窓口
http://www.city.kobe.lg.jp/life/support/carenet/egao/index.html

5 在宅医療に関する Q&A

Q1 処方箋に訪問の指示が記載されていない場合や，訪問指示書などの文書が医師から提出されない場合，在宅関連の算定項目は算定できないのか？

A 医師による口頭指示でも可能ですが，指示のあった旨を処方箋や薬歴などに記載しておきましょう。

Q2 薬は他の薬局からもらっているが，訪問指導は自分の薬局で行う場合，各種算定項目は算定可能か？

A 算定不可です。管理指導する薬剤の処方箋を受け付けた薬局が，その薬の服用・使用期間にのみ算定可能です。
処方箋に関係なく算定できるのは，退院時共同指導料のみです。

Q3 月の初めに30日分の訪問指示処方箋を受け付けし，その後週1回ごとに訪問指導した。2～4回目は残薬があるため処方箋を受け付けていないが，指導料の算定は可能か？

A 可能です。月の初めに30日分の処方箋を受け付けているので，30日以内の訪問指導料は算定可能となります。ただし，月の途中などで30日分の処方箋を受け付け，月をまたいだ場合（処方箋を受け付けていない月にも指導料を算定する場合）は，調剤報酬明細書の摘要欄に「〇月〇日　30日分投薬」との記載が必要になります。

Q4 基幹薬局として在宅業務を行っているが，サポート薬局を兼務することも可能か？

A 可能です。ただし，その患者について，サポート薬局の方が基幹薬局より訪問回数が多くなるようであれば，基幹薬局と交代するようにしましょう（ただし，頻繁な交替は避けるべきです）。

Q5 サポート薬局は複数の基幹薬局のサポートを行っても良いか？

A 可能です。ただし，それぞれのサポート業務に支障がない程度に留めるよう気をつけましょう。

第 8 章　地域医療

Q 6　普段，内科の処方箋で訪問指導料を算定している患者から，眼科の処方箋を受け付けた。これに対して訪問指導した場合の指導料は算定可能か？

A　算定不可です。同じ患者で他科の処方箋を同じ月中に訪問指導した場合，指導料は重複して算定できません。ただし，この場合は，薬剤服用歴管理指導料の算定ができます（外来患者と同じ対応ということになります）。
同じ処方元からの処方箋であっても，治療中の疾病と異なる病気やケガによる処方箋の場合は，緊急性を認められないもの（かぜや打撲程度のもの）であれば，訪問指導料ではなく，薬剤服用歴管理指導料を算定してください。

Q 7　麻薬を調剤し，訪問指導で投薬した場合，どんな加算が算定可能か？

A　内服調剤料の麻薬加算と，訪問指導料の麻薬管理指導加算が同時に算定可能です。

Q 8　患者から麻薬を返却された場合，どうすれば良いか？

A　流れとしては次のようになります。
・麻薬を受け取る
・帳簿に譲り受けた品名・量を記録
・自分以外の職員立ち会いのもと，回収困難な方法で廃棄（水で流すなど）
・30 日以内に調剤済み麻薬廃棄届をコピーして原本を提出（都道府県の所管部署）
・廃棄した旨を帳簿に記録
・調剤済み麻薬廃棄届のコピーを薬歴簿に保管
なお，詳細については各都道府県庁の web サイトを参照してください。

Q 9　マンションや公団住宅などは，すべての棟内が同一建物となるのか？

A　集合住宅など，同一敷地内に異なる建物が隣接している場合は，別の建物として扱います。また，外観上は別棟となっており，渡り廊下のみでつながっている場合も，別の建物として扱うことができます。例えば，A棟の患者とB棟の患者を訪問したとすると，それぞれ 1 回 650 点の訪問指導料の算定が可能です。

Q10　同一建物居住者であるが，患者の都合により，午前と午後にそれぞれ訪問した場合の指導料は？

A　同日内であれば，たとえ訪問時間が異なったとしても，同一建物居住者の訪問指導という扱いになるため，指導料は患者それぞれに対して 1 回 300 点となります。

Q11　訪問の際の交通費は原則患者負担であるが，振込で利用料を支払う場合の手数料や，コンプライアンス向上のためのお薬カレンダーの代金などは誰が負担するのか？

A　薬局がサービスとして手数料やカレンダーの代金を負担することは可能ですが，それを患者獲得のための売り文句に利用することは NG です。基本的には患者と相談し，患者負担にするのが望ましいでしょう。

Q12　薬剤師の行える医療行為はどこまでなのか？

A 皮膚への軟膏の塗布（褥瘡ケアは除く），皮膚へのシップの貼付，点眼薬の点眼，内用薬の介助，座薬の挿入，点鼻薬の介助の他，市販の浣腸使用は患者の状態が安定していれば可能だと考えられます。また，デュロテップパッチの貼付やインスリン注射などは，手本を示しながらの指導はもちろん可能ですが，患者に実施することについては今のところ正式な見解が出ていないため，行わない方が無難です。

Q13 訪問時に白衣は着用した方が良いか？

A 患者宅の外（例えば訪問に行く途中）であれば，白衣は着用しない方が良いでしょう。白衣の人間が家に入る光景は，近所から妙な好奇心を抱かれる可能性があります（玄関先で白衣を着用します）。なお，患者が白衣姿に緊張感を持つようなら，必ずしも着用しなくても良いといえます。しかし，その際は名札など，身分がわかるものを身に付けましょう。

6 薬の適正使用に向けた活動

1 薬物乱用と薬剤師〜麻薬・危険ドラッグの抑制〜

　危険ドラッグはハーブや芳香剤，ビデオクリーナーなど，人体摂取を目的としないかのように偽装して販売されています。比較的値段も安く，インターネットなどでも簡単に入手できる状況です。覚せい剤や麻薬と似た興奮作用や幻覚作用がありますが，脱法や合法などと呼ばれているためか，違法性の認識が薄く，怖いというイメージも少ないため，青少年の乱用に広くつながっています。特に危険ドラッグの一種である脱法ハーブを吸引して救急搬送される事件が急増し，社会問題化しています。脱法ハーブとは乾燥させた植物片に化学合成物質を混ぜたもので，紙巻たばこのように火をつけて吸うと興奮作用や幻覚作用をもたらすといわれています。

薬物乱用で自分の体がボロボロになる

脳	委縮する。
眼	眼底出血がおこる（視力低下，失明）。
気管支・肺	急性気管支炎で死亡することもある。
骨髄	赤血球が作られなくなる。貧血になる。
肝臓	食欲不振，黄疸，腹水がおこる。
胃	出血する。胃痛，吐き気，おう吐。
生殖器	委縮する。生理不順，生殖能力の低下。

など

第 8 章　地域医療

　国としても青少年の成長過程の早い段階からの教育が，薬物乱用の根絶に最も有効な手段であるとの考えにより，薬物乱用防止啓発活動を重要な課題の一つに掲げています。

　また，学校薬剤師部会では，予防教育の重要性を再認識し，学校薬剤師に対して，すべての高等学校および中学校において，年1回は薬物乱用防止教室を開催することとした他，小学校においても薬物乱用防止教室の開催を推進するための研修会等を行っており，国が進める施策等の周知・徹底に努めています。

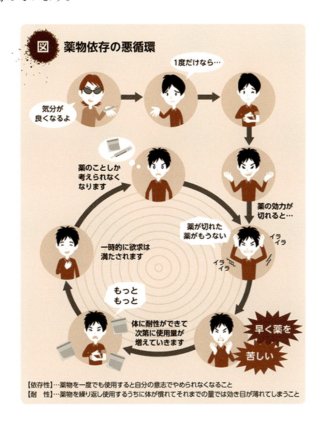

2　薬の適正使用

　医薬品はその使い方によっては期待する効果だけでなく，マイナスの効果も現れます。したがって，薬の適正使用の確実な実施は非常に重要であるといえます。そのため，製薬企業における信頼性の高い医薬品情報の提供をはじめ，医療機関においても，これらの医薬品情報の効果的な活用によって，薬の適正使用が推進されることが期待されます。

　また，薬の適正使用の徹底には，患者と医療関係者の良好な協力も必要です。薬の適正使用とは，的確な診断に基づく，患者の症候にかなった最適の薬剤・剤形および適切な用法・用量が決定したうえでの調剤に始まり，患者に薬についての説明が十分に理解され，正確に使用された後，その効果や副作用が評価されて処方にフィードバックされるという，一連のサイクルの実現であるといわれています。

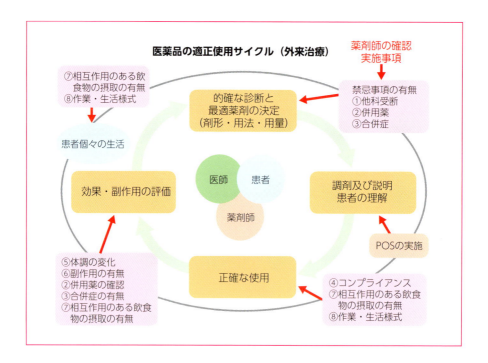

　患者の薬への理解，病気への理解を深めるために，各薬剤師会や薬局では，市民向けの健康講座を行うこともあります（薬局の場合，お昼の空き時間などに薬局店舗内で行うことが多いです）。

3　スポーツファーマシスト

　スポーツファーマシストは，薬剤師の資格を有し，所定の課程を修めた者に対して，公益財団法人日本アンチ・ドーピング機構より認定される資格制度です（公認スポーツファーマシストと呼ばれます）。

　主な活動内容としては，最新のドーピング防止規則に関する正確な情報・知識により，競技者を含めたスポーツ愛好家などに対して，薬の正しい使い方の指導や薬に関する健康教育などの普及・啓発を行い，スポーツにおけるドーピングを防止することが挙げられます。

公認スポーツファーマシストの活動
・競技者・指導者への薬の使用に関する情報提供，啓発活動
・学校教育の現場における薬の使用に関する情報提供，啓発活動

公認スポーツファーマシストに相談できること
・体調を崩したりケガをしたときに使用する薬の相談
・日常で使用する薬に関する相談

　ドーピングとは，「選手が競技成績を上げる目的で薬物などを使用する不正行為」のことをいいますが，故意に行われるものばかりではなく，いわゆる「うっかりドーピング」（禁止成分入りの市販薬やドリンク剤を知らずに服用してしまい，陽性反応が出ること）と呼ばれるものもあ

第 8 章　地域医療

り，これもドーピング違反とみなされ，記録抹消や競技大会への出場停止などの厳しい処分が下されます。これまでの日本のドーピング違反のほとんどは，この「うっかりドーピング」であり，薬の知識のない選手が体調を整えるため，安易に市販薬やドリンク剤を服用することが，スポーツ界では大きな問題となっていました。

　こうした「うっかりドーピング」を回避することを目的とし，薬剤師とスポーツ界との協力体制が始まりました。ドーピング防止活動における薬剤師の役割は，薬を必要とする選手に使用可能な薬を伝え，最良のコンディション作りをサポートすることであり，これは薬剤師にしかできない重要な仕事だといえます。

　また，学校薬剤師と連携しながら，教育現場で求められる薬の知識の教育・啓発活動の一環として，ドーピング防止活動も積極的に展開する必要があり，ここでもスポーツファーマシストの活躍が期待されています。

第9章

社会人マナー

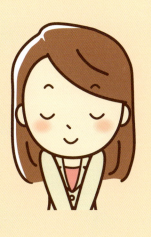

1 慶弔のマナー

　慶弔とは，慶事（結婚や出産，入学などのお祝い）と，弔事（葬儀や災難などの不幸）を指します。社会人になると，仕事関係の慶事や弔事の場に出席する機会も増えることでしょう。いざという時に慌てたり，恥をかいたりしないよう，慶弔のマナーを身につけておきましょう。ただし，慶弔のマナーは地域，状況，年齢，会社の方針，宗教などによって異なることも多いため，そのつど最適な方法を選んでください。特に，会社関係（自社含む）の慶弔であれば，「会社の看板を背負っている」という自覚をもって参加するようにしましょう。

1　結婚式のマナー

1 ご祝儀の金額の相場（4と9は縁起が悪い数字ですので避けましょう。お札は新札を入れます）

自分は新郎新婦の○○	20代	30代	40代
会社の上司	3～5万円	3～5万円	5万円～
会社の同僚	2～3万円	3万円	3万円
会社の部下	2～3万円	2～3万円	3万円
取引先関係	3万円	3万円	3～5万円

2 夫婦で出席する場合

　2人の合計額で，偶数を避けた金額となるようにしましょう。例えば20代の夫婦であれば4～6万円となるため，5万円もしくは7万円となります。5万円のご祝儀に，1万円ほどのプレゼントを添えても良いでしょう。

3 欠席する場合

　ご祝儀相場の1/3～1/2の金額を目安としましょう。相手のことをよく知っている間柄であれば，新郎新婦の希望する品をプレゼントする形でも良いでしょう。また，出席できない時は祝電を送るのがマナーです。祝電は余裕をもって前日に着くように送ります（式場や日程を間違えないように）。会社として祝電を送る場合は，相手が取引先の社長のご子息やご令嬢の結婚式であれば社長の名前で，仕事上の付き合いのある会社の社員の結婚式には，社長または部署長の名前で祝電を送るのが良いでしょう。

祝電の文例

○○さん結婚おめでとう。一生涯愛せる人と出会い，今日の日を迎えられたこと，心よりうれしく思います。

今日の気持ちを忘れることなく，2人で人生を歩んでください。本当におめでとう。

ご結婚おめでとうございます。今度近くに行ったときには，ぜひ新居に立ち寄らせてください。

4 会費制の場合

　主催者側がお返しなどを省略したいという理由で会費制をとるケースがあります。その場合は，基本的にお祝いの品物やご祝儀を用意する必要はありません。ただし，特別親しい間柄であれば，事前にお祝いを送るのが良いでしょう。

5 祝儀袋

　一度結んだら解けない「結びきり」，または「あわじ結び」という形の紅白や金銀の水引を選んでください。包む金額が多いほど立派な祝儀袋を選ぶようにします。祝儀袋の包装に金額の目安が記載されていますので参考にしてください。

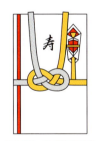
※1万～2万円程度

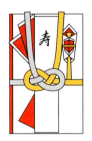
※2万～3万円程度

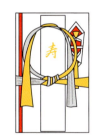
※5万円程度

　また，祝儀袋の上包み（外側の大きい袋のこと）の表書きは，毛筆や筆ペンなど濃い墨を使って書きます（ボールペンは避けましょう）。水引の上半分中央には「寿」，「御結婚祝」と書き，下半分中央には自分の名前をフルネームで書きます。連名の場合は，右から年上の方の名前を書いていきます。4人以上であれば，代表者1名の名前を書き，その左脇に「外一同」と記載して，別紙に全員の名前を書いて中包み（お札を入れる封筒）に入れます。

　中包みは，表側には包んだ金額を旧漢字（大字（壱萬円，参萬円））で記載し，裏側には自分の住所とフルネームを記載します。

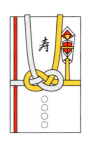 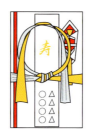 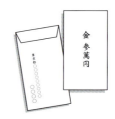

　お札は肖像画が上かつ表になるように中包みに入れ，結婚祝いなどの慶事の場合は「喜びを受け止める」という意味で下からの折り返しが上になるよう上包みで重ね包みます。
　また，祝儀袋はふくさに包んで持っていくのが基本です。祝儀と不祝儀では包み方が違い，祝儀では右側を重ねるように包みます。

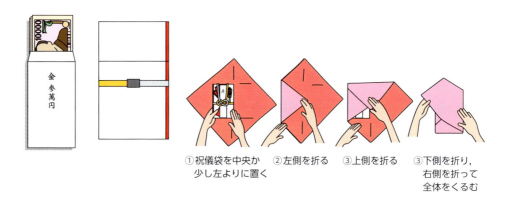

①祝儀袋を中央か少し左よりに置く　②左側を折る　③上側を折る　③下側を折り，右側を折って全体をくるむ

6 結婚式の服装

◆**女性の服装**
　洋装の場合，披露宴の時間帯によってマナーが変わります。昼間は控えめに，夜は華やかにというのが基本です。和装の場合は，訪問着や色無地であれば未婚・既婚問わずに着られて便利です。会場がそれほど格式ばった場所でないのであれば，付け下げ（準礼装に近い着物で，訪問着とほぼ同格のもの）や小紋でもかまいません。

第9章　社会人マナー

■ 洋装のマナーポイント（女性）

良い例	悪い例
・昼：袖の付いたドレス，または袖なしにボレロやストール，ショールなどを羽織る ・夜：袖はあってもなくてもOK（ボレロなども可）	・昼・夜：露出度の高いドレス ・昼：袖のないドレス（肩の露出）
・昼：パール，サンゴなどのシックなアクセサリー ・夜：ジュエリー，パール，ゴールド，クリスタルなど華やかなアクセサリー	・髪飾り：生け花，コサージュなどの大ぶりなものやティアラ ・腕時計 ・大振りで長く垂れているイヤリングやピアス ・カジュアルなアクセサリー（革紐など） ・昼の場合，目立つ大きな光り物はNG
ベージュのストッキング	素足，タイツ，黒のストッキング，柄のストッキング，ソックス
膝上5cm〜膝下丈のドレス	膝上5cm以上のミニドレス
明るい色の無地のドレス	・真っ黒なドレス（ボレロを明るい色にすればOK） ・白い，またはライトなどで白く見えるドレス ・柄物のドレス
華やかで小ぶりなバッグ	・大きすぎるバッグ，カジュアルなバッグ ・皮，毛皮製品
パンプス	・ミュール，かかとやつま先の開いた靴，ブーツ ・5cm以下のヒール・ノーヒールの靴（事情によっては可（妊婦等））

◆男性の服装

　男性も，時間帯によって昼はモーニング，夜はタキシードが正式な装いですが，基本的には略礼装である黒のフォーマルスーツを昼夜兼用して大丈夫です。昼間なら，ディレクターズスーツでもかまいません。

■ 洋装のマナーポイント（男性）

良い例	悪い例
ブラックスーツ	ビジネススーツ，明るい色のスーツ，柄のはっきりしたスーツ
無地の白シャツ	濃い色のシャツ，はっきりした柄シャツ
光沢のある銀，白のネクタイ	黒のネクタイ
・黒い靴下 ・ミドル丈の靴下	・黒以外の靴下 ・短い丈の靴下
・黒い靴 ・ストレートチップ，プレーントゥ	・ブーツ ・メダリオンデザイン

2　出産祝いのマナー

　社員や，社員の妻が出産した場合，多くの会社が出産祝いの規定を設けています。個人やグループで出産祝いをする場合は，マナーを守って祝うようにしましょう。

1 贈り物

　お祝い金を募って，相手の喜ばれる商品を贈る場合は連名で贈るのが良いでしょう。おむつケーキ，ベビー服，スタイ（よだれかけ），おもちゃなどといった品物の他，カタログギフトを贈るという方法もあります。

　また，現金や商品券を渡す場合は祝儀袋に入れ，表書きには上中央に「御祝」または「御出産祝」と書きます。出産のように何度あってもよい祝い事であれば，水引は何度も結んだり解いたりできる結び方である「蝶結び」を使うのが一般的です。その他は上包み，中包みともに結婚のご祝儀袋と同じように記載します。

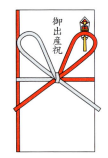

■ 出産祝い金の相場

・同僚：3000 円（数人で募る場合は 1 人 1000 円）
・部下：5000 円
・上司：3000 円（数人で募る場合は 1 人 1000 円）
・取引先の社員：非常に親しい間柄であれば 3000 円
・取引先の役員：個人ではしないことが一般的（会社として贈る場合は社長名義で 5000 円）

2 贈るタイミング

　出産祝いは，手紙を添えて自宅に配送することが一般的です。入院先の病院に贈ると，退院の際の荷物が増えるので避けましょう。

　また，出産のお祝いの訪問をする場合も，親しい身内，親戚，友人などでなければ，出産直後に病院に出向くのはマナー違反です。母体も赤ちゃんもまだ不安定な状態ですので，まずはメー

第 9 章　社会人マナー

ルや電話でお祝いの言葉を伝えるようにしましょう。退院後に自宅を訪問する場合も，退院後 1 ヵ月以上経ってからが良いでしょう。

3　お見舞いのマナー

　社員や取引先の担当者が病気や事故により入院した場合には，まず相手の病状や相手家族の状況などをしっかりと確認してからお見舞いに伺うことが大切です。相手は心身ともに弱っている状況であり，そんな姿を見られたくないと思っている場合もありますので，ご家族に確認してから伺うのが良いでしょう。

1 お見舞いに行かない方が良いケース
・3 日以内の短期入院
・病院で面会が規制されている
・入院直後
・手術前後
・重体である
・本人が見舞いを固辞している

　お見舞い品にも注意が必要です。

良い例	悪い例
・プリザーブドフラワー ・明るい色の花を集めたもの ・すぐに飾れる状態の花	・匂いのきつい花（ユリなど） ・菊（告別式を連想させる） ・シクラメン（「死」，「苦」を連想させる） ・赤い花（「血」を連想させる） ・椿（花の落ち方（花が丸ごと落ちる*）） ・鉢植え（根つく＝寝付く） ・花瓶の必要な花
日持ちのするもの，適量のフルーツ	生もの，揚げ物，多すぎるフルーツ
本，雑誌	スリッパ，パジャマ

　また，現金を渡す場合はのし袋に入れ，表書きは上中央に「御見舞」と書きます。水引はかけないか，または白赤の水引で「結びきり」を使うのが一般的です。その他は上包み，中包みともに結婚の祝儀袋と同じように記載し，包み方も同じようにします「。ただし，事前に用意していたと思われないように，新札は一度折り目をつけてから使う方が良いでしょう。入れる向きは表向きでかまいません。

---
* 首が落ちる様子に似ており，「死」をイメージさせるため敬遠される（諸説あり）。

◆お見舞金の相場
- 同僚：3000円
- 部下：5000円
- 上司：一般的に目上の人にお見舞金を包むことは失礼にあたります

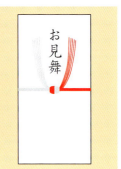

2 お見舞いの注意点
- 病院の面会時間を事前に調べて，時間内に伺う。
- お見舞いの挨拶は「おかげんはいかがですか」，「どうか1日も早くお元気になられますようお祈りいたします」くらいにとどめ，病気・病状についてはあまり深く尋ねない。
- 相手の見た目に関する話をしない（やつれている，くまがひどいなど）。
- 食事制限があるかもしれないので，お見舞い品で食べ物を持参する場合は，事前に情報を集めておく。
- 多人数や子供連れでお見舞いに行かない。
- なるべく短時間で切り上げる（15～20分が目安）。
- 派手な服装や化粧，香水は避けるようにする。
- 仕事に関する詳細な話などは，気持ちを焦らせてしまうので避ける。

4　葬儀のマナー

　思いがけず，社員や社員の家族などの訃報を受けた場合は，落ち着いて必要な情報を把握し，まずは上司に報告して，その指示に従ってください。

1 報告する内容
- 故人の氏名
- いつ，どこで亡くなったか
- 亡くなった理由（病気，事故など）
- 年齢
- 喪主の氏名
- 故人との関係
- 通夜，葬儀，告別式の日時および場所
- 献花，供物などの可否

2 流れ
- 死亡の告知（社内掲示板や社内回覧，イントラネットなどで告知があります）
- お通夜（臨終の日の夕方6時からが多い）

第9章　社会人マナー

- 葬儀（通夜の翌日か翌々日の日中が多い）
- 告別式（本来，葬儀と告別式は別々のものだが，同時の場合が多い）
- 出棺（棺が霊柩車に運ばれ葬儀場を出る）
- 埋葬
- 年忌供養（初七日，四十九日，百箇日など）

3 通夜と告別式
- 通夜：遺族と本当に親しかった人が行う故人との最後のお別れ。
- 告別式：故人と生前親しかった人たちが行う最後のお別れ。

※ただし，近年では葬儀・告別式を親族のみで行い，会社の関係者はお通夜だけに参列する傾向にあります。

4 斎場で避けること
- 携帯電話の使用
- 喫煙所以外での喫煙（駐車場裏など）
- 笑顔を見せる
- 大声で話す
- 故人の死因にかかわる発言
- 長話
- 忌み言葉を使う（「返す返す」，「重ね重ね」，「再三」，「たびたび」など）

5 弔電

遠方であったり，諸事情により出席できなかったりする場合は弔電を送るのがマナーです。お通夜の当日，あるいは遅くとも告別式の開始前までには斎場に届くよう手配します。電話（局番なしの電報受付「115」）の他，インターネットからも手配することができます。午後7時までに依頼すれば，当日中の配達が可能です。

宛名は，喪主がわかれば喪主あてに，わからなければ「○○様（故人のフルネーム）ご遺族様」というようにします。

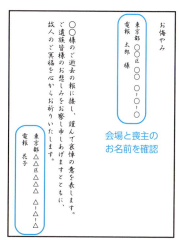

会場と喪主のお名前を確認

会社・団体などの場合は，誰の名前で出すかを確認

6 服装

◆通夜

不幸を聴き，とり急ぎ駆けつける場合には地味な色の平服が良いでしょう。男性であればダークスーツ，女性であれば黒やグレーのワンピースなどであれば問題ありません。アクセサリーや殺生を連想させる皮や毛皮の製品は避けるようにしましょう。

急な通夜に喪服を着ていくと，不幸を予期していたように思われるので失礼にあたります。ただし，通夜が急ではなく，不幸のあった数日後に行われるようでしたら，葬儀・告別式と同様，ブラックフォーマルが良いでしょう。

◆葬儀・告別式

基本的にブラックフォーマルを着用します。貸衣装屋でレンタルすることも可能ですが，社会人であれば急な訃報に慌てることのないよう，服，靴，バッグ，数珠など，一式揃えておく方が良いでしょう。

良い例	悪い例
ブラックスーツ	ダークスーツ
黒のアンサンブル，ワンピース	黒以外のアンサンブル，ワンピース
五分以上の袖のある服，膝下丈の服	露出の高い服
黒のストッキング	肌色ストッキング，タイツ
黒のミドル丈の靴下	黒以外の靴下，くるぶしソックスなど
黒無地ネクタイ	黒以外のネクタイ，柄のあるネクタイ
黒の布，ポリエステル，合成皮，本革で艶のない靴	黒以外の靴，金具のついた靴，エナメルなど艶のある素材
パンプス	サンダル，ミュール，ピンヒール，ウェッジソール，スニーカーなど
黒のコート，手袋などの防寒具，カバン（ただし斎場に入る前に防寒具は脱ぐ）	ダウンジャケットなどカジュアルなもの，殺生を想像させる素材や光沢のある防寒具，カバン
女性は1連の真珠かオニキスのネックレス（結婚指輪はOK）	左記以外のアクセサリー
暗い色のシンプルな髪ゴム	シュシュ，派手なゴムなど
薄いメーク	濃いメーク（特にチークは注意），マニキュア，香水
白のハンカチ	派手なハンカチ

第 9 章 社会人マナー

7 香典袋

香典袋には薄墨で表書きをするのがマナーです。「涙で字が薄れてしまった」という意味を込めているため，濃い墨で書かないように気をつけましょう。

上包みの表書きは，水引の上中央に，仏教であれば「御香典」，「御仏前」，キリスト教であれば「御花料」などと書きますが，宗教がわからなければどちらでも使用できる「御霊前」を選ぶのが良いでしょう。下中央には自分の名前を書きます。水引は白黒，双銀などの結び切りのものを用います。葬儀のような不祝儀の場合，上からの折り返しが上になるように重ね包みます。

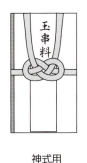
神式用

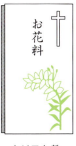
キリスト教

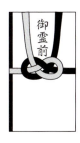
仏教
（四十九日以前）

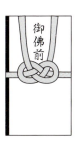
仏教
（四十九日以降）

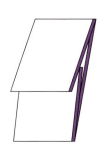

中包みには，表面に包んだ金額を旧漢字で記載し，裏面に自分の住所とフルネームを記載します。お札は肖像画が上かつ裏になるように中包みに入れます。この時，お札は新札を避けてください（新札の場合は一度折り目をつけてから入れるようにします）。

また，香典袋はふくさに包んで持っていくのが基本です。色は寒色の沈んだ系統にします（紺や紫が良いでしょう）。包み方は祝儀の場合とは異なり，不祝儀では左側を重ねるように包みます。

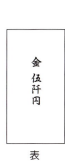
表

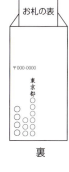
裏

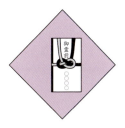
① 香典を中央か少し
右寄りに置く

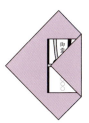
② 右側を折る

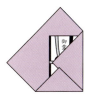
③ 下側を折る

④ 上側を折る

⑤ 左側を折って，
全体をくるむ

香典の金額の相場（4と9は縁起の悪い数字ですので避けましょう）

自分は故人の○○	20代	30代	40代
会社の上司	5千円	5千円～1万円	1万円～
会社の同僚	3千円～5千円	5千円～1万円	1万円～
会社の部下	5千円～1万円		1万円～
取引先社員	3千円～3万円		
取引先社長	1万円～		

2 結婚・妊娠の報告

　結婚や妊娠にともない，休暇制度を利用したり退職したりすることも起こりえます。その場合，上司や周囲に報告する必要がありますが，マナーを守って仕事が滞ることのないよう気をつけましょう。

◆結婚・妊娠の報告マナー
①まず上司へ報告
　結婚が決まった場合，結婚式の3～4ヵ月前を目安に上司へ報告します（籍を入れるだけの場合も同じです）。また，妊娠がわかった場合もできるだけ早めに上司へ相談しましょう。万が一流産した時に知られたくないからと，安定期まで報告しないという方もいますが，状況によっては重い物を持つような仕事があったり，つわりなどの体調不良が起こったりすることもあるので，早めに伝えて周囲にフォローをお願いする方が良いでしょう。
　報告のタイミングについては，業務時間を避け，昼休みや業務終了後に「プライベートなことでご報告があるのですがお時間をいただけますか？」と確認してから行うようにしましょう。
②報告内容
　結婚の時期，結婚式に招待したい旨（または親族のみで行う旨），特別休暇の取得予定，結婚後は仕事を継続するか否かの意思，正社員のままかパートタイマーになりたいかなどを相談しましょう。
　妊娠の場合は，出産予定日，産休・育児休暇・有給休暇の取得予定，出産前・出産後の勤務体制について相談しましょう。
※退職予定であれば，後述の退職のマナーも参考にしてください。
③周囲への報告
　上司に報告し，今後の方向性が決まったら周囲へも報告しましょう。休暇や退職の引き継ぎなどを行う場合，業務が滞ることのないようにしましょう。
　また，妊娠の場合であれば重い物を持ったり，高い所へ上ったりする作業は避けるべきですので，在宅の配達業務（エンシュア，ラコールなどの持ち運び）など，身体に負担のかかる仕事からは担当を外してもらうよう相談しましょう。また，急な体調不良の際は早めに周囲へ伝え，横になって休めるようにしてもらい，早退のための人員補充をお願いしましょう。

第 9 章　社会人マナー

3　退職する時は？

　結婚，妊娠，病気やケガ，自己のステップアップなど，さまざまな理由で退職を迎えることになった場合，途中で投げ出すのではなく，引き継ぎなど必要な事項はきちんと済ませ，しっかりと社会人としてのマナーを守りましょう。

◆退職のマナー
①まず上司へ相談
　退職願を出す3ヵ月前には上司へ相談するのがマナーです。どのような理由で退職を考えているのか正直に話しましょう。相談することで問題が解決し，退職しなくても良くなる場合もあります。
　相談した結果，退職を選ぶことになっても，退職時期の決定や引き継ぎなどがあるため，退職までにはある程度の期間が必要となります。
②退職願
　退職の意思が決定したら退職願を提出します。結婚や病気が理由の場合はそのまま書き，その他の理由であれば「一身上の都合」と書くようにしましょう。
③引き継ぎ
　担当業務を引き継いでもらう後任者がすでにいる場合，退職までにすべてを引き継いでおくようにしましょう。その時点で後任者がいない場合は，引き継ぎ事項を書面にリストアップするなど，後任者が困らないようにしておきます。また，病院や施設，在宅訪問患者などの関係者に対しては，後任者の紹介の際に一緒に伺うようにしましょう。
④周囲へのあいさつ
　上司や同僚へお礼を述べ，会社から支給された物はすべて返却しましょう。白衣などはきちんとクリーニングするなど，綺麗な状態で返却しましょう。

立つ鳥跡を濁さず！
お世話になった会社や先輩，同僚に精一杯の感謝を込めて会社を去りましょう。

4 パワハラ・セクハラ

1 パワハラ

　パワハラ（パワーハラスメント）とは，同じ職場で働く者に対して，職務上の地位や人間関係などの職場内の優位性を背景に，業務の適正な範囲を超えて，精神的・身体的苦痛を与える行為や，職場環境を悪化させる行為を指します。

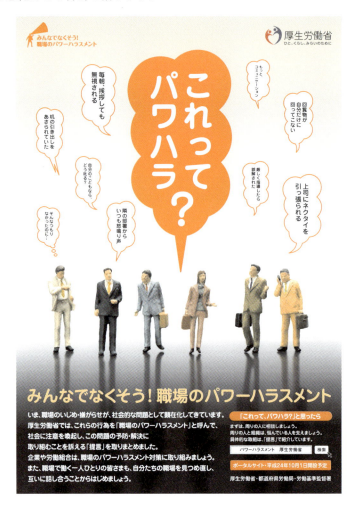

1 職場内の優位性

　上司から部下に対してだけでなく，先輩・後輩間や同僚間，さらには部下から上司に対してなど，さまざまな職務上の地位や人間関係の優位性を背景にしています。

2 業務の適正な範囲かどうか

　不満に感じる指示や注意・指導であっても，「業務の適正な範囲」内であればパワハラには該当しません（個人の受け止め方にもよります）。

第9章　社会人マナー

3 パワハラの主な分類

類型	被害の例
①暴行・傷害（身体的な攻撃）	・足で蹴られる ・胸ぐらを掴む ・髪を引っ張る ・火のついたタバコを投げつけられる
②脅迫・名誉毀損・侮辱・ひどい暴言（精神的な攻撃）	・人格を否定されるようなことを言われる ・「お前が辞めれば，改善効果が○百万出る」などと会議の席で言われる
③隔離・仲間外れ・無視（人間関係の切り離し）	・挨拶しても無視，会話をしてくれない ・「私の手伝いはするな」と言われる
④業務上明らかに不要なことや遂行不可能なことの強制，仕事の妨害（過大な要求）	・ほぼ毎日，終業間際に過大な仕事を押し付けられる ・休日出勤しても終わらない業務を強要される
⑤業務上の合理性がなく，能力や経験とかけ離れた，レベルの低い仕事を命じることや，仕事を与えないこと（過小な要求）	・従業員全員に聞こえるように，レベルの低い仕事を名指しで命じられる ・営業職なのに，買い物，倉庫整理などを必要以上に強要される
⑥私的なことへの過度な立ち入り（個の侵害）	・個人の宗教をみんなの前で言われ，否定的なことや悪口を言われる

　上司が部下を厳しく指導することが必要な場面もありますが，①〜③のような暴力や人格の否定，無視ということになると，これは「業務の適正な範囲」とはいえません。ただし，④および⑤については「業務上の適正な範囲」との線引きが難しいケースもあります。また，その行為に至った状況や行為の継続性によっても，パワハラか否かの判断が左右されます。

4 悩んだら，まずは周囲に相談を

　職場のパワハラで悩んでいる人は，まず，周囲に相談してください。また，周りの人もパワハラを受けている人を認識したら，孤立させずに声をかけてください。

2　セクハラ

　セクハラ（セクシュアル・ハラスメント）とは，男女雇用機会均等法では「職場において，労働者の意に反する性的な言動が行われ，それを拒否したり抵抗したりすることによって解雇，降格，減給などの不利益を受けることや，性的な言動が行われることで職場の環境が不快なものとなったため，労働者の能力の発揮に重大な悪影響が生じること」と定義されています。
　厚生労働省の指針[*]ではセクハラを次の2つのタイプに分類しています。

---

[*]「労働者に対する性別を理由とする差別の禁止等に関する規定に定める事項に関し，事業主が適切に対処するための指針」（平成18年厚生労働省告示第614号）

1 対価型セクハラ

職務上の地位を利用して性的な関係を強要し，それを拒否した人に対し減給，降格などの不利益を負わせる行為。
・事業主が性的な関係を要求したが拒否されたので解雇する。
・人事考課などを条件に性的な関係を求める。
・職場内での性的な発言に対し，抗議した者を配置転換する。
・学校で教師などの立場を利用し，学生に性的関係を求める。
・性的な好みで雇用上の待遇に差をつける。

2 環境型セクハラ

性的な関係は要求しないものの，職場内での性的な言動によって働く人たちを不快にさせ，職場環境を損なう行為。
・性的な話題をしばしば口にする。
・恋愛経験を執拗に尋ねる。
・宴会で男性に裸踊りを強要する。
・特に用事もないのに執拗にメールを送る。
・私生活に関する噂などを意図的に流す。

職場でセクハラが起こらないようにするには，従業員ひとり一人の心構えが必要です。本人の意図や思い込みとは別に，相手を不快に感じさせることがあるため，上下関係のある相手ではより注意しましょう。嫌でも我慢したり笑ってごまかしたりしている場合もあります。

自分が当事者ではなくても，セクハラの兆候を見かけたら，本人に注意を促したり，難しければ周りへ相談するようにしましょう。また，相談を受けた時には，無理に聴き出したりすることは避け，本人の意向を確認してしかるべき対処をしましょう。自分にとってたいしたことではなくても軽く扱ってはいけません。

自分がセクハラの被害に遭いそうな時は，はっきりと意思表示をし，毅然とした態度をとりましょう。黙って我慢していると，相手に「受け入れている」と誤解されてしまいます。それでもしつこくセクハラが続くようであれば，信頼できる同僚や，上の立場の人へ相談し，対応してもらうと良いでしょう。

3 こんな時どうする!? セクハラの対処法

・「いやぁ，痴漢の気持ちがわかるよ〜」
・「最近ご無沙汰なんじゃないの？」

このような性的な意図をほのめかすような発言を，本人が嫌がっても執拗に続ける場合はセクハラに当たります。やんわりと拒否しても続く場合はきっぱりと拒否しましょう。

第9章 社会人マナー

➡「先輩，それセクハラに聴こえますよ？」
　「そういう話は不愉快ですのでやめて下さい」

・「仕事が終わったらデート行こうよ」（あるいは通勤・帰宅途中の待ち伏せ）

　やんわりと拒否の意思表示をしても続く場合はきっぱりと断りましょう。特に待ち伏せなどは行動がエスカレートすると犯罪につながる可能性もあるため，早めに周囲に相談するようにしましょう。

➡「これから人と会う予定がありますので，ここで失礼します」

・「女（男）なのにこんなこともできないの？」
・「どうせ腰かけなんでしょ？」

　性別による著しい差別や卑下はセクハラです。個人の能力とは関係なく，性別によって過剰な負荷を与えられたり，重要な仕事を与えられなかったりすることは不当です。ただし，可能な業務が性別による場合も少なからずあり，一概にセクハラとはいえませんので注意が必要です。

➡このような言動が続くようであれば，その相手より上の立場の人に相談しましょう。

・「仕事の話がある」などと呼び出し，性的な嫌がらせに及ぶ

　仕事上で必要な話・集まりであるという名目で呼び出されたにもかかわらず，実際はその相手と2人きりで，しかも仕事に一切関係のない食事やデート，ホテルへの誘いなどはセクハラに当たります。

➡「仕事の話ではないようなので帰ります」

・女性からのセクハラ

　仕事中に相手の肩や腰，髪にベタベタ触る，必要以上に近づく…。男性から女性へ行われた場合はもちろん，その逆も相手が不快に感じるようであればセクハラです。また，就業中のそのような行動は，セクハラ以前にモラルに欠けているといえます。

➡「窮屈なのでもう少し離れてもらえますか」

・「風俗行くからお前も付き合えよ」（断っても強要）

　近年では同性間の性的嫌がらせもセクハラとして認められるようになりました。飲み会で腹踊りを強要されたり，性的な冗談で相手を傷つけるようなことを言ったり，夫婦生活について執拗に質問したり…。拒否や嫌悪感を伝えても継続するような場合は，その相手より上の立場の人に相談しましょう。

➡「そういうところは苦手なので遠慮します」

参考文献・資料等

- ■「薬剤師綱領」,「薬剤師倫理規定」(日本薬剤師会,1997年)
  http://www.nichiyaku.or.jp/action/wp-content/uploads/2011/02/kouryo.pdf

- ■「医療・介護関係事業者における個人情報の適切な取扱いのためのガイドライン」(厚生労働省(平成16年12月24日,最終改正:平成22年9月17日))
  http://www.mhlw.go.jp/topics/bukyoku/seisaku/kojin/dl/170805-11a.pdf

- ■「薬剤師の将来ビジョン」(日本薬剤師会,2013年)
  http://www.nichiyaku.or.jp/action/wp-content/uploads/2013/03/visions.pdf

- ■「薬局における向精神薬取扱いの手引き」(厚生労働省医薬食品局監視指導・麻薬対策課(平成24年2月))
  http://www.mhlw.go.jp/bunya/iyakuhin/yakubuturanyou/dl/kouseishinyaku_02.pdf

- ■「毒薬等の適正な保管管理等の徹底について」(厚生労働省医薬食品局長通知(平成13年4月23日医薬発第418号))
  http://www.mhlw.go.jp/houdou/0104/h0423-1.html

- ■「血液製剤の使用指針(改訂版)」(厚生労働省医薬食品局血液対策課(平成17年9月))
  http://www.mhlw.go.jp/new-info/kobetu/iyaku/kenketsugo/5tekisei3b.html

- ■「『薬剤師会・薬局のための偽造処方せん対策マニュアル』の作成について」(日本薬剤師会会長通知(平成22年3月25日日薬業発第468号))
  http://www.nichiyaku.or.jp/action/pr/2010/04/100331_3.pdf

- ■SAFE-DI(アルフレッサ株式会社)
  https://www.safe-di.jp
  ※会員用ページのため,ログインID・パスワードが必要。

- ■くすりの窓(あかね会土屋総合病院薬剤部HP,2010年)
  http://www.tsuchiya-hp.jp/hpt/tty/yakuzai_kmado201011.htm

- ■「糖尿病の治療薬―第15回 糖尿病治療薬の飲み合わせ―その1」(木元隆之,メディマグ.糖尿病)
  https://dm.medimag.jp/column/75_2.html

- ■「薬局ヒヤリ・ハット事例収集・分析事業」(日本医療機能評価機構HP)
  http://www.yakkyoku-hiyari.jcqhc.or.jp/contents/analysis_table/index.html

- ■「薬局・薬剤師のための調剤事故発生時の対応マニュアル」(日本薬剤師会(平成15年5月))
  http://www.nichiyaku.or.jp/anzen/wp-content/uploads/2010/12/yakkyoku_houritsu_all.pdf

- ■「薬剤師賠償責任保険加入のご案内」(日本薬剤師会, 2013 年)
  http://www.nichiyaku.or.jp/action/wp-content/uploads/2014/01/baiseki26.pdf

- ■「医薬品医療機器法に基づく副作用・感染症・不具合報告(医療関係者向け)」(医薬品医療機器総合機構 HP)
  http://www.pmda.go.jp/safety/reports/hcp/pmd-act/0003.html

- ■医薬品副作用被害救済制度(医薬品医療機器総合機構 HP)
  http://www.pmda.go.jp/kenkouhigai_camp/general04.html

- ■「医療関係者向け情報　お役立ちツール」(大正富山医薬品株式会社 HP)
  http://medical2.taishotoyama.co.jp/oyakudachi/index.html

- ■「こどもの薬～飲ませ方と注意点～『散剤と飲食物の混合適否一覧』」(処方せん豆知識第 55 号, アルバ薬局, 2006 年)
  http://www.alba-pharmacy.co.jp/main/mame/mame_0055.htm

- ■ピジョン株式会社 HP
  http://products.pigeon.co.jp/category/index-19.html

- ■旭電気化成株式会社 HP
  http://www.smile-asahi.co.jp/hm-sk-senior.html

- ■株式会社龍角散 HP
  https://www.ryukakusan.co.jp/promotion

- ■川本産業株式会社 HP
  https://www.kawamoto-sangyo.co.jp/products/consumer/eye-consumer/rakurakutengan/

- ■マーナオンラインショップ(株式会社マーナ)
  http://shop.marna-inc.co.jp/shopdetail/001000000130/a040000/page1/order/

- ■ナースコム(大阪通販株式会社)
  http://www.na-su.com/products/detail.php?product_id=3341

- ■「平成 24 年度調剤報酬改定及び薬剤関連の診療報酬改定の概要」(厚生労働省保険局医療課)
  http://www.mhlw.go.jp/bunya/iryouhoken/iryouhoken15/dl/h24_01-06-1.pdf

- ■「健康サポート薬局のあり方について」(健康情報拠点薬局(仮称)のあり方に関する検討会(平成 27 年 9 月 24 日))
  http://www.mhlw.go.jp/file/05-Shingikai-11121000-Iyakushokuhinkyoku-Soumuka/matome.pdf

参考文献・資料等

- ■「後期高齢者医療制度」（大阪府後期高齢者医療広域連合 HP）
  https://www.kouikirengo-osaka.jp/longlife/inscard.html

- ■「平成 27 年 1 月以降の限度額適用認定証について」（全国健康保険協会徳島支部 HP）
  https://www.kyoukaikenpo.or.jp/shibu/tokushima/cat080/kouhou/2014020305

- ■「後期高齢者医療制度の限度額適用・標準負担額減額認定証（減額認定証）は毎年更新されます」（柏崎市 HP）
  https://www.city.kashiwazaki.lg.jp/koreiryo/kurashi/hoken/koki/oshirase/kouki_genngakuksyoukousinn.html

- ■「豊明市中国残留邦人等に係る本人確認証交付実施要領」（豊明市 HP）
  http://www1.g-reiki.net/toyoake/reiki_honbun/i531RG00000918.html

- ■横浜市健康福祉局 HP
  http://www.city.yokohama.lg.jp/kenko/shogai/iryo/jiritusieniryou1.html
  http://www.city.yokohama.lg.jp/kenko/shogai/iryo/jiritusieniryou2.html

- ■「保険医療機関・保険薬局に係るオンライン請求」（社会保険診療報酬支払基金 HP）
  http://www.ssk.or.jp/seikyushiharai/online/iryokikan/index.html

- ■「社会復帰促進等事業の案内」（労災保険情報センター HP）
  http://www.rousai-ric.or.jp/tabid/299/Default.aspx

- ■株式会社アトムベッツメディカル HP
  http://www.atomvetme.com/?p=16853
  http://www.atomvetme.com/?p=16844

- ■株式会社湯山製作所 HP
  http://www.ysfourteen.com/detail1/

- ■「薬包紙の折り方」（北日本調剤株式会社 HP（出典：日本病院薬剤師会雑誌 35（10），1999 年））
  http://www.kitanihon-p.co.jp/blog/2010/03/

- ■株式会社金鵄製作所 HP
  http://www.kinshi.co.jp/ctlg/bottle.pdf

- ■あんのん塾 HP
  http://unknownjuku.info/3701.html

- ■株式会社シンキー HP
  http://www.thinky.co.jp/products/item-all/prescription-ointment/nr-50.html

■大同化工株式会社 HP
　http://www.daido-kako.com/?p=95

■「簡易懸濁法とは」（簡易懸濁法研究会 HP）
　http://plaza.umin.ac.jp/~kendaku/about/#about03

■「健康保険証（被保険者証）の交付」（全国健康保険協会 HP）
　https://www.kyoukaikenpo.or.jp/g3/cat320/sb3160/sbb3160/1939-189

■「タイプ分けとは」（Test.jp）
　https://test.jp/common/type_about

■久光製薬株式会社 HP（アレグラ FX 商品ページ）
　http://www.hisamitsu.co.jp/healthcare/products/601.html

■第一三共株式会社 HP（ロキソニン S 商品ページ）
　http://www.daiichisankyo-hc.co.jp/products/details/loxonin-s/index.html

■大正製薬株式会社 HP（リアップ商品ページ）
　http://www.taisho.co.jp/riup/

■エスエス製薬株式会社 HP（アンチスタックス商品ページ）
　http://www.ssp.co.jp/antistax/product/

■香川県健康福祉部薬務感染症対策課（薬務のページ「薬局製剤について」）
　http://www.pref.kagawa.lg.jp/yakumukansen/yakujinotice/iyaku/yakkyokuseizai.pdf

■「食事バランスガイドについて」（農林水産省 HP）
　http://www.maff.go.jp/j/balance_guide/index.html

■「『機能性表示食品』って何？」（消費者庁食品表示企画課（平成 27 年 4 月））
　http://www.caa.go.jp/foods/pdf/syokuhin1442.pdf

■「薬物乱用は『ダメ。ゼッタイ。』」（みやぎ県政だより 12 月号，宮城県，2010 年）
　http://www.pref.miyagi.jp/uploaded/library/kensei201012.pdf

■「第 75 回アポネット R 研究会報告『保険薬局における，服薬指導と薬歴』」（宮崎工，2005 年）
　http://www.watarase.ne.jp/aponet/kai/report/report_kai75.html

■「ワークシートで教える　薬局実務実習指導ガイド　第 2 版」（薬剤師実践塾（神戸薬科大学エクステンションセンター）編，じほう，2013 年）

■「保険薬局業務指針 2016 年版」（日本薬剤師会　編，薬事日報社，2016 年）

■「平成 28 年度版　保険薬局事務完全マスター―薬局事務の最新情報―」（なの花薬局事務マニュアル編纂委員会　編，薬事日報社，2016 年）

■「今日の治療薬 2016」（浦部晶夫　他，南江堂，2016 年）

■「これ 1 冊で安心　マナーのすべてがわかる便利手帳」（岩下宣子　監修，ナツメ社，2012 年）

はじめての調剤薬局　研修カリキュラム
調剤業務から社会人マナーまで

2016年12月5日　第1刷発行

編　集　マリーングループ

発　行　株式会社薬事日報社　http://www.yakuji.co.jp
　　　　［本社］東京都千代田区神田和泉町1番地　電話 03-3862-2141
　　　　［支社］大阪市中央区道修町2-1-10　　　電話 06-6203-4191

デザイン・印刷　永和印刷株式会社

ISBN978-4-8408-1378-5